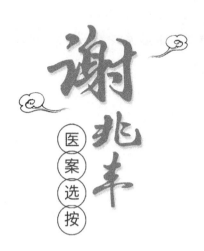

谢兆丰

医案选按

主编／黄晨昕　　副主编／俞芹

东南大学出版社
SOUTHEAST UNIVERSITY PRESS
·南京·

图书在版编目（CIP）数据

谢兆丰医案选按 / 黄晨昕主编. — 南京 ：东南大学出版社，2024.5
ISBN 978-7-5766-1193-9

Ⅰ. ①谢… Ⅱ. ①黄… Ⅲ. ①医案-汇编-中国-现代 Ⅳ. ①R249.48

中国国家版本馆 CIP 数据核字（2024）第 025559 号

责任编辑：陈潇潇（380542208@qq.com）　　封面设计：毕　真
责任校对：子雪莲　　　　　　　　　　　　责任印制：周荣虎

谢兆丰医案选按

主　　编	黄晨昕
出版发行	东南大学出版社
出 版 人	白云飞
社　　址	南京四牌楼 2 号　邮编：210096
网　　址	http://www.seupress.com
电子邮件	press@seupress.com
经　　销	全国各地新华书店
印　　刷	广东虎彩云印刷有限公司
开　　本	700 mm×1 000 mm　1/16
印　　张	15.5
字　　数	260 千字
版　　次	2024 年 5 月第 1 版
印　　次	2024 年 5 月第 1 次印刷
书　　号	ISBN 978-7-5766-1193-9
定　　价	52.00 元

* 本社图书若有印装质量问题，请直接与营销部调换。电话（传真）：025-83791830。

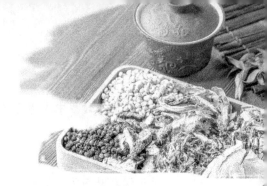

前言

　　2008 年，余有幸被遴选为第四批全国老中医药专家学术经验继承人，师承谢兆丰先生，三年间，抄方、读书、临床，使我领略了名老中医临床的魅力。2012 年，全国名老中医药专家传承工作室申报成功，项目建设让我再一次有机会聆听谢老的教诲。在谢师的悉心培养与指导下，临床诊疗水平得以明显提高，从而进一步加深了对中医学的自信与热爱。跟师数年，我深深地认识到跟师抄方是学习、研究、传承老中医学术经验的一个不可或缺的重要途径。医案是老中医临床诊疗过程的记录，它承载着老中医临床思维规律与宝贵的诊疗经验。医案犹如棋谱，亦似字帖，可授人以轨范，教人以规矩。由此决心对谢师医案拟作一专题整理，以此感谢、报答谢师生前对我辈的谆谆教诲，同时亦希冀后学能从中窥究、传承谢师的学术思想与临床经验。

　　本书节录的医案主要来源于谢师本人和学生们公开发表的著作、论文以及学生跟师笔记等，从中选择了能够反映谢师学术思想与临床经验的具有代表性的医案。由于这些医案资料记录的时间跨度较大，因此，有的医案简明扼要，重点突出；有的医案理法方药全面，章法清晰。通过按语编撰，我们试图再现谢师临床思维过程，为进一步整理谢师临床经验、挖掘谢师学术思想奠定基础。

本书在编写过程中参考了大量的文字资料，在此，谨向原作者致以诚挚的谢意！

由于编写时间较为紧张，加之专业水平及驾驭文字能力不够，书中错误及不足之处在所难免，恳请读者不吝批评指正，以期让我们能为中医学术的传承共同努力，做出我们中医人应尽的贡献！

黄晨昕

2022 年 10 月 20 日

于泰州市姜堰中医院

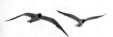

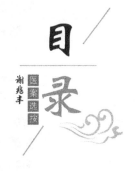

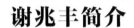

谢兆丰简介

谢兆丰(1924年12月—2016年1月),男,汉族,江苏省泰州市姜堰人。著名中医内科肝胆病学专家,江苏省名老中医,南京中医药大学姜堰附属医院教授,博士研究生导师,第四、五批全国老中医药专家学术经验继承工作指导老师,泰州市姜堰中医院内科主任中医师。

谢老生前历任原泰县医学会理事长、扬州市中医学会理事、姜堰市科技协会副主席、姜堰市卫生技术职务评审委员会副主任委员、扬州市卫生技术职务评审委员会专业评议组成员等职;姜堰市第五届政协委员;姜堰市第七、八届人大代表。扬州市第一、二届人大代表;江苏省第六届人大代表。1960年被评为北京中医学院(现北京中医药大学)先进工作者。1978年荣获江苏省人民政府授予的卫生先进工作者(省劳动模范)荣誉称号。1989年荣获扬州市人民政府授予的"市劳动模范"荣誉称号。荣获1987—1988年度姜堰市优秀共产党员荣誉称号。1991年被评为扬州大学医学院优秀带教老师。谢老还是江苏省百名医德之星、江苏省医师终身荣誉奖获得者。

谢老幼年家境贫困。7岁入私塾,启蒙于叶希白等先生,诵读经书。21岁拜邻乡名医于溯辕先生学医,勤奋习读,学问日进,医术渐长,三年业成。24岁始在故里悬壶应诊,济世活人。未及数年,医名渐播四方,屡起沉疴。1954年考取原扬州专区中医进修班学习西医。1957年考入江苏省中医学校医科班学习,毕业后任教于北京中医学院(现北京中医药大学)。1972年调回故里。1981年及1988年分别通过国家考试晋升为副主任中医师、主任中医师。

谢老从事中医医、教、研工作六十余载,学验俱丰。擅长内科、兼及妇科,治疗内、妇诸疾,颇有心法,并积累了丰富的临床经验。诊余搜集中医各类书刊近千册,整理临床资料数十万字。谢老一生勤于学习,惯于笔耕,著有《时方新编》(由中国中医药出版社出版),并参与《中医基础》及《经络学说简编》的编写工作。数十年来,先后在全国省级以上各中医报刊上发表学术论文

120余篇，并多次荣获县、市科技论文奖及科技进步奖。

近三十多年来，谢老致力于肝胆疾病的研究，并有所建树，自拟"散瘀消癥汤"治疗慢性肝硬化疗效显著。该方已收载于《中国中医药报》名医名方录。研制的"胆石冲剂"治疗胆囊炎、胆囊结石，临床疗效颇佳，并获姜堰市科技进步奖。用于治疗轻中度脂肪肝的"散积消脂汤"收录于《江苏中医药·名医长廊》[2010,42(3):6]。

谢老医术高明，为人正直。他不仅重视医术，更注重医德。"做一个医生，要有一颗赤心，道德品行要高，学识要渊博"（《何任医论选·治学经验》）。谢老常说："做人要有人格，从医要有医德。贫不可怕，只怕贫于技；乏不可怕，只怕乏于德。欲成良医，医德最要紧"。谢老常把"人命至重，贵于千金""非其人莫教，非其人勿授，是谓得道"（《千金要方》）作为自己行医与治学的座右铭。并认为，"做一名医生，应该处处为病人着想，不应考虑个人得失，要敢于为病人担风险，以病人的利益为重"（《医学家论医德》）。谢老抱着"医本期于济世"（《串雅·绪论》）的精神，宽怀仁慈。凡来诊者，无论贫富贵贱、职位高低，皆一视同仁。他还强调，为医者要清廉正直，不谋私利，光明磊落。谢老的行医准则是："救死扶伤，济世活人。视人之病，犹己之疾。凡有求治者，风雨寒暑勿避，远近晨夜勿拘，富贵贫贱勿分，尽己之力，团结同仁，一心赴救，不求索取。"

为此，多年来，谢老始终遵循"医家存心当自重，不当自轻；当自谦，不当自傲……自谦者，久必学进；自傲者，久必术疏"（《医灯续焰·医苑·为医八要》）的古训，虽年逾耄耋，仍博览不辍，竞竞于临床，孜孜于科研。谢老一生手不释卷，撰作颇多。数十年来，可谓无日不读书，无日不执笔，精勤不倦。谢老"勤奋好学，严谨求实，刻苦钻研，博采众长，融会贯通，学以致用"（谢老治学格言），日间为人诊治，夜则博览群书，几十年如一日，锲而不舍。谢老潜心钻研中医典籍，认为"本固才能枝荣，根深才能叶茂"，坚持理论联系实践，躬身实践，大胆创新。知之为知之，不知为不知，对某一问题稍有所疑，谢老必查考资料，以资证实，常常引经据典，旁征博引，令人无不心悦诚服。谢老对后学言传身教，诲人不倦。凡从学者，皆能循循善诱，耐心指导。谢老常说，"要想学得医学知识，没有刻苦学习的精神，是不可能成功的；要想成为一名好医生，没有渊博的知识作为基础，是不能有成就的；要想深受人民的欢迎，没有高尚的医德，是不能办到的。三者相辅相成，缺一不可"。这是谢老的又一座右铭，同时也是谢老学医、为医一生的高度概括。

谢兆丰内科学术思想浅析

一、内科学术,远宗《内经》、仲景之学,近承诸家所长

六十余年来,谢老在医疗、教学、科研工作中,精勤不倦,悉心钻研,攻读古典医籍,致力于中医药事业。在其学术理论上,谢老以《黄帝内经》为医学根基,认为《内经》为中医学理论之根本,后世医家的学术思想,探本求源,无不发创于《内经》。因此,学习研究中医,应以《灵》《素》为基,首先深入研习《内经》,然后再博采往哲时贤之所长。如斯,方可把握中医学之本质,才可于临床得心应手、游刃有余。

《黄帝内经》成书于先秦至两汉,是我国现存医学文献中最早的一部医学经典文献。该书总结了春秋战国以前的医学成就和治疗经验,确立了中医学独特的理论体系,成为中国传统医药学发展的基础。尽管《内经》中有关肝胆及其经脉学说的论述,散见于诸篇,但对肝胆及经脉的形态结构、生理功能、病因病机、病证诊法、治法治则、预后与调摄等已有了较为全面而深入的认识,对肝胆病临床具有一定的指导意义。

成书于东汉末年的《伤寒杂病论》(200—210年左右),是我国第一部理法方药比较完善且理论联系实际的古代重要医学著作。谢老认为,《伤寒论》398条,条条是法,法中有法,立说有据,治法有源。斯书使后世用方心无所惑,治有所循,灵活变通,每每见效。如谢老曾治一男性患者,入冬后,慢支、肺气肿发作,咳喘不已,寒热口干,投小青龙汤加石膏,2剂而平。该书创造性地继承、发扬了《内经》《难经》有关肝胆疾病的学术思想,尤其是《金匮要略》专列《黄疸病脉证并治篇》,该篇所提出的黄疸成因"从湿得之"及"但利其小便"的治疗原则以及证因脉治,为后世的肝胆病学的形成与发展奠定了坚实的基础。

谢老阅读广泛,潜心钻研中医典籍,博览各家,深刻领悟各家学说,发皇

古义,以臻"本固枝荣,根深叶茂"。谢老认为,隋代巢元方所著的《诸病源候论》,专立"肝病候""胆病候",详细论述了黄疸病候,将黄疸分为二十八候,概括了以黄疸为主症的急慢性疾病;而元代罗天益将黄疸概括为阴黄、阳黄二类(《卫生宝鉴》),可谓执简驭繁。金元四大家之一的李杲,对《内经》治肝原则,寓以药物明示,"肝苦急,急食甘以缓之,甘草;欲散,急食辛以散之,川芎;以辛补之,细辛;以酸泻之,芍药;虚,以生姜、陈皮之类补之"(《东垣十书·肝脏苦欲补泻药味》)。明代李中梓在其所著的《医宗必读》中,提出"东方之木,无虚不可补,补肾即所以补肝;北方之水,无实不可泻,泻肝即所以泻肾……然木既无虚,又言补肝者,肝气不可犯,肝血自当养也。血不足以濡之,水之属也,壮水之源,木赖以荣"(《医宗必读·乙癸同源论》),示人肝肾同源,精血互化,肝虚补肾,补肾即补肝,为后世肝虚补肾之所宗。《景岳全书》对黄疸提出了阳黄、阴黄、表邪发黄、胆黄的分类方法,并论述了黄疸病成因病机与脉症并治,从而丰富了肝胆病学的内容。王旭高在其《肝症研究》中,提出肝气、肝风、肝火皆同属于肝,惟名不同,创治肝三十法,每法中理法方药皆具,既治肝胆本病,亦治经脉病证,为治疗肝胆病专著之一。叶天士《临证指南医案》针对阳黄、阴黄的治疗提出了"阳主明,治在胃""阴主晦,治在脾"的治疗原则,为后世运用清热利湿法治疗阳黄、温中化湿治疗阴黄奠定了基础。各家学说为谢老内科及肝病学术思想的形成与发展提供了强有力的素材与学术支撑。

谢老在其数十年的临床实践过程中,非常重视师承各家之长,择善而用,但又不拘门户之见,并在实践中加以运用,化为己用,逐渐形成了自己独特的内科学术特点,积累了甚为丰富的肝病临床经验。谢老行医六十载,通读古今医籍,用理论指导实践,大胆创新,临症触机而发,挥洒自如。如谢老根据《内经》"厥阴不治,取之阳明"之义,临床治疗肝病,若治肝不应,可转从胃治。肝病治胃,主要是:① 降胃气,以制肝逆。肝为刚脏,主疏泄,禀春木之性,喜条达,人的精神乐观,心情舒畅,则气血流通畅达,疏泄功能正常。如情志抑郁,精神不舒,肝气郁结,导致消化功能紊乱,横逆犯胃,出现胃部疾患。慢性肝炎,迁延日久,气机郁结,缠绵不愈,邪踞中焦,以致胃失和降,气机阻滞,其证多见胁肋胀痛、脘痞泛恶,甚至呕吐、胃不欲纳、嗳气、嘈杂、口苦、便燥、溲赤,舌苔黄腻,脉弦滑等。治宜降逆和胃。方用黄连温胆汤加减,以降气和胃,俾胃气和调,则肝病自愈。药如黄连、制半夏、枳实、竹茹、黄芩、夏枯草、代赭石、柴胡、佛手、吴茱萸等。多数患者通过治疗,症情缓解,肝功能亦随之改善,若见黄疸者,则可加茵陈、黄柏等。② 养胃阴,以抑肝强。《内经》云:"食气入胃,散精于肝"。肝体赖水谷以充养,胃阴亏虚,脾胃无以行其津液,于是化源不足,肝失所养,从而肝虚久久不复,在慢性肝病中最为常见。肝病日久,阴津暗耗,胃阴受伤,虚火内扰,和降失司,证见胁痛隐隐,嘈杂善饥,或不思饮食,稍食即胀,口渴咽燥,大便干燥,舌红少苔,脉细而弦。宗叶天士"胃为阳明之土,非阴柔不肯协和"之意,方选用沙参麦冬汤加减,以养胃阴,使津液复、肝体柔,则肝病之疾而愈。药如北沙参、麦冬、石斛、玉竹、乌梅、木瓜、生地、白芍、甘草等酸甘化阴之品,如转氨酶偏高者,可加入五味子,临床用之,屡获佳效。谢老肝病诊疗过程中重视后天脾胃的思想亦正是东垣"内伤脾胃,百病由生"学说在其肝病学术思想形成过程中的显著体现;而慢性肝病从肾而治的观点,也正是受到了李中梓"乙癸同源,精血互化"思想的深刻影响。

可见,谢老学有所源,远宗《内经》、仲景之学,近承诸家所长,既有继承,又有创新,谢老内科学术,终成一家。

二、肝病学术思想纂要

1. 论肝脏生理:详于气血,兼及脾肾

肝为五脏之一,是"肝系"之主体。肝体阴而用阳,为刚脏。肝居腹中,正如《素问·金匮真言论》所云:"腹为阴……阴中之阳,肝也"。肝为魂之处,血之藏,筋之宗。肝在五行属木,主动,主升。肝的主要生理功能是主疏泄,主藏血。谢老认为,在肝病发生发展过程中,气血失调既是肝病的病因,也是肝病的病理产物,气血和调则有益于肝病的康复。而脾(胃)、肾对肝脏之生理、病理亦有着重要影响。脾健肾旺能够促进肝病的恢复。脾虚肾衰既是肝病的结果,同时也延缓了肝病的康复。因此,谢老十分重视气血、脾(胃)肾与肝之生理的关系。

(1) 肝系阴体,藏血调血

《灵枢·本神》云:"肝藏血,血舍魂。"肝之所藏营血源于脾胃所摄取饮食之精微。肝藏血是指肝具有贮藏血液和调节血量的生理功能。肝之藏血,其用有二:① 濡养肝体,并制约肝之阳气升腾,勿使肝气升发太过,令肝气冲和条达;② 调节外周血量,随人体之动静而调之。

谢老认为,藏血是调血的前提,调血是藏血的目的。肝之所藏充足,则肝之调血功能如常。反之,肝血不足,则肝无之以调。

肝血充沛,肝脉畅利,营血则能藏能调,是以肝脏形态结构完整、生理功能正常。机体静卧休息之时,外周血量减少,部分血液便归藏于肝,正如《素问·五脏生成篇》所说:"故人卧血归于肝"。而当机体活动剧烈或情绪激动之际,肝脏便把所贮存的血液输向机体各部,以濡养脏器官窍,此即"肝受血而能视,足受血而能步,掌受血而能握,指受血而能摄"(《素问·五脏生成篇》)。王冰注云:"肝藏血,心行之,人动则血运于诸经,人静则血归于肝藏,肝主血海故也"。因此,肝脏疾病,既可出现血虚之证,同时又会引起机体全身或局部诸多脏器筋脉官窍濡养不足的病变。如肝血不足,不能濡养于目,则两目干涩、昏花,或为夜盲;若不能濡养于筋,则筋脉拘急、肢体麻木、屈伸不利等。

肝所以能将所藏之血输布于机体各部,正是肝主疏泄在血液运行方面的生动体现。肝主疏泄,通过调节气机,疏泄脉道,使脉道通畅,血行无阻,正如《血证论》所说:"以肝属木,木气冲和调达,不致遏郁,则血脉通畅"。因此,只有肝之藏血与疏泄功能平衡和谐,肝脏方可以顺利调节血量。如果肝气升泄太过,或藏血功能减退,则可致各种出血;若肝气疏泄不及,肝气郁结,则又可致血瘀。肝血郁滞,亦可影响肝气之疏泄,终致气血皆病。故凡肝血不足,或肝血瘀滞,均可严重影响肝的结构与功能而变生诸症。如肝血瘀滞或肝脉瘀阻,则肝失血养,肝体虚衰甚或肝体萎缩;若瘀久成癥结块,则致肝体硬变。若血瘀水停,则致臌胀腹水;肝藏失职,则致出血诸症。

(2)肝具阳用,疏泄生发

人体之气是不断运动变化着的精微物质。气的运动即"气机"。升降出入是气之运动的四种基本形式。对于气运动的重要性,《素问·六微旨大论》指出:"故非出入,则无以生长壮老已;非升降,则无以生长化收藏。是以升降出入,无器不有"。气之升降出入是人体生命活动的根本。

肝的主要生理功能之一即是主疏泄。肝的疏泄功能反映了肝为刚脏,有主升、主动、忌郁的生理特点。肝主疏泄是调节全身气机,推动血和津液运行的一个重要环节。肝主疏泄,能调畅气机,有利于气机的疏通、畅达与升发。肝之疏泄功能正常,则气机调畅,气血和调,经络通利,脏腑器官等的功能活动亦正常和谐。反之,肝之疏泄功能异常,或失于疏泄,则气之升发显现不足,气机疏通畅达受阻,以致气机不畅而郁结,出现胸胁、两乳、少腹等胀痛不适;或升发太过,则气之下降不及,以致肝气上逆,出现头目胀痛、面红目赤、易怒等临床表现。气升太过,血随气逆,致血从上溢,则吐血、咯血。因此,谢老认为,肝气当升,但应升而有度,肝之升发太过,或不及,皆非常态,应予药物调之。因情志所伤,气机壅滞,经气逆乱者,治于气;肝体自病,肝脉瘀阻者,则调于血。

肝主疏泄,亦具有促进脾胃运化的功能。肝之疏泄功能正常是脾胃有序升降的一个重要条件,此即《素问·宝命全形论》所云:"土得木而达"。肝失疏泄,肝气犯脾、脾之升清功能失常,在上则为眩晕,在下则为飧泄;肝气犯胃、胃失和降,在上则为呕逆、嗳气,在中则为脘腹胀满疼痛,在下则为便秘。正如《血证论》所说:"木之性主于疏泄,食气入胃,全赖肝木之气以疏泄之,而水谷乃化,设肝之清阳不升,则不能疏泄水谷,渗泄中满之证,在所不免"。此皆为木旺乘土。胆与肝相连,胆汁乃肝之余气,积聚而成。肝之疏泄正常,则胆汁能正常地分泌与排泄,有助于脾胃的运化功能;反之,肝气郁结,胆汁泌泄失常,则致胁下胀满疼痛、口苦、纳食不化,甚则黄疸等证。谢老每遇此等病状,或健脾,或和胃,或利胆,但均不离乎抑木,以期肝脾(胃)调和、肝胆相照。

血之运行和津液的输布代谢,亦有赖于气的出入运动。血属阴,不能自行,气行则血行,气滞则血瘀。肝之疏泄功能对于血液的正常运行起着重要的生理作用。气滞则血行不利、血行迟缓而形成血瘀,甚则阻滞于脉络结成瘀血,或为癥结、肿块。气机逆乱,则血行亦随气之升降出入异常而逆乱。

津液的输布及其化为汗、尿排出体外,亦全赖于气之升降出入运动。气机不利,津液输布、排泄亦随之受阻,水停液聚,或水肿,或臌胀,此为气不行(化)水;反之水液停聚体内,影响气之升降出入,则为水停气滞(阻)。谢老临症遇之,每每"知犯何逆,随证治之"。

如谢老曾治一肝硬化腹水案。李××,男,49岁,教师。1988年5月9日初诊。患有慢性乙型肝炎3年余。1年前曾因肝炎后肝硬化腹水,住泰州市某医院治疗半年余而好转出院。1个月前又因过劳生气,旧病复发,两胁疼痛,纳呆、神疲,小便短少,不久出现腹水,日益增多,转侧不便,面色萎黄晦暗,腹部肿胀有水,腹围106 cm,下肢及足背无明显浮肿,颈部有蜘蛛痣一枚,手掌发红,巩膜无黄染。舌边有紫色,苔白腻,脉细弦。肝功能检查:麝浊8U,麝絮(+),锌浊19U,谷丙转氨酶60 U/L,HBsAg(+)。B型超声检查(超声号884504)示肝波密集微小波,肝肋下2.5 cm,质硬Ⅱ°,脾肋下3.7 cm,腹水征(+),诊断为肝硬化腹水。辨证:素有肝胃宿疾,此因气郁劳累而发病。气郁血瘀而致脾肾功能失调,膀胱气化不利,形成肝硬化腹水。治以疏肝健脾,行气利水,散瘀消癥。处方:木香 8 g,砂仁 3 g(后下),猪苓、茯苓皮各 15 g,泽泻、大腹皮子、陈皮、冬瓜皮子、炒白术、三棱、党参各 10 g,鳖甲 30 g(先煎)。另用鳖甲煎丸、大黄䗪虫丸、逍遥丸,早中晚分服。服药 6 剂,尿量增多,肿渐消,精神爽,纳谷香,治守原方加减,前后服药 127 剂,计治疗 4 月余,症状基本消失。肝功能复查:均在正常范围。B 超复查:肝脾较治疗前缩小 2/3 以上,已无腹水平段出现,后以香砂六君子汤加郁金、丹参、苡仁、石斛等调理善后。随访 3 年,病未见复发。按:本例乃肝脾俱病,继而伤肾。肝病则气滞血瘀,脉道瘀阻,脾病则水湿不能运行,肾虚既不能温运脾阳,又不能气化膀胱,造成水湿停滞而致此病。证属虚实夹杂,攻之不耐,补之不受,攻补兼顾,施以复方,可使正气不伤,水邪消退,是治疗本病最稳妥之法,酌加行气药,能加强利水疗效。

可见,肝病之发生、发展过程中,气血运行是否通畅、脾胃升降是否协调,肝之疏泄功能是否正常是其关键。"百病生于气"(《素问·举痛论》)。临症注重调畅气机,解除肝之抑郁,对促进肝病的康复有着重要的临床意义。

(3) 脾胃后天,生化之源

谢老认为,肝与脾(胃),同位中焦腹中,其位相邻,经脉相系,因此肝与脾(胃)在生理上相互联系,在病理上互相影响,肝病可以传脾,脾病也可以及肝,肝脾两脏在病变上常常互为因果。如脾胃湿热郁蒸,胆热液泄,则可形成黄疸。脾胃功能是否正常,对肝病的转归及其预后,均有着密切的关系。

"脾胃者,仓廪之官,五味出焉"(《素问·灵兰秘典论》)。机体生命活动的持续和气血津液的生化,均有赖于脾胃所运化的水谷精微,故脾胃为气血生化之源,后天之本。脾胃健盛,饮食能纳能化,转输运化如常,则营血生化有源,肝体得养,疏泄正常,肝之营血亦能藏能调,此即"木(肝)得土(脾)以培之",同时脾胃功能健运,中焦无壅滞之弊,也有利于肝气畅达生发。若脾虚气血生化乏源,或脾不统血,失血过多,均可导致肝血不足,肝体失充失养,而生他症。肝体(血)充盛,肝用正常,肝气疏泄有序,"土(脾胃)得木(肝胆)之助而达之",是以脾胃运化如常。若肝失疏泄,则病及于脾(胃)而致肝脾(胃)不和,临床可见精神抑郁、胸胁胀满、食纳不振、嗳气呃逆、泄泻、便溏等症。因此,谢老在肝病临床,尤其重视脾胃的功能状态。

作为后天之本的脾胃,在防治肝病和养生方面有着重要意义。正如李东垣在《脾胃论·脾胃盛衰论》中所说:"百病皆由脾胃衰而生也"。肝病更易于累及脾胃,所以,谢老对于肝病患者,在中医中药辨证施治的整体框架中,不仅嘱咐患者要注意饮食营养,辨证施膳与辨体施膳相结合,而且更善于保护脾胃,包括服药的时间、汤液的温度等等。同时选方用药,也时时兼治脾胃、顾护脾胃,常在苦寒清利之处方中配伍健脾助胃或芳香醒脾之品,如谷麦芽、砂蔻仁等,而对于峻猛之药,亦常常中病即止。另外,急性疾病发作时,强调合理的忌口等。这些正是"见肝之病,知肝传脾,当先实脾"思想在谢老肝病临床过程中的具体运用,同时也是谢老脾胃观在肝病治疗中的生动体现。

(4)肾乃先天,乙癸同源

虽然肝居中焦右胁,肾位下焦腰府,然其经脉相系,"肾足少阴之脉……其直者,从肾上贯肝膈"(《灵枢·经脉》)。"肾者,主蛰,封藏之本,精之处也"(《素问·六节藏象论》)。肾藏精,为脏腑阴阳之本,生命之源,又为先天之本,所属为癸水。肝主藏血,所属为乙木。癸水生乙木,肾水为肝木之母。精血均由脾胃运化之水谷精微化生,且精与血能相互滋生和相互转化。肝之营血充盛,疏泄有常,营血运行流畅,是以能下达于肾,以充养化生肾精;肾中精气强旺,则精能化生营血以充养肝体,癸水滋涵肝木,令肝阳收敛,肝气条达。血之化生,有赖于肾中精气的气化;肾中精气的充盛也有赖于血液的滋养。故精能生血,血能化精,此即精血同源,亦称肝肾同源。病理上,精与血的病变亦常相互影响。如肾精亏损,可致肝血不足;反之肝血不足,也可引起肾精亏损。

另外,肝肾阴阳之间的关系也极为密切。肝肾之阴息息相通,相互制约协调平衡,故在病理上也常相互影响。如肾阴不足可引起肝阴不足(母病及子),(肾)阴不制阳则可导致肝阳上亢,称之为"水不涵木";如肝阴不足,可导致肾阴的亏虚(子耗母气),而致相火上亢。另外,肝火太盛也可下劫肾阴,形成肾阴不足的病理变化。

谢老认为,久病及肾,肝病后期,最易出现肝病及肾、肝肾同病的病理变化。因此,谢老在慢性肝病恢复期,特别重视益肾扶正。

2. 析肝病病理:湿瘀毒热,虚实相杂

导致肝病的病因,不外乎外感与内伤。中医学认为,正气不足是疾病发生的内在根据。"正气存内,邪不可干"(《素问遗篇·刺法论》)。只有在人体正气相对虚弱,抗邪无力的情况下,邪气方能乘虚而入,导致脏腑经络气血失调,而发生疾病。而邪气是发病的重要条件,甚至起主导作用。肝病(病毒性肝炎)的发生,正是由于人体正气的不足,加上肝炎病毒的侵袭,邪胜正负而发病。在肝病发生、发展过程中,病位在肝,病理关键是湿热瘀毒,相互搏结,病之后期肝、脾、肾三脏虚衰。病理性质总属虚实相杂。

（1）致患之湿

致病之湿有内、外之分。外湿多因久居湿地，或气候潮湿，或涉水淋雨等所致，常为肝病发生之诱因。而内湿则是由于脾之运化水谷和水湿的功能障碍，导致水湿内停所形成的病理状态。引起脾失健运的原因包括素体肥胖、痰湿过盛；或因恣食生冷，过食肥甘，内伤脾胃等，致脾不能为胃行其津液，水液不化，聚而成湿，停而为痰，留而为饮，积而为水。外湿与内湿常相互影响。湿邪外袭，每每易于困脾，损伤脾气，脾运失司则易湿浊内生；而脾气虚弱，脾阳不振，又易招致外湿侵袭而发病。脾之运化有赖于肾阳的温煦。同时肾阳又为诸阳之本，肾阳虚衰，脾土不温，运化失健，而生湿浊。湿为阴邪，易伤阳气，损及脾肾，终成阳虚湿盛、虚实夹杂之候。

在肝病发生、发展过程中，由于肝气郁结，肝失条达，疏泄不及，木旺乘土，脾土受戕，运化失健，致湿郁于中，清阳不升，浊阴不降。临床可见脘腹胀满，嗳气口腻，头重身困，不思饮食，大便溏薄，苔白微腻，脉弦缓。谢老临症每每治之，多予理气解郁、除湿化浊，令湿无留着之处，则病自愈矣。方用湿郁汤之类。药如苍白术、黄柏、羌独活、茯苓、川芎、秦艽、陈皮、苡仁、威灵仙、络石藤等。若湿郁化热，见苔黄、尿赤，则加木通、泽泻、灯芯草以利湿热。谢老强调，临床凡遇既有肝郁，又有脾运失常之肝病患者，多因肝郁气逆乘侮脾土所致，治疗应以疏肝为重，肝气得舒，脾运自健。然脾运受制日久，且又兼夹湿邪，故应参以运脾化湿之品，如木香、砂仁、川朴、楂曲之类，随证加减。

肝病后期，肝血瘀阻，血行不畅，化为水湿，又可致臌胀、腹水。故脾之运化失职是湿浊内生的关键。正如《素问·至真要大论》所说："诸湿肿满，皆属于脾"。因此，临床治疗肝病，谢老谨遵"见肝之病，知肝传脾，当先实脾"的思想，处方用药时时不忘兼治脾胃，令脾健胃旺，脾实则不受木侮，从而杜绝了湿邪的生成。

由于湿性黏滞，因此治病应缓缓图之，不可枉用峻猛之药，或利湿，或燥湿，以防湿邪未去，阴分已伤，反使病情陷于矛盾之中。

（2）成疾之瘀

瘀血是肝病过程中所形成的阶段性病理产物，同时又是继发性肝病的致病因素。肝病发生、发展过程中，由于肝气郁结，失于疏泄，气机郁滞，不能推动血液的正常运行，气滞"阻其血而停蓄"（《医贯》）；或由于正气不足，"气虚不足以推动"（《读医随笔》），血行迟缓；或由于肝藏血功能减退，血脉空虚，血行不畅,血虚血瘀;或血不循经,溢于脉外;或由于湿邪内阻,脉络不畅,郁滞成瘀;或"因伏火郁蒸血液,血被煎熬而成瘀"(《广温热论》),邪毒煎熬熏蒸,炼血成瘀;或离经之血未能及时消散,"血宜之后,其离经而未出"(《血证论》),积存体内而成瘀。

慢性肝病过程中所出现的肝区刺痛、肝掌、蜘蛛痣以及肝脾肿大、纤维化等无不与血瘀有关。血瘀是慢性肝病包括黄疸、胁痛、积聚、臌胀等的主要病机。如《张氏医通》认为黄疸,"诸病虽多湿热,然经脉血瘀,无不瘀血阻滞也",朱丹溪亦云黄疸系"血受湿热,久必凝浊"所致。关于胁痛,《灵枢·五邪篇》明确指出,"邪在肝,则两胁中痛……恶血在内",《丹溪心法·病痛篇》认为,"胁痛,有死血,按之益甚也"。至于癥瘕积聚臌胀,《灵枢·邪气藏府病形篇》云:"肝脉……微急为肥气,在胁下,若复杯",肝瘀血日久,痞块渐大,脉络瘀阻,隧道壅塞不通,水湿停聚于内,腹部胀大如鼓,甚至青筋显露,形成臌胀,王清任《医林改错》亦云:"肚大青筋,始终是血瘀为患"。

肝病后期,由于正虚邪恋,或由于脏腑气血功能严重失调,久病入络,血行郁滞,甚则形成癥结痞块。血瘀内阻,又可加剧气机的郁滞,从而形成气滞导致血瘀、血瘀导致气滞的恶性循环。肝血瘀滞,血流不畅,停而为水;或血不循经,而致吐血便血(门脉高压,致食管下端及胃底静脉曲张,甚至破裂出血);甚痰瘀交阻,蒙闭清窍等。病至此期,治疗颇费周折。必须兼顾正虚与邪实瘀血两方面。过分消瘀易伤正,单纯扶正会留瘀。治当扶正祛瘀,并缓缓图之。切不可图一时之快,以免更戕正气。

谢老认为,由于肝病发病机理的复杂性与多样性,结合现代医学对慢性肝病在其病理学方面的认识,在肝病治疗过程中,应尽早、尽快使用活血化瘀,并贯穿肝病治疗的始终,特别是肝病进入中晚期,更应该在辨证论治的基础上,用足活血化瘀、消癥散结之品,以截断疾病发展,因而创肝病化瘀十法,验之于临床,疗效卓著。

(3)染恙之毒

"毒"之概念,在中医学中内涵比较丰富。一般是指感染毒邪后发病较重,具有一定传染性的一类致病因子。正所谓,"一人得之谓之病,一方得之谓之疫"。

"疫毒"是导致慢性肝病(病毒性肝炎)的主要致病因子。引起肝病的"毒"邪,即现代医学所明确的肝炎病毒。这类致病因素,可以通过胃肠、血液等多种途径侵害人体,传染性强,对人体健康危害较大,预后不良。

邪毒侵袭,着肝入血,或损伤肝体;或壅滞气机、血脉瘀阻;或损伤肝络、血溢脉外;或煎灼血液等,诸症无不为毒所扰。肝病之源,毒也。

谢老认为,尽管"毒"对于肝病的发生发展起着极其重要的作用,但对于此类毒邪,只要做到"避之有时"(《素问·上古天真论》),增强体质,"正气存内,邪不可干"(《素问·刺法论》),亦可免除其害。也正由于毒邪对于肝病的发病有着不可忽视的影响,因此临床治疗当以祛毒为第一要务,毒去则正安,毒留则病延。谢老临床治疗肝炎,多在辨证论治的基础上,适当配伍一些具有抗病毒的药物,如蛇舌草、土茯苓、蒲公英、大青叶等,目的就在于尽最大可能清除体内的病毒。

但由于肝病的特殊性,肝病之毒常与湿邪相互为患,以致不易速去,使病情反复迁延,甚渐至加重,导致脏腑气血功能失调,血脉瘀阻,正虚邪恋,从而致生他变。

(4) 发病之热

热是常见的病理因素之一。"热为火之渐,火为热之极"。肝病过程中,热有虚实之不同,且常与他邪兼夹合并。肝失疏泄,肝气郁结,久未疏散,肝郁气滞化火;肝木侮土,脾运不健,湿邪内生,湿郁化热,湿热互结;饮食不节,过食辛辣甘味或炙煿之品,助湿生热,热从内生,脾胃湿热熏蒸;阳旺之体,感邪初期,病从热化,此即"气有余便是火"。

病之后期,肝血不足,血虚生热;肝肾阴虚,阴不制阳,相火偏旺,虚热内生;实热伤阴,或过分使用香燥之品,劫伤肝阴,而生内热。

(5) 病之性质,虚实相杂

谢老在大量、反复实践的基础上,不断将经验升华为理论,认为肝病病机,无论阴阳寒热虚实,总不离乎肝,或肝先病而旁及他脏、他经,或他脏、他经之病累及于肝,其病理特点总属正虚邪恋,虚实夹杂。

肝病的发生,一是由于正气的不足,二是由于毒邪的侵袭,正虚是发病的根本,而毒邪是发病的条件。正所谓"正气存内,邪不可干","邪之所凑,其气必虚"。肝体虚损,营血不藏,肝失其养;脾气虚弱,或脾阳虚衰,运化失健,水谷精微无以化生,气血亏乏,御邪无力;肾精不足,阴阳失调,阴虚不能涵木,阳虚不能温运,机体失却滋润温养,抗敌无能,免疫低下,以致机体易招邪袭,感染病毒,形成僵局,虚实夹杂。

肝病发展过程中,由于邪毒久稽,耗损正气,或脏腑功能失调,正气本虚,不足以驱邪,以致气机郁滞,湿、浊、痰、饮、水、瘀等诸邪内生。内生诸邪久留不去,又令肝、脾、肾等脏腑功能进一步衰弱,气血失调进一步加重,终至形成虚中夹实、实中夹虚、虚多实少、实多虚少的虚实错杂局面。如臌胀病,其临床表现既有腹水、小便短少、脉络显露等水湿瘀血内停的实证,又见面色苍黄、形体羸瘦等肝、脾、肾功能失调的虚证。病至此期,临症当条分缕析,抓住主症,辨清虚实,或先补后攻,或先攻后补,或攻补并进,如斯,方能力挽狂澜。

总之,肝病在其发生、发展过程中,多与湿热瘀毒有关,病位主要在肝,但与脾、胃、肾有关。其病理机制,初起多为肝气乘脾、肝气犯胃、肝脾不和、湿邪困脾。渐至脾虚湿阻、脾胃虚弱、肝肾不足、脾肾阳虚、气滞血瘀。其发病机理复杂多变,有先实后虚,或先虚后实,或实多虚少,或虚多实少之分,但病变后期,总属正虚邪恋,虚实兼夹。是故,临床治疗肝病当攻补兼施。

3. 阐肝病辨证:四诊合参,中西结合

"审察内外、辨证求因、四诊合参"是中医诊断疾病的三大原则。特别是"四诊合参",在肝病临床诊断过程中,只有做到望、闻、问、切四诊俱备,才能全面地掌握临床证候资料,了解邪正盛衰状况,准确地辨证分析,从复杂多变的现象中抓住疾病的主要矛盾,审证求因,见病知源,并为正确给予施治提供基础。正如《神农本草经》所论:"凡欲治病,先察其源,候其病机"。

谢老认为,肝病的发生多是在饮食不节、劳倦内伤、情怀不畅、郁怒忧思的基础上,外染湿热毒邪,内外合邪,病变逐渐深入,由气入血,渐至肝、脾、肾等脏腑功能及气血失调,病情复杂多变,虚实夹杂。因此在肝病辨证诊断过程中,应充分运用中医基础理论,特别是脏腑气血经络学说、病因病机学说,准确运用八纲辨证、脏腑辨证,力求发现诸症内在联系,把握疾病发展趋势,从而提出合理的治疗原则及治法。

谢老认为,辨证是对疾病发生、发展过程中某一阶段的横向认识,有助于抓住疾病某一时空的主要矛盾;而辨病是对疾病发生、发展全过程的纵向认识,有助于抓住疾病整个过程的基本矛盾或一般性。辨证与辨病各有所长,因此,在积极倡导中医现代化的今天,必须将辨证与辨病有机地结合起来,将现代医学之生理、病理及各种医技检查指标纳入中医辨证体系中来,使宏观与微观相结合,优势互补,既可拓宽中医辨证的范围,又可弥补西医辨病的不足,以期对疾病的认识、诊断水平和疗效均能得到较大程度的提升。尽管中医与西医是两种不同的理论体系,但他们具有共同的研究对象,只是研究方法和认识角度不同而已。中医从整体观念着眼,以生病的人作研究的对象,审证求因,辨证施治;而西医却是从微观入手,以人体所患疾病作为研究对

象,深入研究病原,探求病原侵袭后所产生的病理生理变化和形态结构的改变,对疾病转归预后有着较为清楚的认识,治疗亦多采用针对病原的方法。因此,在肝病临床,积极合理地应用中西医各自的长处,努力发现其相互交叉点,对探明疾病的发展规律,提高肝病临床疗效,并正确认识疾病的发展趋势与预后都有着十分重要的临床意义。

如肝硬化腹水(臌胀),属于中医四大难证(风痨臌膈)之一,按传统的中医理论认识本病,病位在肝、脾、肾,病机为气滞、血瘀、水停,但疗效并不理想。引入现代医学理论,认为肝硬化腹水的产生,主要是门静脉循环障碍,致使血管中水分渗出进入腹腔所致,同时肝功能损伤引起的血浆蛋白降低,亦是形成腹水的重要原因。据此,运用活血化瘀利水法能减轻或降低门静脉高压引起的血管瘀滞状态,回缩肝脾,以消除腹水。另外,对于难治性腹水,适量输入人体白蛋白,以提高血浆胶体渗透压,增加循环血容量,加强利尿作用,减少腹水,从而极大地提高了中医辨证施治的疗效。

谢老在临床诊治过程中,强调辨证,重视整体,多以中医之四诊八纲为纲领,以脏腑辨证为核心,结合其他辨证方法,从宏观上把握患者的寒热虚实及脏腑气血盛衰,审证求因,辨证论治,同时充分运用现代医学技术,诸如生化检验、影像学检查、病原体检测等以进一步明确诊断,掌握病情的严重程度,判定疾病预后及转归,以及治疗后疗效的评价。肝病治疗,始终以中医中药为主,辅以疗效比较满意或成熟的现代医学方法或药物。

4. 审肝病治疗:病证相合,重视整体

谢老治疗肝病,一直强调必须遵循中医学理论体系的两个基本特点,即整体观念和辨证论治。主张治病求本,认为医治疾病,不外攻补,但要谨守古人垂训,毋虚虚,毋实实。临症重视气血失谐及脾(胃)肾功能失调对肝病的发生发展所产生的影响,常不失时机地给予调理气血与健脾益肾,充分体现了谢老肝病治疗的整体观。

(1)立法制方,重视调理气血

气为一身之主,无形之气可统有形之血,血无气不行,气无血不附。气机活动是生命活动的基本表现形式,气血冲和,百病俱无,一有怫郁,诸疾丛生。临床上常见的瘀血诸症,每每多始于气滞,因此活血祛瘀,必须注重疏理气机,令气行血畅。对于因脉络瘀阻所导致的出血症,谢老积极响应"宜行血不宜止血"的主张,在辨证施治的基础上,常适时加入当归尾、参三七、蒲黄炭、血余炭等逐瘀生新之品,因势利导,以进一步发挥止血、理血作用。谢老认为

临证制方不可偏废佐使,若轻其本,一味徒持收涩,则必贻后患。

疏肝理气法,在肝病临床中应用最为广泛。《内经》所谓"疏其血气,令其调达"。中医学认为,肝主疏泄,性喜条达。人之精神情志活动与肝有着密切的关系。精神乐观,心情舒畅,肝之疏泄方可正常有序,气血亦能流通畅达。若精神抑郁,情志失调,则肝之疏泄失常。情志不遂,精神抑郁,肝气疏泄不及,发为气郁,临床可见心境郁闷、意志消沉、胸胁苦满、胁肋胀痛、脘闷纳呆、嗳气泛恶、大便不畅、女子月经不调、舌苔薄腻、脉弦等,谢老多予疏肝理气,解郁畅中,方选柴胡疏肝散加减,以顺其条达之性,开其郁遏之气,即《内经》所谓:"木郁达之"。常用药如柴胡、制香附、青皮、枳壳、陈皮、白芍、甘草、川芎、郁金、绿萼梅等。方中柴胡,善于达邪外出,乃是疏肝理气之要药,配以和营止痛的白芍、甘草及消积导滞的枳壳,行气疏肝之效得以加强。再若肝气犯胃、气机上逆、噫嗳频作,可参以旋覆花、代赭石、姜半夏、苏梗和胃降逆;另若妇女月事不潮,酌加桃仁、红花、当归活血行经;腹胀、腹泻者,加苍术、茯苓健脾除湿。

气为血帅,血随气行,气病则血不得以独行。气病及血,致血行郁滞,或因他邪阻碍脉络,郁阻不通,则成血瘀之证。临床可见头痛或胸胁疼痛,痛有定处,每遇情志不遂,病状转重,或胁下有癥块,女子月事不行,大便色黑,舌质紫暗,脉弦涩等。谢老治之,多予活血通络,理气解郁。常用血府逐瘀汤类方。药有柴胡、香附、郁金、川芎、丹皮、玄胡、乳香、没药、桃仁、红花、路路通等。或用通瘀煎(木香、乌药、山楂、泽泻、青皮、归尾、红花、香附、乌梅)加减。临床应用活血化瘀法,当根据血瘀之成因,与行气、益气、祛湿、化痰等诸法配合运用。

(2)论治疾病,注重健脾益肾

谢老认为,"脾胃乃后天之本,肾为先天之根",因此,在治疗慢性肝病的过程中,特别是病之后期,常常先、后天并重,脾肾同治。主张治虚证扶正气,应从补脾肾之虚着手,令脾气健运、肾气充足,如斯,诸脏得养,百病可除。

由于肝脾在生理功能上关系密切,因而肝病更易病及于脾。"见肝之病,知肝传脾,当先实脾"。调理脾胃对于肝病有着重要的临床意义。临床所见肝脾不和、肝胃不和、肝郁脾虚以及肝脾血虚等证,均宜先实脾(调理脾胃),或肝脾同治。

脾主运化,为仓廪之官,其气主升。脾气健运,则升降有常。脾胃虚弱者,临床可见食欲不振,大便溏薄、面色萎黄,神疲倦怠,脉象濡缓或沉而无力等。治宜补益脾胃为主,常以四君子汤为基本方。本方为补益中气之主方。补气必从脾胃着手,盖脾胃健旺,水谷精微得以敷布,体气自然强壮。凡是脾胃虚弱所产生的病证,均可在本方的基础上加减使用。药如党参、黄芪、白术、茯苓、山药、甘草等。黄芪味甘性温,为补中益气的主药,且能实表,气厚于味,治疗中气不振,有温养生发之能,常与党参并用。党参甘温,培补元气,和调脾胃,所以久泻脾虚、生化不及等证,当以党参为主;而形羸气乏、自汗等证,则以黄芪为先。同时黄芪升举有余,气虚气陷者最为合适。

若因忧郁思虑,精神紧张,或长期伏案作业,以致脾气呆滞,或肝气郁结,横逆乘脾,而成脾郁不运之证,临床可见脘腹痞满,不思饮食,舌苔白腻,脉弦细而缓。谢老临证多予醒脾开郁,常以六郁汤加味。药如苍术、枳壳、制半夏、神曲、麦芽、白蔻仁。如偏湿郁者,则加藿香、佩兰以化湿浊;偏痰郁者,加陈皮、白芥子以理气化痰。

肾藏精,主骨,为作强之官,伎巧出焉。肾精充足,不但精神抖擞,敏捷多智,而且筋骨强劲,动作有力,生殖发育健旺。若肾虚精亏,或寒湿、湿热、瘀血阻肾,致肾气郁滞、经气运行不畅,而成肾郁之证。临床常见腰背酸楚,骨弱无力,头昏健忘,水肿腹胀,泄泻或少腹拘急,小便异常,舌淡苔白,脉细等。治当温肾解郁,常用金匮肾气丸或右归丸加减。药如熟附片、桂枝、熟地、山药、山萸肉、仙灵脾、杜仲、丹皮、茯苓、泽泻。偏肾阴亏虚者,则用大补阴丸或左归丸加减,药如熟地、山药、枸杞、山萸肉、川牛膝、菟丝子、鹿角胶、龟板等。

(3)病证相合,施以专方专药

辨证论治是中医学的基本特点之一。所谓"证",是机体在疾病发展过程中某一阶段的病理概括,它包括了病变的部位、原因、性质以及邪正关系,反映了疾病发展过程中某一阶段病理变化的本质。中医治疗,首乎辨证。谢老认为,由于肝病病因病理的复杂性及多变性,其临床表现错综复杂,因此,临床治疗肝病必须抓住疾病的本质,审证求因,治病求本。这就要求必须充分运用中医四诊八纲及脏腑气血理论,努力把握疾病的本质即"证",并从"证"出发,法随证立,方由法出,药随方定,只有紧紧抓住"证"不放松,立法选方才不至于迷失方向。

另一方面,由于肝病(病毒性肝炎、肝炎后肝硬化)的病理基础是肝炎病毒侵袭人体,正邪斗争,从而产生了诸多病理变化,谢老结合几十年的肝病临床经验,认为毒乃致病之根本,所以应在辨证论治的基础上,病证结合,选用一些针对性强的专方专药,辨病用药,可大大提高临床疗效,缩短病程,降低病毒滴度,促使各类标志物转阴。

谢老集多年肝病临床经验,常教导学生:中医着眼于宏观,从整体出发,强调个体差异,而现代医学从器官、组织、细胞、分子水平研究疾病,求证于微观,二者各有千秋,也都有其不足之处,因此把两者有机地结合起来,才能对疾病有一个更加全面、更加深入的认识,辨证论治,辨病用药,病证结合,灵活运用。临床对一些诊断明确,客观指标异常,而无任何症状或体征之"无证可辨"者,可"无证从病",针对病因或参照现代病理、生理学研究及药理实验研究成果,施以专方专药,更或辨体施治,以冀提高临床疗效。

免疫紊乱在病毒性肝炎中起着重要作用,由于细胞免疫功能低下,不能有效清除肝炎病毒,宿主过强的免疫反应对病毒感染肝细胞的攻击,均是造成肝体损伤的原因。研究发现黄芪、党参、麦冬、地黄、枸杞子、白花蛇舌草等具有增强免疫作用,而丹参、丹皮、鸡血藤、三七、郁金等则具有抑制免疫功能,临床可在辨证治疗的基础上酌情参入。而对血清学病毒指标阳性者,谢老又常在分型施治的基础上配伍具有抑制肝炎病毒的药物,如白花蛇舌草、板蓝根、金银花、蒲公英、土茯苓、虎杖、贯众、紫草、蚤休等,择善而用。实验研究表明,五味子具有显著降低转氨酶的作用,故血清酶学异常者,常加入五味子、苦参。而一些药物,如茵陈入肝脾,疏肝利胆,祛邪不伤正,无论寒热虚实,均可配伍使用。大黄清热通腑活血,祛瘀生新,可随证伍用。另外,茵陈、泽泻、大黄、赤芍、桃仁等尚具有降低胆红素之效;当归、赤芍、丹参、鳖甲等具有抗肝纤维化等作用,临床均可配合使用。

5. 言遣方用药:博采众长,灵活多变

谢老临证,广撷博采,融会贯通,对于先贤成方,因人、因时、因地制宜,或损之,或益之,或师其大意,兼收并蓄,不株守一家,采各家之长,无门户之见。凡临床验之确有效果之方药皆为我所用。

《神农本草经》载有"茜草主治风痹黄疸",谢老于是在处方中不失时机地参入茜草,通过实践体会,治疗黄疸加用茜草,可加快退黄速度,促进肿大肝脏的回缩。另据现代药理研究发现,仙灵脾具有免疫刺激样作用,可增强细胞免疫功能,谢老受其启发,将仙灵脾用于治疗慢性乙型肝炎,临床取得了较好的疗效,转阴率明显提高。又如虎杖,性苦平,具有祛风利湿、破瘀通经之效,《医林纂要》载其具有"壮筋骨,增气力"之功,现代药理研究发现虎杖对降低转氨酶、改善症状,有较好效果,谢老同样积极应用于临床,以造福广大患者。苦参,"主心腹结气、癥瘕积聚、黄疸、溺有余沥、逐水除痈肿"(《本经》),

谢老临床用之，认为其既能除癥块，又能逐水邪，开结退黄，对肝硬化伴黄疸者尤为适合。

现代药理研究表明，丹参有较强的抑制 HBV 的作用，并可调节免疫功能、减轻瘀血症状，促进肝脏回缩，降低门静脉压力，减少并发症；虎杖能促进肝细胞修复、再生，减轻炎症，促使黄疸消退、肝功能恢复；蛇舌草能刺激网状内皮细胞增生，增强吞噬细胞活力，提高机体非特异性免疫功能。谢老临症常在辨证施治的基础上配合使用，临床疗效显著增加。

疏泄气机是治疗肝病常用治法之一，用于肝失疏泄，肝气横逆，以行气、解郁为目的，收效比较迅捷。但因理气之品性皆香燥，易伤肝阴，有耗伤正气之流弊，故谢老常告诫后学，肝脏以血为体，以气为用，体和用两者密切相关，肝气太过，能使肝血暗伤，用理气药须防止耗血，血虚则气更横逆，有些肝气之病往往越疏气越加剧，所以，疏理不可过于耗散，应中病即止，阴伤明显者，当参入柔肝滋阴之品，如白芍，以防肝阴受伤，甚仿一贯煎法，以滋养肝阴为主，少佐疏泄之品，正如叶天士所云："肝为刚脏，非柔润不能调和"，每遇此类患者，谢老使用香燥行气之品慎之又慎。

临床亦常见既有肝阴不足，又有脾气虚弱之患，滋阴会碍脾，健脾更伤阴，进退两难。谢老临证遇之，常优先选择药性缓和，养阴不滋腻，健脾不温燥，或养阴益气集一身之品如黄精、山药、麦冬、太子参等，并将药物合理配伍，或当归、白芍、玄参、枸杞、阿胶等滋阴药中适加化瘀生新之品，少少与之，随时根据病情加以调整养阴与益气的分量，以求两全。

谢老临证处方用药，最忌过于攻伐，即便是邪实之证，也一直强调"大毒治病，十去其六；常毒治病，十去其七；小毒治病，十去其八；无毒治病，十去其九"（《素问》）。无论是散瘀消癥，还是苦寒清热，或是通腑泄下，均应以顾护人体正气为重。谢老认为，人体正气易伤难复。是故临床用药，一要重视脾胃之气，防药邪伤胃，苦寒败胃，"脾胃既伤……诸病之所由生也"（《脾胃论·脾胃虚实传变论》）；二要防气血受损，过用行气之药则有破气之弊，过用动血之品则有耗血之过；三防阴阳受损，过用寒凉则伤阳，过用温燥则伤阴，皆有损于健康，于病不利。谢老临证特别强调合理配伍，目的是增加疗效，减少药误。

对于过分滋腻之品亦当慎用，因与脾胃有碍。谢老临证常通过适当配伍健脾、行气、活血之品，使处方柔而不腻。

（节选自黄晨昕博士论文《谢兆丰肝病学术思想与临床经验研究》）

医案选按

一、内科病证

● 感冒案 1 则

刘××,女,25 岁,工人。发热 3 天。患者 3 天前不慎受寒后,感发热、头痛,自服感冒药 2 天未效。遂来诊。刻诊见患者发热,汗出,微恶风,头痛鼻塞,周身骨节烦疼,口渴气粗,溲黄,舌红苔燥,脉洪大而数。体温 39.3℃。血常规:WBC 8×10^9/L,N 0.51,L 0.48,M 0.01。辨证:时行之邪,侵袭肌表,表邪未解,化热入里,里热炽盛,表里同病。治法:清里解表。选方:白虎汤加减。生石膏 30 g(先煎),知母 10 g,大青叶 15 g,连翘 10 g,生甘草 5 g,羌活 5 g,薄荷 5 g(后下)。1 剂。

药后汗出热退,头身疼痛减轻。原方继进。2 剂。三诊:药后病愈。复查血常规:WBC 7.6×10^9/L,N 0.63,L 0.36,M 0.01。

按 时行感冒,系疫疬之邪夹时气入侵所致。本病发病急,病情重,传变快,极易化热化燥,及伤津伤液。本例患者症见身热,口渴,微恶风、身痛,舌红苔燥,脉洪大而数,证当属表邪化热入里,治当解表清里,表里同治。谢老遵《伤寒论》"伤寒脉浮滑,此以表有热,里有寒(应为里有热),白虎汤主之"(176 条)之经旨,方用石膏、知母清里,石膏辛苦寒,善清阳明之热,止渴除烦,清热不伤阴,知母苦寒质润,"清肺胃气分之热"(《重庆堂随笔》),又滋阴润燥,救已伤之阴津,以止渴除烦;连翘、薄荷、羌活、大青叶疏散表邪清热。全方相伍,令表邪散,里热清,方证合拍,故病退较快。

谢老曾指出:感冒发热为临床常见之病,如能掌握治疗原则,及时处理可臻,药到病除,即使有夹杂情况,若能审察内外,投药得当,奏效亦速。

本案病初，由于治疗不当，由轻转重，症见高热、口渴、脉大、汗出等症，病已由表入里，选用重剂白虎汤加解毒清热之品，热势顿挫，病速告愈。需要注意的是，在治疗气分高热时，应以急挫热势为先，防止津液亏耗为要。

◎ 咳嗽案6则

案①

钱××，男，45岁，农民。咳嗽咯痰反复发作3年，加重1周。患有慢性支气管炎3年，经常咳嗽、咯痰，症状时轻时重。多次胸部透视均示：慢支，伴轻度肺气肿。近1周来，因受凉症状加重。刻下：咳痰色白多泡沫，伴神疲懒言，自汗气短，咳痰无力，纳呆便溏，舌淡，脉滑。辨证：脾虚运化失健，聚湿生痰，痰流注于肺，肺失宣肃。治法：健脾补肺、益气化痰。太子参10 g，白术10 g，茯苓10 g，陈皮10 g，制半夏10 g，黄芪10 g，桔梗10 g，甘草6 g，五味子2 g。5剂。

药后咳嗽渐缓，咯痰稍减，纳食尚少，上方继进。7剂。三诊：药后病情明显好转，精神可，咳痰减少，纳食增加，大便渐调。守方继进10剂。四诊：诸症已平，纳可，间有咳嗽咯痰。改服成药以资巩固。

按 "久咳不已须补脾土以生肺金"。本例患者，慢支咳嗽3年有余，伴神疲懒言，自汗气短，咳痰无力，纳呆便溏，据症当属肺脾气虚。虚则补其母。故以异功散（四君子汤加陈皮）益气健脾为治。药证相合，故能收效明显。

谢老曾说：《素问·咳论》说："五脏六腑皆令人咳，非独肺也"。但肺司呼吸，多为发生咳嗽的主要脏器，故咳嗽以肺的病变为主。引起咳嗽的原因有外感、内伤两方面。本例咳嗽反复发作多年，肺气已虚，子病及母，脾气亦虚，脾虚则生湿，湿聚为痰，湿痰上责于肺，肺气不宣故咳嗽。此即古人所谓："脾为生痰之源，肺为贮痰之器"的道理。所以本案肺脾两虚，虚则补其母，故用益气补脾的异功散加味而愈。若脾虚甚者，咳嗽痰多，可用六君子汤健脾化湿祛痰。

案❷

高×,女,43岁,农民。1978年7月8日来诊。患者患慢性支气管炎四载,伴轻度肺气肿,咳痰色白多泡沫,神疲懒言,自汗气短,咳痰无力,纳呆便溏,舌淡,脉滑。治宜健脾化痰,益气补肺。处方:太子参、白术、茯苓、橘红、半夏、黄芪、桔梗各10 g,甘草6 g,五味子2 g。服20剂,食量增,咳痰减轻。继服20剂,诸症好转。

按 中医学认为,脾五行属土,肺五行在金,脾主运化,为气血生化之源,肺之主气司呼吸功能所需水谷之精微依靠脾气运化生成。因此脾运得健,则气血生化有源,水谷精微得以生成并转输濡养肺金,肺之生理功能得以正常发挥。脾运失健,则津液停聚,痰浊内生蕴积于肺,肺失宣肃,而成咳喘之症。"久咳不已须补脾土以生肺金",故治当健脾补肺,化痰止咳。谢老常用异功散加味。方中黄芪、太子参、白术、茯苓、甘草健脾益气补肺;橘红、半夏、桔梗化痰止咳;五味子敛肺止咳。诸药相伍,健脾益肺,培土生金,化痰止咳,故药后症减。

案❸

张×,男,61岁。患慢性支气管炎、肺气肿5年余,经常咳嗽气喘,胸闷憋气,不能平卧,夜间更甚,畏寒怕冷,舌淡苔白,脉浮紧。辨证:肺虚停饮,风寒郁肺,肺失宣降。治以解表散寒,化饮定喘。处方:麻黄4 g,炒苏子、杏仁、半夏、干姜、桂枝各10 g,五味子6 g,细辛2 g,炙甘草5 g。服药16剂,咳喘基本缓解。

按 患者久病咳喘,遇寒诱作,畏寒怕冷,舌淡苔白,脉浮紧。谢老从肺虚焦饮,风寒郁肺立论,治予解表散寒,化饮定喘,方用小青龙汤加减。小青龙汤方出《伤寒论》,方中麻黄、桂枝解表宣肺;用辛热之干姜、辛温之细辛温肺化饮;合半夏燥湿化痰;"五味子主咳逆上气"(《本经》),长于敛肺止咳,并防辛、姜之温散、耗气伤津之弊;杏仁、苏子宣肃肺气平喘止咳。全方解表化饮相合,使表邪祛,寒饮化,故能咳止喘平。

案④

张×,男,65岁。有慢性支气管炎病史,近因天冷又发,咳而短气,胸闷心跳,动则气喘,不能平卧,入夜更甚,清晨稍安,下肢水肿,小便不利,苔白,脉沉细。胸片示:慢性支气管炎、肺气肿。此乃脾肾阳虚,不能消化水谷,以致水饮内停,上凌心肺,心阳不振。治以健脾渗湿,温化痰饮,通阳利水。用苓桂术甘汤加味。茯苓10 g,桂枝10 g,白术10 g,甘草6 g,半夏10 g,防己10 g,远志10 g,陈皮10 g。服药10剂,小便多而通畅,再进10剂,心悸气短减轻,后用炙甘草汤加减以善其后。

> **按** 脾主运,喜燥恶湿。如脾虚不能运化水湿,水停心下,出现胸胁支满,目眩,心悸气短,吐痰清稀,大便溏,脉弦滑等症。在治疗上,非温药不能补脾以振奋中阳,非和药不能利湿。苓桂术甘汤方出自《伤寒论》,药由茯苓、桂枝、白术、甘草等组成。具有鼓舞脾阳、逐饮利水的作用。方中茯苓淡渗,导水下行;桂枝辛温通阳,化气降逆;白术甘温,健脾利湿,得桂枝则温运之力更宏;甘草和中,补益脾胃。四药相伍,使阳气复则气化行,脾运健则饮邪去而诸症解,正合《金匮要略》之"病痰饮者,当以温药和之"的精神。临床具体运用时,当结合标本缓急,随症加减,灵活运用。

案⑤

某,女,63岁,农民。1981年11月4日初诊。患者患慢性支气管炎20年,每至秋冬则发,近因天冷病又加重,迭服西药及定喘汤等,病情有增无减,咳嗽喘息,不得平卧,动则喘甚,痰多色白,形弱体寒,四肢不温,两腿微肿,食纳欠佳,大便正常,小便频多,舌淡苔白滑,脉象沉细。胸透:慢性支气管炎、肺气肿。证属肾阳亏虚,痰饮内伏。治以温肾化痰。处方:制附片6 g(先煎),桂枝5 g,熟地黄10 g,泽泻10 g,茯苓10 g,山萸肉10 g,山药10 g,淫羊藿10 g,橘红10 g,白果10个,沉香3 g,五味子3 g,水煎服。药进5剂,喘息显减,吐痰渐少,腿肿亦消,唯肢凉依然。仍守原方加肉桂3 g,服3剂,肢凉转温。又按原方去沉香,继服15剂,咳喘平息,纳谷增加。

按 本例诊断慢性支气管炎、肺气肿，当属中医"咳喘"范畴。本例咳喘年久，阳虚体衰，肺病及肾，肾为气之根，下元不固，气不得续，故喘息短气，动则喘甚，治宗金匮肾气丸加味，用桂附温肾阳，使阳归于阴，肾气得以固藏，连服 15 剂，即收近效。

案❻

朱×，男，61 岁，农民。初诊日期：1978 年 8 月 1 日。患者有支气管炎病史，平素间或发作，近因感冒突然咳喘较甚，吐黄痰，痰中夹有少量血丝，胸部胀痛，身热不恶寒，体温 38.2℃，口干欲饮，食欲不思，小便黄赤，大便干燥，舌红，苔黄腻，脉滑数。证由外感风邪、内蕴痰热所致。邪入肺经，闭阻肺络，清肃失令。治拟泻肺清热，平喘止咳。处方：桑白皮 10 g，地骨皮 10 g，杏仁 10 g，黄芩 5 g，生栀子 5 g，炙款冬花 10 g，浙贝母 5 g，瓜蒌仁 10 g。共服药 5 剂，而热清喘止，咳嗽亦除。

按 中医学认为，肺主气，司呼吸，为相傅之官，主宣发肃降，开窍于鼻。肺体清虚，不耐寒热，不容异物。邪气犯肺，肺失清肃，则肺气上逆而致喘咳。本例患者，素患咳喘，近因外感引动，痰热蕴肺，宣肃失职。故见咳喘较甚，咯吐黄痰，身热、尿赤便干，舌红苔黄腻，脉滑数。治当泻肺清火，平喘止咳。谢老选方泻白散加减。泻白散出自《小儿药证直诀》，药用桑白皮、地骨皮、生甘草、粳米等组成。其中桑白皮甘寒性降，善清肺热，泻肺气，平喘咳，辅以地骨皮清降肺中伏火；配伍黄芩、栀子加强清泻肺热之力；杏仁、款冬花、浙贝母、瓜蒌仁化痰止咳。全方共奏清泻肺热、止咳平喘化痰之功。方证相合，故能热清痰消，喘平咳止。

◎ 风温案 1 则

张××，男，54 岁，农民。发热、咳嗽 10 天。患者 10 天前始发热、咳嗽，自服治疗感冒药物，未效，且日渐加重，遂来就诊。见：发热，咳嗽，咳则气急，右侧胸胁疼痛，痰吐黄白色，伴有鼻衄，口渴多饮，食欲不思，小溲短赤，舌苔厚黄少津，脉滑数有力。体温 38.6℃。胸透示右下肺纹理增粗，提示右下肺炎。血 WBC $1.1×10^9$/L，N 0.8，L 0.18，M 0.02。辨证：痰热蕴于肺胃，太阴阳明同病,肺失清肃,阳明热盛。治法:清肺泄热,止咳平喘。白虎汤加味。生石膏 30 g(先煎),知母 10 g,浙贝 10 g,杏仁 10 g,连翘 10 g,桑白皮 10 g,白茅根 30 g,山栀 6 g,甘草 5 g。3 剂。

药后体温降至正常,体温 37.3℃,咳嗽减轻,效不更方,守方再进。3 剂。三诊:药后,热清咳止,胸透复查未见明显异常。血常规:WBC $0.86×10^9$/L,N 0.71,L 0.26,M 0.03。上方减石膏,继进 2 剂。

> **按** 肺炎,属于祖国医学"风温"范畴,为呼吸系统常见的急性温热病。早在《伤寒杂病论·太阳病篇》"辨太阳病脉证并治"中,就有"若发汗已,身灼热者,名曰风温"的记载。叶天士又有"温邪上受,首先犯肺"之说。外邪传里,热壅肺气,蒸液成痰,痰热郁阻,阳明热盛。本例患者诊时见发热咳嗽,痰黄口渴,鼻衄,舌苔厚黄少津,脉滑数有力,谢老辨证认为痰热蕴于肺胃、肺失清肃,阳明热盛所致,治当清肺泄热,化痰止咳。方选白虎汤加味。药用生石膏入肺胃气分,清泻肺胃二经气分实热,且清热而不伤阴;知母入肺经,清肺胃热、止渴除烦,与石膏相须为用;浙贝母、杏仁、桑白皮化痰止咳平喘;连翘、栀子清热解毒;白茅根凉血清热生津。全方相伍清肺泄热,化痰止咳,使热清咳止,故病愈。
>
> 谢老曾指出:风温以发热、咳嗽为主症。病初多为肺卫症状,病势严重,或顺传于胃,或逆传心包。顺传于胃,则壮热,口渴,汗出,脉洪大等。其治疗,邪在肺卫者,治宜辛凉;外邪不解,传入气分,治又当清气为主,如叶天士云:"到气才可清气"。本案因阳明热盛,故用白虎汤,苦寒直折阳明之热。再加杏仁、黄芩、银花、连翘,清肺泄热;如咯血则加茅根、山栀凉血止血;热毒过盛,加大青叶、蒲公英以清热解毒。

○ 肺痈案 2 则

案 ①

刘×,女,26 岁,农民。因咳嗽发热 5 天,于 1977 年 10 月 11 日入张甸医院,住院号 771474。入院后,查体温 38.8℃,血常规:白细胞 $10.4×10^9$/L,中性粒细胞 61%,淋巴细胞 35%,嗜酸性粒细胞 4%,胸透示左上肺野见有一圆形阴影,密度不匀,内见液平。诊为肺脓肿,经用青霉素、链霉素、泼尼松、四环素、可的松等两天,咳嗽发热未减,邀中医会诊。症见发热微寒,咳吐白黏脓痰,有腥味,胸满作痛,食纳少思,舌苔薄黄,质偏红,脉数。证属热毒壅肺,肺失宣肃,络脉受损,瘀热内结,因而成痈。治以清热解毒,化瘀消痈。仿千金苇茎汤加味。药用鲜芦根 30 g,连翘 15 g,冬瓜仁 20 g,桃仁 10 g,赤芍 10 g,薏苡仁 15 g,郁金 10 g,杏仁 10 g,金荞麦 15 g,桔梗 10 g。

上药连服 3 剂,发热胸痛明显减轻,咳嗽依然,药已对症,仍守原方,又服 5 剂,诸症已缓。胸透复查,肺部阴影呈片状,边缘清晰,为病灶消散吸收。宗原方又服 5 剂,先后共服药 13 剂,于 10 月 26 日痊愈出院。

> **按** 肺痈是以咳嗽、胸痛、发热、咳吐腥臭脓痰,甚则脓血相兼为主要表现的病症,首见于东汉张仲景《金匮要略·肺痿肺痈咳嗽上气病脉证治》:"咳而胸满,振寒,脉数,咽干不渴,时出浊唾腥臭,久久吐脓如米粥者,为肺痈"。肺经痰热素盛或原有肺系疾病复感风热,内外合邪,则易生本病。根据病情的发展,其病理演变可分为初期、成痈期、溃脓期与恢复期四个阶段。本例患者确诊肺痈,症见发热微寒,咳吐白黏脓痰,有腥味,胸满作痛,食纳少思,结合舌脉,谢老辨证为肺痈成痈期,乃热毒壅肺,肺失宣肃,络脉受损,瘀热内结所致,治当清热解毒、化瘀消痈,方选千金苇茎汤。苇茎汤方出《外台秘要》引《古今录验方》,药由苇茎、薏苡仁、桃仁、冬瓜仁组成,具有清肺化痰、逐瘀排脓的作用,主治痰瘀互结、热毒壅滞之肺痈证。方中重用苇茎清肺热,为清肺痈之要药,并合连翘、金荞麦等清热解毒、断其传导之路;杏仁、桔梗清宣肺气,且桔梗亦具利肺排脓之功;冬瓜子清热化痰、利湿排脓,薏苡仁"治肺痿,肺气积脓血,咳嗽涕唾,上气,煎服破脓肿"(《药性本草》),清热排脓渗湿,二者相合除脓散结生新,疗已伤之肺脏;桃仁、赤芍、郁金散瘀消痈。全方相伍,共奏清热解毒、化瘀消痈之效,方证相符,故获效满意。

案❷

张×,女,27 岁,农民,张甸医院住院号 771586。因"高热恶寒,咳吐脓血痰一周"于 1977 年 11 月 16 日急诊入院。查体温 38.9℃,白细胞 18.4×10⁹/L,中性粒细胞 84%,胸部摄片示右中肺脓肿。西医给予抗生素、激素等药物治疗。邀中医会诊,症见发热昼轻夜重,咳吐大量脓血,腥臭异常,右胸剧痛,气喘难以平卧,口渴少饮,食欲不思,溲赤便干,舌质红,苔黄腻,脉滑数。证属热毒内炽,血败肉腐,痈肿溃破,化为脓液。治以清热解毒、化瘀排脓,用千金苇汤合桔梗汤加减。药用鲜芦根 30 g,薏苡仁 20 g,冬瓜仁 15 g,桃仁 10 g,鱼腥草 30 g,连翘 10 g,金荞麦 15 g,熟大黄 10 g,桔梗 10 g,生甘草 8 g,败酱草 15 g。

服药 3 剂后,大便连续四五次,热臭难闻,并吐出大量脓血痰,腥臭不堪,体温下降至 38℃。原方又服 3 剂,脓臭痰渐少,体温退至 37.5℃。去大黄又服 9 剂,咳吐脓痰已除,体温正常,食之有味,精神慧爽。胸透复查:右中肺可见纤维条状阴影。病灶基本吸收,血象亦正常,病趋痊愈。

> **按** 肺痈之病,根据不同的阶段及临床表现,一般可分为初期、成痈期、溃脓期与恢复期四个阶段。本病多属实热为患,清肺当贯穿始终。谢老临床治疗肺痈,初期多用银翘散以疏散风热、清肺化痰;成痈期予苇茎汤加味以清热解毒、化瘀消痈;溃脓期则以排脓解毒为重点,方选加味桔梗汤、苇茎汤合而治之;恢复期宜益气养阴清肺,方用养阴清肺汤加减。本例患者肺痈诊断明确,临床以咳吐大量脓血,腥臭异常,胸痛发热为主症,据证应属肺痈溃脓期,乃热毒内炽,血败肉腐,痈肿溃破,化为脓液所致,治用千金苇茎汤合桔梗汤加减。苇茎汤药用苇茎、冬瓜子、薏苡仁,桃仁化痰泄热,散瘀消痈;桔梗汤药用桔梗、生甘草,清热解毒,消肿排脓,二方相合,清热解毒、化瘀排脓;加连翘、鱼腥草、金荞麦以助清肺解毒,化痰排脓;伍大黄一为通腑泄热,一为化痰,使肺内脓液瘀热积秽借大肠而出。全方药物配伍精当,使热清毒解,瘀散脓出,故病向愈。

◎ 胃痛案 5 则

案❶

苏×,女,34 岁。1980 年 9 月 4 日初诊。患者患胃病 3 年余,胃经常隐隐作痛,时轻时重,得温则舒,嗳气纳少,苔白,脉细弦。X 线钡餐透视:呈瀑布型胃,黏膜正常,未见龛影及充盈缺损。辨证:病久体虚,脾寒胃弱,中阳不足,气机阻滞,以致胃痛。治拟行气调胃,温阳止痛。处方:广木香 6 g,砂仁 2 g(后入),陈皮 9 g,炒白术 9 g,甘草 5 g,厚朴 5 g,高良姜 6 g,干姜 6 g,白芍 9 g,红枣 6 枚。服药 9 剂,疼痛消失。

按 胃为"水谷之海",主受纳和腐熟水谷,宜通而不宜滞。若忧思恼怒,或素阳虚,脾不健运,使胃气郁滞,失于和降,则胃痛乃作。本例胃痛,乃因久病脾胃虚弱,气机阻滞,不通则痛所致,谢老治予行气调胃,选方香砂六君子汤加减。方中木香辛苦温,归脾、胃、大肠、三焦及胆经,具有行气止痛、健脾消食之效。《药性本草》谓:"木香治九种心痛"。心痛即指胃脘痛。方中合陈皮、厚朴行滞和胃;砂仁醒脾和胃;白术、甘草健脾益气;良姜、干姜温中暖胃;白芍、红枣养血和营;配甘草缓急,并缓姜之辛热。全方温中益气、行气和胃止痛。药证合拍,收效满意。

案❷

王×,女,41岁。1978年7月25日初诊。5天前患者因吵架而引起脘胁痛胀,时时嗳气泛酸,食欲欠佳,二便调,苔白稍腻,脉弦。此乃气郁伤肝,肝木失于疏泄,横逆犯胃,宜疏肝和胃。用柴胡疏肝散去川芎,加佛手、炒白术、川楝子各9g,生姜3片,大枣6枚,共服药6剂而愈。

按 中医学认为,肝在五行属木,肝主疏泄,性喜条达,能够促进与协调脾胃之气的升降运动,使脾升胃降运动稳定有序。脾胃五行属土,肝之疏泄功能失常,则可横逆乘土,或肝脾不和,或肝胃不和。肝胃不和者则可致胃失和降、胃气上逆,而生胃痛,嗳气、恶心呕吐、纳呆等。本例患者病发于吵架后,谢老据症辨证为肝气犯胃,故治当疏肝和胃。谢老临床多选用柴胡疏肝散加减。柴胡疏肝散方出《证治准绳》,药由陈皮、柴胡、川芎、枳壳、芍药、甘草、香附组成,具有疏肝解郁、行气止痛之功效。方中柴胡功擅条达肝气而疏郁结,香附疏肝行气止痛,陈皮理气行滞和胃,枳壳行气止痛,芍药养血柔肝,缓急止痛;加佛手、川楝子疏肝理气和胃,白术健脾扶土。诸药相伍,使肝气疏,郁结解,胃气和,所谓"治肝可以安胃",肝气条达,胃不受侮,则胃自安和而疼痛亦止。

案❸

冯××,女,40岁,农民。上腹部隐痛反复发作2个月。患者近2个月来,病起于过劳负重后,即感上腹部疼痛隐隐,遇劳加重,休息得减,食后脘胀,嗳气则舒。曾在外院做上消化道钡餐透视示胃下垂,胃镜提示慢性浅表性胃炎。刻下尚伴见面色无华,肢倦便溏,白带绵多,舌淡苔白,脉缓。上消化道钡餐透视示胃下垂Ⅱ°,胃镜提示慢性浅表性胃炎。辨证:劳则气耗,中土虚弱,脾运不健,胃失和降。治法:健脾调胃。选方:异功散加味。党参 10 g,白术 10 g,茯苓 10 g,陈皮 10 g,枳壳 10 g,炙黄芪 10 g,柴胡 6 g,炙甘草 6 g,红枣 6 枚。7 剂。

　　药后症状显著减轻,效不更方,守方继进。7 剂。三诊:药后胃痛消失,诸证皆平。嘱补中益气丸 8 粒/次,日服 3 次,并注意休息。

按 "胃病者,腹䐜胀,胃脘当心而痛"(《灵枢·邪气脏腑病形》)。胃痛病位在胃,但与肝脾有关,早期多实,后期常脾胃虚弱,或夹湿夹瘀。本例病起于劳伤过度,劳则气耗,气虚则气行乏力,脾失健运,胃失和降,胃脘气滞不行,不通则痛。患者胃痛日久,遇劳加重,面色无华,肢倦便溏,舌淡苔白脉缓。证属脾胃虚弱,胃气失和,治当健脾益气,和胃止痛。方用异功散加味。考异功散出自《小儿药证直诀》,异功散由四君子汤加陈皮而成,益气健脾,和胃止呕。凡脾虚气滞诸证,均可加味应用。只要抓住病机,自能药到病除,取效颇速。方中黄芪、党参、白术、茯苓、甘草、红枣益气健脾;柴胡、陈皮、枳壳行气化滞和胃;全方共奏健脾益气行气和胃止痛之功,使脾气健、胃气和,故诸症平,胃痛止。

　　谢老曾说:胃痛的病因病机,大多发生于脾胃素虚之人,每因饮食、劳累、情志等因素而致病。如病程日久,脾胃虚弱,中气下泄,偶遇劳累,稍触寒邪,饮食不慎,以致脾不运化,胃失和降,即能发生疼痛。凡治胃痛,首辨寒热虚实,寒者温之,热者凉之,虚者补之,实者泻之。久痛患者,元气已虚,必以温补。如属气滞实症,不可妄用补气之药。本例胃痛,根据症情,亦可用补中益气汤加减。

案❹

　　周××,男,35 岁,公务员。上腹部胀痛反复发作 1 年余,加重 3 天。患者有慢性胃病史 1 年有余,平时脾气急躁,经常自觉胃脘部胀痛不适,无规律用药,症状时轻时重。近 3 天来症状又作,既痛且胀,强食胀甚,痛牵两胁,恼怒则加重,嗳气吞酸,饮食减少,大便正常,小便微黄,舌苔白腻,脉象沉弦。纤维胃镜:示慢性胃炎。辨证:情志不遂,肝气犯胃,胃失和降,胃气阻滞,故生胃痛。治法:疏肝理气,调胃止痛。选方:木香顺气散加味。木香 6 g,香附 10 g,青陈皮各 6 g,厚朴 6 g,苍术 10 g,枳壳 10 g,砂仁 3 g(后下),麦谷芽各 10 g,甘草 3 g。6 剂。

药后胃痛减半,两胁痛除,食量增加。守方继服。6 剂。三诊:药后胃痛消失。后以香砂六君子丸 6 g/次,日服 2 次,以资巩固。

按 本例患者素患胃痛,间歇发作,常因恼怒而加重,痛牵两胁,伴嗳气吞酸,舌苔白腻,脉象沉弦。谢老认为,本例脉证合参,实为肝气不舒,气机不行,胃络阻滞,不通而痛。故治当疏肝理气,调胃止痛。方选木香顺气散加减。木香顺气散方出《证治准绳·类方》引《医学统旨》,药由木香、香附、槟榔、青陈皮、厚朴、苍术、枳壳、砂仁、甘草组成,具宽胸解郁、健脾和胃,疏利肝胆,行气畅中,主治气滞不舒、肝胃不和之证。诸药相合,肝胃两治,故药后胃痛消失而病愈。

谢老曾指出:胃痛的病位虽在胃,而与肝、脾的关系至为密切。肝属木,为刚脏,喜条达,主疏泄,如肝气郁结,横逆犯胃,气机不行,而致胃痛。凡气机郁滞诸病,临床均可投以木香顺气散,用之颇效。此外,本证亦可用柴胡疏肝散加减以疏肝理气。所谓"治肝可以安胃",肝气条达,胃不受侮,则胃自安和,而疼痛亦止。

案⑤

钱××,女,34 岁,农民。胃痛间断发作 3 年加重 6 天。有胃痛病史 3 年,经常发作或加重。6 天前因劳作不慎受寒,复饮生冷瓜果,胃痛发作,得温则舒,遇寒加重,食纳减少,嗳气吐酸,手足欠温。舌苔白腻,边有紫色,脉弦细。X 线钡餐透视:呈瀑布型胃,黏膜正常,未见龛影及充盈缺损。辨证:寒邪伐中,气滞血瘀,胃失和降,而成胃痛。治法:温中散寒,疏肝和胃,化瘀止痛。选方:正气天香散加味。香附 10 g,乌药 10 g,陈皮 6 g,苏叶 10 g,干姜 10 g,玄胡 10 g,白术 10 g,良姜 6 g,炙甘草 6 g。5 剂。

药后胃中自感舒适,吐酸减少,饮食稍增,苔脉如前。守方再服。12 剂。三诊:药尽,胃痛消失。嘱口服香砂养胃丸,以资巩固。

按 中医学认为，胃主通降，"寒气客于胃肠之间，膜原之下，血不能散，小络急引，故痛"(《素问·举痛论》)。寒邪犯胃，胃气阻滞，胃失和降，而发生胃痛。本例患者受寒饮冷，胃痛复作，症尚伴见脘腹喜热怕凉，手足欠温，舌苔白腻，边有紫色，诊脉弦细，谢老辨证当属寒邪伐中，气滞血瘀，胃失和降，治宜温中散寒，和胃止痛。方选正气天香散加味。正气天香散方出《医学纲目》引河间方，为辛温理气之剂，药由香附、乌药、陈皮、苏叶、干姜组成，功效行气温中。清代汪韧庵云："乌药、陈皮，入气分而理气，香附、紫苏入血分而行气，引以干姜，使入气分，兼入血分，用诸芳药辛温，以解郁散寒，令气调而血和，则经行有常，自无痛壅之患。"方中香附、乌药、陈皮、苏叶、延胡索行气和胃止痛；干姜、高良姜温中散寒；白术、炙甘草健脾益气。诸药相合，使中寒散，胃气和，故胃痛自止。

谢老曾教导学生：不管胃痛原因多端，只要辨证为胃寒疼痛，无论病程长短，选用正气天香散加减灵活加味，多能获效。本例胃痛数载，今又发作，得温则舒，舌边有紫色，此为久痛入络，加之寒邪直中胃府，而致胃痛喜温，采用温中散寒的正气天香散而获愈。此症亦可用良附丸加干姜、吴萸；气滞者加木香、陈皮；有瘀血症者加失笑散。治疗胃病应注重辨证，抓住重点，有针对性地处方用药。

○ 呃逆案 7 则

案❶

俞×，男，45岁，1989年4月4日诊。呃逆3天，呃声响亮，连续有力，午后为甚。查口舌生疮，眼红眵多，心烦不寐，溲赤便干，舌尖红苔黄，脉滑数。此乃心火亢盛，胃气上逆所致。治以清心泻火，和胃降逆。处方：黄连3g，木通8g，黄芩、生大黄(后下)、竹叶、制半夏、竹茹、橘皮、生地黄各10g，服药4剂，呃逆即止，口疮亦好转。

按 呃逆是指以喉间频发短促呃呃声响、不能自制为主要表现的病证。多因导致胃失和降、胃气上逆，动膈冲喉而发病。中医学认为，心为君主之官，五脏六腑之大主，主藏神，主一身之血脉，心神充足，则气机流畅，思维敏捷。《灵枢·本神》"所以任物者谓之心",情志所伤,首伤心神,次及相应脏腑,导致他脏他腑气机紊乱。故"悲哀愁忧则心动,心动则五脏六腑皆摇"。若所愿不遂,心神抑郁,郁久气滞,病及于胃,失于和降,胃气上逆动膈而成呃逆之证。法当从心论治,俾心气舒畅,则呃逆自止。本例患者呃逆频作,呃声响亮,伴见口舌生疮,眼红眵多,心烦不寐,溲赤便干,结合舌尖红苔黄,脉滑数,谢老认为此乃心火亢盛,胃气上逆所致。治以清心泻火导赤,和胃降逆止呃。方中黄连、木通、生地黄、竹叶、清心导赤;黄芩、生大黄通腑降气,引火下行;制半夏、竹茹、橘皮和胃降逆,全方共奏清心泻火、和胃降逆之功,方证相符,故能获效。

案❷

单×,女,33岁,农民。1980年3月24日来诊,患肝炎4年余,常感右胁胀痛,头晕目眩,脘闷纳少,面黄身倦,口干欲饮,手心发热,近一周因情志不畅,致呃逆不休,曾服中药温胆汤、丁香柿蒂汤之类未效,性情急躁,舌质红苔白,脉细弦。此乃肝病日久,肝木自戕,阴虚气滞,脾虚失健,胃失和降。治以滋阴柔肝,疏气降逆。处方:枸杞子、沙参、麦冬、川楝子、炒白术、陈皮、降香、旋覆花(包)、绿萼梅各10 g,沉香5 g,柴胡8 g,服药5剂。呃逆已除,胁痛减轻,后以成药逍遥丸巩固之。

按 呃逆一症,虽成因较多,但总属胃气上逆动膈所致。中医学认为,肝主疏泄,喜条达,肝气疏泄,畅达气机,促进协调脾胃之气的升降运动,可使脾气升、胃气降的运动稳定有序。若肝之疏泄功能失常,影响胃气降泄,胃失通降,胃气上逆,动膈冲喉成呃。本例患者素有肝病,加之情志不畅,肝郁不达,气机不利,疏泄失常,横逆犯胃,胃气上逆,动膈致呃。是故谢老临床多从肝调治,俾肝气条达,气机畅利,则呃逆乃愈。本例因伴手心发热,口干欲饮,脉见细弦,谢老选方一贯煎加减,以滋阴柔肝,疏气降逆。方中柴胡、川楝子、绿萼梅疏泄肝气;枸杞子、沙参、麦冬养阴柔肝;炒白术、陈皮、降香、旋覆花、沉香健脾和胃降气。方证合拍,故收效迅速,呃逆消除。

案③

　　徐×,女,45岁。1979年7月16日初诊。患者有胃溃疡手术史2年,面黄形瘦,1周来呃逆频作,时轻时重,甚则片刻不休,食管钡餐透视:未见器质性病变,服中药旋覆代赭汤呃逆未止,患者为病所苦,四肢乏力,食少困倦,纳后腹胀,大便溏薄,苔白,脉细缓。此乃病后脾胃阳衰,升降失司,气机上逆为病。治以温中健脾,和胃止呃。处方:太子参、炒白术、茯苓、制半夏、陈皮、藿香、降香、枳壳各10g,炙甘草、干姜各6g,白蔻仁3g(后下),金橘叶7片。共服药5剂,呃逆即止,余症亦除。

> **按**　呃逆之病,乃因外感、内伤诸多因素导致胃失和降,胃气动膈上逆而成,以喉间频发短促呃呃声响、不能自制为主要临床表现,临证当分虚实。实证多为寒凝、火郁、气滞、痰阻所致,其呃声响亮有力,虚证则由胃阴耗损或脾肾亏虚所致,其呃声时断时续,气怯乏力。本例患者久患胃病,伴见四肢乏力,食少困倦,纳后腹胀,大便溏薄,苔白,脉细缓。谢老辨证认为,脾为后天之本,主运化水谷,其气宜升,与胃相表里,二者纳运升降,相辅相成。若脾胃虚弱,升降失司,清气不升,浊气不降,胃气上逆,导致呃逆。故治当从脾,调理枢机,恢复脾胃升降之职,俾清升浊降,则呃逆自除。方用太子参、炒白术、茯苓、炙甘草、干姜健脾益气温中,使清升;复用制半夏、陈皮、藿香、降香、枳壳、白蔻仁、金橘叶和胃降气,如是枢机恢复、升降有序,故药后呃逆即止。

案④

　　孙×,女,53岁,工人。1978年6月6日初诊。患者有慢性气管炎病史,5天来因受凉而致咳嗽又发,畏寒发热,体温37.6℃,头痛咳嗽,吐痰色白,胸膺闷胀,嗳气不出,食纳减少。自服感冒冲剂,寒热、头痛已除,胸闷嗳气未减,且时作呃逆,严重时连续不断,投丁香、柿蒂、旋覆之类方药,暂安一时,复而如故,舌红苔白腻,脉弦滑。X线胸部透视提示:慢性支气管炎、肺气肿。食管钡餐透视:未发现器质性病变。证属痰湿内蕴,外受风邪,肺气膹郁,胃失和降。治以肃肺化痰,和胃降逆。处方:杏仁、制半夏、陈皮、前胡、炙枇杷叶、枳壳、炙紫菀、绿萼梅各10g,炒苏子6g。服药3剂,呃逆渐减,食欲增加,又进4剂,呃逆停止,咳痰胸闷亦减。

按 中医学认为,"肺者,五脏六腑之盖也"(《灵枢·九针论》),肺主一身之气,"诸气者,皆属于肺"(《素问·五藏生成篇》),肺位膈上,主肃降且手太阴之经脉还循于胃上口,上膈属肺,肺之肃降影响胃气和降。膈居胃之间,肺胃之气失降,膈间气机不利,上冲于喉间而生呃逆。本例患者,素患咳喘宿疾,加之外感风寒,肺失其宣肃,肺气膹郁,华盖不宣,病及于胃,胃失和降,上逆冲喉,是以呃逆由生。《临证指南医案》即有"肺气郁痹,亦能为呃"之说,治疗则"每以开上焦之痹"。谢老临床选方杏苏二陈汤加减以宣达华盖,肃降肺气,俾肺气疏通,胃气得降而呃逆止矣。方中杏仁、苏子、制半夏、陈皮、前胡、炙枇杷叶、炙紫菀化痰肃肺;枳壳、绿萼梅行气和胃,全方共奏肃肺化痰、和胃降逆之功,是故药后痰减咳轻、呃逆停止。

谢老曾教导学生:呃逆一症,古名为"哕"。《内经》有"胃为气逆为哕""病深者其声哕"的论述。呃逆的原因,主要是由于胃气上逆所致。本例呃逆,由于咳嗽日久,金气郁滞,肺气不畅,气机不舒,胃气上逆所致,此乃子病及母,治病求本,故从肺论治而有一定的效果。但临床还须注意寒热虚实而辨治。属寒者宜温中祛寒,属胃火上逆者宜清降泄热,属脾肾阳虚者,宜补益中气,降逆和胃。

案⑤

魏×,男,36 岁。患阳痿 3 月余,阴茎不能勃起,于 1978 年 4 月 4 日就诊。症见精神萎靡不振,腰膝酸软,近 10 天来,又增胸闷呃逆,时呃时止,呃声低微,气不接续,下肢欠温,舌淡苔白,脉沉细。此乃肾虚冲气上逆所致,治以温肾降逆。处方:制附片 5 g(先煎),肉桂 3 g,山萸肉、杜仲、山药、熟地黄、淫羊藿、菟丝子、白豆蔻、降香、旋覆花各 10 g,加阳起石 15 g,肉苁蓉 10 g。连服 20 剂,阴茎渐能勃起,后服全鹿丸、金匮肾气丸 1 个月,善后调理。

按 呃逆之病首见《丹溪心法·呃逆》,是指以喉间频发短促呃呃声响,不能自制为主要症状的一种病。其病位主要在胃与膈,但与肝脾肺肾密切相关。中医学认为,肾者胃之关,为先天之本,主纳气,藏真阴而寓元阳,宜固藏,不宜泄露。肺之肃降与胃之和降,亦有赖于肾之摄纳,若肾气不足,摄纳无权,肺失宣肃,胃失和降,以致浊气上冲,夹胃气上逆动膈成呃逆之病。本例患者久病阳痿,且见精神萎靡不振,腰膝酸软,伴胸闷呃逆,时呃时止,呃声低微,气不接续,下肢欠温,参以舌淡苔白,脉沉细。谢老辨证认为此乃肾虚冲气上逆所致,治当从肾,以固其本,予温肾降逆法。方选金匮肾气丸加减。方中制附片、肉桂、山萸肉、杜仲、山药、熟地黄、淫羊藿、菟丝子、肉苁蓉、阳起石温补肾气,以复肾纳气之职;白豆蔻、降香、旋覆花行气降气和胃,令胃气复降。方证相符,故收效明显。

案❻

吴×,男,39岁,工人。1984年9月8日诊。2天前因郁怒致呃逆,持续不断,夜眠呃声稍止,醒后即呃,曾服西药镇静剂呃未止。食管钡餐透视未见异常。患者精神疲惫,胃脘胀闷,呃逆频作,舌苔白腻,脉象弦缓。辨证:此乃肝木犯胃,气机不降,上逆为呃。治以和胃降逆。用木香顺气散加制半夏10 g,降香10 g。服药3剂,呃逆渐平,食量增加。继服原方3剂,呃逆停止未作。

按 中医学认为,呃逆之病多因外邪犯胃、饮食失节、情志不遂等致胃失和降、胃气上逆、动膈冲喉而发病。本例患者病起于郁怒,肝失疏泄,肝气横逆犯胃,胃气和降动膈而呃逆频作。治当治病求本,予疏肝和胃降逆。谢老常用木香顺气散加味。木香顺气散出自《证治准绳·类方》引《医学统旨》方,由木香、香附、槟榔、青陈皮、厚朴、苍术、枳壳、砂仁、甘草组成,具有行气开郁之功,方中加半夏、降香降逆止呃,诸药相合,契合病机,故收效甚捷。

案❼

周×,男,29岁,农民。1978年6月19日初诊。患者1个月前因生气后胃痛复发,呃逆泛恶,经治疗胃痛已减,而呃逆更甚,连续不已,除睡眠外,几无片刻休止。经针灸服药不减,呃声频频,伴有腹胀,畏寒喜暖,嗳气纳减,大便正常,苔白腻,脉弦缓。X线食管钡餐透视未发现异常。证属情志不遂,中阳不振,膈气上逆,胃失和降。治以温中散寒,理气降逆。投正气天香散加味:香附、乌药、陈皮、干姜、高良姜、丁香、降香各10 g,苏叶6 g。服药2剂症减,又进5剂,呃逆痊愈。

按 中医学认为,呃逆之发生,是由于外感、内伤诸多因素导致胃失和降、胃气动膈上逆而成。胃居膈下,以降为顺。若情志不遂,肝失疏泄,肝气横逆犯胃,胃失和降,动膈致呃。本例患者胃痛、呃逆,伴见畏寒喜暖,腹胀嗳气,纳减,苔白腻,脉弦缓,谢老辨证认为,此乃情志不遂,中阳不振,膈气上逆,胃失和降。故治予温中散寒,理气降逆。方选正气天香散加味。正气天香散方出《医学纲目》引河间方,药由香附、乌药、陈皮、苏叶、干姜组成,功效为行气温中。方中香附、乌药、陈皮、丁香、降香、苏叶温中行气降逆止呃;干姜、良姜温中散寒。诸药相伍,温中利膈,和胃降逆,使胃降气顺,膈气升降自如,呃逆得止。

○ 呕吐案 7 则

案❶

朱×,男,39岁,农民。1980年7月5日初诊。患者恶心呕吐已四五天,日呕数次,进食饮水则泛吐,伴有胃脘不适,嗳气频频,舌苔白腻,脉象细弦。辨证:由于饮食不节,损伤脾胃,胃气不降,气逆于上,而致呕吐。治拟健脾和胃,降逆止呕。处方:木香6g,砂仁3g(后入),炒苍术9g,厚朴6g,陈皮10g,甘草5g,制半夏9g,灶心土20g(包煎),生姜3片,大枣6枚。服药3剂,呕吐次数减少。原方继进5剂,呕吐已平。

按 胃以和降为顺,若饮食不调,情志内伤,或素体脾胃虚弱,均可导致胃气和降失职、胃气上逆,而病呕吐。本例患者,谢老认为乃因饮食不节,损伤脾胃,胃气不降,气逆于上,而致呕吐。治予健脾和胃、降逆止呕。谢老临床多用香砂平胃加减治之。方中木香调诸气,和胃气,且有芳香化湿的作用。谢老认为,对肠胃气滞、湿停不化所致的呕吐腹痛等病证临床均可用木香。《日华子诸家本草》谓:"木香治心腹一切气……呕逆反胃"。方中配砂仁化湿开胃、温中理气;陈皮、半夏、生姜温中行气、和胃止呕,配苍术、厚朴行气燥湿,灶心土温中和胃、降逆止呕,甘草、大枣调补脾胃。全方共奏温中和胃行气降逆止呕之功。方证相合,故收桴鼓之效。

案2

陈×,女,53岁。因呕吐不止,四肢抽动,于1980年8月21日急诊住院,诊断为胃神经官能症,经用西药罔效。中医会诊:素有胃脘不适,昨因生气受凉,病又复发,嗳气泛恶,继则呕吐清水、痰涎,不能进食,嗳气频繁,两胁发胀,头昏不清,舌苔白腻,脉弦。此乃肝气郁结犯胃,胃失和降而致,治宜疏肝和胃。药用柴胡、陈皮、甘草各6g,炒枳壳、白芍、制香附、炒白术各9g,砂仁(后入)、吴茱萸各3g,黄连15g,木香5g,4剂而愈。

按 中医学认为,胃为阳土,主通降。肝五行属木,性喜条达,主疏泄,协调脾升胃降。若情志抑郁,或忧思恼怒,肝气疏泄失常,肝气郁结,横逆犯胃,则胃失和降,胃气上逆。治宜疏肝理气、和胃降逆。谢老常选柴胡疏肝散合左金丸加味。柴胡疏肝散方出《证治准绳》,药由陈皮、柴胡、川芎、枳壳、芍药、甘草、香附组成,具有疏肝解郁、行气止痛之功效;左金丸方出《丹溪心法》,药用黄连、吴茱萸清肝泻火,降逆止呕。全方疏肝和胃、降逆止呕,方证相合,故收效满意。

案3

陈×,女,49岁。1980年8月15日来诊。患者素感倦怠无力,口淡乏味,近又添呕吐,饮食稍多则吐,日数次,伴四肢不温,大便溏薄,小便清长,舌淡,脉细弱。证属脾胃虚弱,运化失常,气机上逆。治宜温阳健脾,和胃降逆。处方:党参、白术、茯苓、陈皮、藿香各10g,甘草、干姜各6g,砂仁2g(后下),红枣5枚,鲜姜3片,日煎1剂,分3次口服。连服8剂,呕吐已平。

按 呕吐首见于《黄帝内经》,东汉张仲景《金匮要略》设有"呕吐哕"专篇。明代张介宾将呕吐分为虚实二类,《景岳全书·呕吐》:"呕吐一症最当详辨虚实。实者有邪,去其邪则愈;虚者无邪,则全由胃气之虚也,补其虚则呕吐可止"。本例患者素有体虚,近增呕吐,伴见四肢不温,便溏尿清,舌淡脉细弱。谢老辨证认为此为脾胃虚弱,中阳不振,纳运失常,胃气不降所致。治当温中健脾,和胃降逆。方选异功散加味。异功散出自《小儿药证直诀》,具有益气健脾、行气化滞之功效。方中党参、白术、茯苓、甘草、红枣益气健脾;陈皮行气化滞;藿香、砂仁、生姜和胃止呕;干姜温中。全方相伍,益气健脾温中和胃,故收效满意。

案❹

徐×,女,34岁,农民。1982年7月6日就诊。患者妊娠2个多月,施行人工流产术后2天,自觉胸脘胀闷,泛泛呕吐,每餐食后,均呕吐过半,胸脘始舒。钡餐胃透示未发现异常。查体:体温37.3℃,血压:126/80 mmHg;肝功能正常;舌红苔白腻,脉象弦细。辨证:肝气不舒,外邪乘胃,胃失和降。投木香顺气散加藿香、制半夏各10 g,连服3剂,药尽病愈。

> **按** 中医学认为,"正气存内,邪不可干""邪之所凑,其气必虚"。本例患者呕吐病发于人工流产术后,缘于术后体虚,卫表不固,外邪乘虚犯胃,胃失和降,加之平素肝气不舒,肝胃不和,胃气上逆,故呕吐发作。谢老治用木香顺气散疏肝行气、开郁和胃。木香顺气散药由木香、香附、槟榔、青陈皮、厚朴、苍术、枳壳、砂仁、甘草组成,加藿香、半夏旨在和胃止吐。诸药相合,使肝郁得解,胃气得降,故呕吐得愈。

案❺

韩×,女,29岁,工人。1988年5月6日初诊。患者于半年前突然呕吐一次,别无他症,未经治疗而呕止,后反复发作,短者五六日,长者月余即发一次,近来发作较频,每次发作,始吐食物,继则吐黄苦水,或干呕不止,钡餐透视示慢性胃炎。经某医院诊为"神经性呕吐"。服西药氯丙嗪可暂缓,中药用过芳香化湿、理气调中之品,亦未奏效。来院诊治,症见恶心呕吐频作,形体消瘦,精神萎靡,胸闷心烦,发作前有恶寒发热、口苦等症,大便稍干,小便正常,舌淡苔白腻,脉细滑。脉症相参,证属少阳呕吐。投小柴胡汤合温胆汤加减。处方:柴胡8 g,太子参15 g,黄芩10 g,姜半夏10 g,茯苓10 g,陈皮10 g,姜竹茹10 g,砂仁3 g(后下),代赭石20 g,甘草6 g,生姜5片。服5剂后,呕吐减轻,继服10剂,呕吐已平。

> **按** 本例患者呕吐,迭经中西药物治疗,症状未解。诊时症见患者尚有寒热间作,胸闷心烦,口苦,舌淡苔白腻,脉细滑。脉症合参,谢老辨证少阳呕吐。谢老认为,凡由少阳之邪引起的呕逆,必有心烦、胸闷等症。治当和解少阳。谢老投以小柴胡汤合温胆汤。方中柴胡透泄少阳之邪、疏泄气机;黄芩清泄少阳之热;姜半夏、生姜、竹茹、代赭石和胃降逆止呕;太

子参、茯苓、甘草益气补脾、扶正祛邪；陈皮、砂仁行气和胃，全方共奏和解少阳，和胃降逆止呕之功。谢老认为，本例药后迅速获效，关键在于辨证精确，用药得当。关于小柴胡汤的临床应用指征，"但见一症便是，不必悉具"，谢老认为"一症"和"不必悉具"应对照来看，着重在于"不必悉具"。只要见到一两个症状能够提示邪气由太阳传入少阳经腑，出现少阳经腑气机不利的病机，即可运用小柴胡汤，不必柴胡症"悉具"。如呕而发热，或胁下痞硬，或往来寒热，只要见到少阳主症，确信不疑，便当与柴胡汤，不必待其证候全见。"抓主症是辨证的最高水平"。抓住主症，则能纲举目张，兼症、变症、夹杂症等，也就迎刃而解，临床治病便能效如桴鼓。

案❻

李××，女，38 岁，农民。恶心呕吐 3 天。患者近 3 天来，因琐事生气郁怒，后自觉胸脘胀闷，泛泛欲吐，每餐必呕吐过半，胸脘方舒。舌红苔白腻，脉象弦。肝功能正常，上消化道钡餐透视未发现异常。辨证：肝气不舒，横逆犯胃，胃失和降。治拟疏肝散邪，和胃降逆。处方：木香顺气散加味。木香 10 g，香附 10 g，槟榔 10 g，青陈皮 10 g，厚朴 10 g，苍术 10 g，枳壳 10 g，砂仁 10 g（后下），甘草 5 g，藿香 10 g，制半夏 10 g，旋复花 15 g（包）。5 剂。药尽病愈。

按 木香顺气散，能宽胸解郁、健脾和胃、疏利肝胆、行气畅中，乃气病之常用方。谢老宗其方义，变散成汤，举凡气机郁滞诸疾，皆投此方，均获满意疗效。本例病起于生气郁怒，肝失疏泄，胃失和降，浊气上逆。治用木香顺气散加半夏、旋复花，和胃止呕。药证合拍，故能药尽病愈。

谢老曾指出：本例恶心呕吐，胸脘胀闷，系由情志不舒，肝气郁结，不得疏泄，横逆犯胃所致。由于气机阻滞，故有胃胀呕恶等证，案中用木香顺气散疏肝和胃，行气畅中，所谓"治肝可以安胃"，肝气条达，胃不受侮，则胃自安。但气分药多香燥，如患者肝旺，舌质转红，则当少用，以免伤阴耗液。

案❼

蒋××，女，55 岁，农民。泛恶呕吐 3 天。患者素有胃神经官能症病史，时常自感胃脘不适。3 天前因生气受凉，旧恙复发，嗳气泛恶，继则呕吐清水，痰涎,进食不能,嗳气频繁,脘胁作胀,头昏不清,舌淡苔白腻,脉弦。辨证:肝气郁结犯胃,胃失和降。治法:疏肝和胃。柴胡疏肝散合左金丸加减。柴胡6g,陈皮6g,甘草6g,炒枳壳10g,白芍10g,制香附10g,炒白术10g,砂仁3g(后入),吴萸3g,黄连1.5g,木香5g。5剂。药后呕止而愈。改服逍遥丸,以资巩固。

按 胃主受纳,以和降为顺,若情志抑郁或忧思恼怒,肝失条达,横逆犯胃,气逆于上,出现呕吐吞酸,嗳气频繁,胸胁胀痛,胃脘痞闷,舌苔薄腻,脉弦。治当疏肝理气,和胃降逆。因药证合拍,故药尽吐止。

谢老曾教导学生:本例胃脘不适,出现嗳气犯恶、呕吐等证,病由情志所致。情志不舒,肝气郁结,不得疏泄。用疏肝和胃的柴胡疏肝散加减获愈。所谓"治肝可以安胃"。肝气条达,胃不受侮,则胃自安和,而诸证亦除。但理气药多香燥,如患者平素肝旺,或见舌质转红,则当少用,免伤阴液。

◎ 嘈杂案 1 则

付×,男,39岁,上腹部隐痛嘈杂,食量日减,食后胀满,服过消炎药未减,肢倦乏力。胃镜检查:浅表性萎缩性胃炎。口渴咽燥,大便干结,舌红少苔,脉弦细稍数。辨证:胃病及脾,以致脾阴不足。治以甘平濡润,扶脾养阴。处方:沙参、麦冬、五味子、石斛、山药、白术、火麻仁各10g,谷麦芽各15g,陈皮、甘草各6g。服药20剂,症状消失。

按 本例萎缩性胃炎,胃脘嘈杂,口渴咽燥,大便干结,肢倦乏力,舌红少苔,脉弦细稍数,证属脾胃气阴不足,治当益脾养阴。方用五味子益气生津。谢老认为,五味子味甘入脾,具有滋补脾胃之功。《本草纲目》谓"五味子,甘,入中宫,益脾胃"。临床凡见脾胃虚弱,神疲乏力、饮食减少、舌干苔少、脉象虚弱等症,谢老均习用五味子加味治之。方中配沙参、麦冬、石斛润养胃阴;白术、山药、甘草健脾;火麻仁润肠通便;谷麦芽、陈皮和胃消食。全方相伍,益脾气,养胃阴,方证合拍,故能药至病所,嘈杂消失。

◎ 胆汁反流性胃炎案 1 则

王×,男,41岁。1984年2月15日初诊。患者胃痛2个多月,经胃镜检查示胆汁反流性胃炎、慢性浅表性胃炎。服过快胃片、多潘立酮等药,疗效不显。症见胃脘及右胁疼痛,嗳气泛酸,胸闷干呕,神疲纳差,时有恶寒,小便微黄,大便调,舌苔薄黄,脉弦。此乃肝失疏泄,胆邪犯胃,用小柴胡汤加味。处方:柴胡8g,黄芩10g,制半夏10g,太子参10g,陈皮10g,姜竹茹10g,佛手10g,代赭石20g,甘草6g,生姜3片,红枣10枚。服药5剂,胃痛减轻,唯食纳不香。原方加神曲15g,麦芽15g,再服7剂,诸症悉除。

> **按** 本例诊断胆汁反流性胃炎,症见脘胁疼痛,嗳气反酸,胸闷干呕,舌苔薄黄,脉弦。脉症合参,谢老认为,此乃肝失疏泄,胆热犯胃所致。清代沈金鳌《沈氏尊生书·胃痛》云:"胃痛,邪干胃脘病也……唯肝气相乘为尤甚,以木性暴,且正克也……故治胃痛多以疏肝理气为治。"谢老选方小柴胡汤加味。方中柴胡透泄少阳之邪、疏泄气机,黄芩清泄少阳之热,胆气犯胃、胃失和降,故配半夏、生姜、竹茹、代赭石和胃降逆;配伍太子参、甘草、红枣益气补脾;陈皮、佛手理气和胃。诸药相合,肝胆得疏,胃气得降,故收桴鼓之效。

◎ 泄泻案 14 则

案 ①

谢×,女,52岁。1980年8月4日初诊。患者腹泻半年余,多处求医,疗效不显,症见脘腹胀满,嗳气纳呆,大便稀薄,每日2~3次,泻前腹痛,泻后痛减,舌苔薄白,脉弦缓。此乃久泻伤脾,兼之素性急躁、肝旺可知,是以脾虚木乘而痛泻时作。治以抑肝健脾,方选胃关煎加减。处方:炒白术、干姜、炒扁豆、白芍、山药各10g,吴茱萸3g,木香、柴胡、甘草各6g。服药5剂,便次减少,腹痛亦减轻,食欲增加,守原方又服10剂而康复。

按 本例患者症见久泻，伴泻前腹痛，泻后痛缓，舌苔薄白，脉弦缓，证当属肝脾不和，缘肝失疏泄，肝气郁结，横逆犯脾，脾运失健所致。《景岳全书·泄泻》谓："凡遇怒气便作泄泻者，必先怒时挟食，致伤脾胃，故但有所犯，即随触而发，此肝脾二脏之病也，盖以肝木克土，脾气所伤而然"。治宜抑肝和脾。谢老习用胃关煎加减，以健脾扶土。考胃关煎出自明代张景岳《景岳全书》，由熟地黄、白术、干姜、吴茱萸、炒扁豆、山药、甘草等药组成，具有补益脾肾、滋阴涩肠的功能，适用于脾肾虚弱、久泻腹痛等症。因熟地过于滋腻有碍脾运之虑，故方中减熟地；方中合柴胡、白芍以疏肝抑肝；木香行气调中。诸药相伍，共奏健脾益肾、抑肝扶土之功，故能收效迅速。

案2

韩×，男，45岁。1978年7月8日初诊。患者素体阳虚，曾因饮食所伤，而致胃痛腹泻，日泻3～4次，粪中无完谷，病已日久，面色萎黄，食欲不振，形瘦神疲，舌苔薄白，脉细弱。钡剂灌肠透视，诊为慢性结肠炎。此乃久泻伤正，以致脾胃阳虚，运化无权，泄泻作矣。方用胃关煎去熟地黄，加党参、茯苓各10 g。服药5剂后，便次减少为2次，食纳增加。宗原方又12剂，大便成形，日行一次，诸症消失。

按 《素问·阴阳应象大论》云："湿盛则濡泻"；《素问·脏气法时论》谓："脾病者……虚则腹满肠鸣，飧泄食不化"。张景岳《景岳全书·泄泻》说："泄泻之本，无不由于脾胃"。明代李中梓《医宗必读·泄泻》亦有"无湿不成泻"之说。总之，泄泻之病，缘由脾虚湿盛，脾失健运，水湿不化，肠道清浊不分，传化失司。本例患者久患泄泻，伴形瘦神疲，面色萎黄，纳谷不振，舌苔薄白，脉细弱。谢老辨证认为，此乃久泻正虚，脾胃阳虚，运化无权，清浊不分所致，治宜健脾益气、温中助运。谢老临床喜用胃关煎加味。胃关煎出自明代张景岳《景岳全书》，由熟地黄、白术、干姜、吴茱萸、炒扁豆、山药、甘草等药组成，适用于脾肾虚弱、久泻腹痛等症；因虑及熟地过于滋腻有碍脾运，故方中减熟地；配伍党参、茯苓以益气健脾助运。全方共奏健脾升阳、散寒暖中之功，故能药至病所，收效满意。

案❸

陈×,男,29岁。1980年7月13日初诊。患者3个月前曾患腹胀腹痛,肠鸣泄泻,治疗尚未痊愈,昨日又进冷饭馊菜,饱食过量,今日脘腹胀满,便泻腐臭,泻后痛减,恶心欲吐,不思饮食,舌苔腻浊,脉滑。此由饮食不慎,宿食内停,阻滞肠胃,脾失健运,水谷停滞而成。治宜健脾消食导滞。处方:用胃关煎去熟地黄,加焦楂曲各15 g,白蔻仁3 g(后入)。服2剂症减,4剂泻止。

> **按** 明代张介宾《景岳全书·泄泻》曰:"若饮食不节,起居不时,以致脾胃受伤,则水反为湿,谷反为滞,精华之气不能输化,乃致合污下降而泻痢作矣"。本例宿患泄泻,脾胃已虚,加之饮食失节,脾胃更伤,以致脾运失健,脾不升清,小肠清浊不分,大肠传导失司,发生泄泻。治宜消食导滞,健脾止泻。谢老常用胃关煎加减。胃关煎出自《景岳全书》,由熟地黄、白术、干姜、吴茱萸、炒扁豆、山药、甘草等药组成,适用于脾肾虚弱、久泻腹痛等症;因虑及熟地过于滋腻有碍脾运,故方中减熟地;配伍焦楂曲消食化滞,蔻仁化湿行气。诸药相伍,使脾健胃和,食消滞化,故药后泻止。

案❹

曹×,男,61岁。1980年7月12日初诊。患者腹泻半年,日泻3~4次,黎明前少腹胀痛,肠鸣即泻,泻后则安,稍食生冷油腻则泻甚,且入厕即泻,夹有完谷不化,形寒腹冷,神疲纳减,面色不华,舌淡苔白,脉象沉细。经用土霉素、四环素、庆大霉素,初时有效,继用效差。证属脾肾阳虚,命火不足,不能助脾腐熟水谷,则水谷不化而致泄泻。治以温补命门,兼补脾阳。用胃关煎加制附子(先煎)、补骨脂、肉豆蔻、党参各10 g。服药6剂,肠鸣腹痛减轻,食欲增加。继服15剂,大便正常,诸症消除,随访半年未发。

> **按** 明代张景岳《景岳全书·泄泻》指出:"肾为胃之关,开窍于二阴,所以二便之开闭,皆肾脏之所主,今肾中阳气不足,则命门火衰……阴气盛极之时,即令人洞泄不止也"。肾为先天之本,开窍于二阴,大肠之传化,粪便之排泄本属大肠,但与肾气相关,肾阳虚损,不能温煦脾土,运化失司,则病泄泻,肾虚不能固摄,则易久泄滑脱。本例患者泄泻日久,五更作泻,

完谷不化,形寒腹冷,舌淡苔白,脉象沉细。脉症合参,此当属脾肾阳虚,不能温脾助运,水谷不化,清浊不分所致,治当温补脾肾。方用胃关煎加减。方中配伍附子、补骨脂、肉豆蔻、党参温肾健脾,以成四神丸之意。诸药配伍,共奏温补脾肾、健脾益气助运之功,故能药后泻止,诸症皆除。

案⑤

王××,男,33岁,农民。腹泻反复发作3个月,加重2天。患者3个月前始患腹胀腹痛,肠鸣泄泻,虽经治疗,但症状时有反复,日大便2次以上。昨又因饮食不慎,夜间起脘腹胀满加重,便泻腐臭,泻后痛减,恶心欲吐,不思饮食,舌苔腻浊,脉滑。大便常规(一)。辨证:饮食不慎,宿食内停,阻滞肠胃,脾失健运,水谷停滞而成。治法:健脾消食导滞。选方:胃关煎加减。白术15 g,干姜10 g,吴茱萸5 g,炒扁豆15 g,山药15 g,甘草5 g,焦楂曲各15 g,白蔻仁3 g(后入)。3剂。

药后症减,效不更方。5剂。三诊:药后腹痛消退,泄泻已止,大便已调,日行1次。

按 脾胃为仓廪之官,主消化水谷,若饮食失节,伤及脾胃,脾失健运,水谷停而为滞,形成泄泻。诚如《景岳全书》所载:"饮食不节,起居不时,以致脾胃受伤,则水反为湿,谷反为滞,精华之气不能输化,乃至合污下降,而痢作矣。"治当消食导滞,健脾止泻。谢老喜用胃关煎加减,每能获效。胃关煎补益脾肾、滋阴涩肠,药虽七味,但配伍精当,组方严谨,对脾肾虚寒、久泻腹痛等症,灵活加减,投之莫不应手取效。

谢老曾指出:引起腹泻的原因比较复杂,但总不离脾胃功能障碍,胃为水谷之海,如脾胃受病,对饮食的消化吸收,都发生障碍,致使清浊不分,混杂而下,形成腹泻。本例由于饮食不节所伤,食阻肠胃,传化失常,而致脘腹胀痛等证。案中所用方药符合辨证立法。本案还可用保和丸加减。本方能消食导滞,兼能和胃除湿,使湿滞尽除,脾胃和而泻止。

案⑥

赵××,女,58岁,农民。腹泻反复1年,加重2个月。患者有慢性肠炎病史1年余,经常泄泻,症状时轻时重。近2个月来,黎明之前,少腹胀痛,肠鸣即泻,泻后则安,大便稀溏,日2～4次,稍食生冷油腻则症状加重,且入厕即泻,夹有完谷不化,形寒腹冷,神疲纳减,面色不华,舌淡苔白,脉象沉细。大便常规(一)。辨证:证属脾肾阳虚,命火不足,不能助脾腐熟水谷,则水谷不化而为泄泻。治法:温肾暖脾,涩肠止泻。四神丸加味。处方:五味子10 g,肉豆蔻10 g,补骨脂10 g,党参10 g,山药10 g,仙灵脾10 g,干姜10 g,煨诃子10 g,炒白术10 g,吴茱萸3 g,陈皮6 g。7剂。

药后,腹痛减轻,食纳增加,嘱守方连服15剂。三诊:药后大便正常,形寒腹冷已除,嘱常服附子理中丸。随访半年症未加重。

> **按** 慢性泄泻,常脾肾俱衰。脾阳衰微,必致肾虚。肾火虚衰,又使脾失健运,两者互为因果。常以温肾暖脾之四神丸治之。方中补骨脂温补命门之火,吴茱萸暖脾祛寒,肉豆蔻温胃厚肠,五味子收涩止泻,配伍精当,力长效宏。谢老常用此方,加入白术、干姜、仙灵脾、山药等治疗老年性五更久泻病者,效若桴鼓。
>
> 谢老曾教导学生:张景岳说:"泄泻之本,无不由于脾胃"。泄泻反复发作长期迁延,称为久泻。久泻不愈,脾虚不复,病及于肾,导致肾阳亦虚,不能助脾阳运化水谷,形成阳虚的泄泻,又称为"五更泻"。本案所治之例,乃久泻不愈,肾阳虚衰,火不暖土,胃关不固,而作泄泻,用四神丸加味而获愈。本方有温肾、暖脾、止泻之功。除用此方外,亦可用附子理中丸合四神丸治之。

案 7

王××,男,62岁,退休。腹痛、泄泻反复发作2年。患者性情素急。近2年来,常觉腹痛,痛则欲泻,反复发作,时轻时重,每遇生气急躁,症状加重,多处医治,疗效不显(具体用药不详)。刻下,症见脘腹胀满,嗳气少食,每日大便2～3次,质稀而薄,泻前腹痛,泻后痛减,舌苔薄白,脉弦缓。大便常规检查:(一)。肠镜未见明显异常。辨证:素性急躁,肝旺侮脾,脾运失健,故而痛泻时作。治法:抑肝健脾。选方:痛泻要方加减。柴胡6 g,防风6 g,木香6 g,白术10 g,白芍10 g,陈皮10 g,茯苓10 g,枳壳10 g,黄连3 g,甘草3 g。7剂。

药后便次稍少,腹痛略减,饮食增加,效不更方。守原方调治1个月,来院告知病已愈。嘱可服逍遥丸8粒,日服2次,以资巩固。

按 肝主疏泄,喜条达,若情志失调,肝郁不达,疏泄失常,横逆乘脾,脾胃受制,运化失常,则致泄泻。《景岳全书·泄泻》篇载:"凡遇怒气便作泄泻者,必先怒时挟食,致伤脾胃,故但有所犯,即随触而发,此肝脾二脏之病也,盖以肝木克土,脾气受伤而然"。谢老认为,老年人消化功能低下,脾运无力,肝气多郁,致使大肠传导失常,故抑肝健脾为首用之法。通过抑肝,令肝气条达,脾气健运,脏腑协调,则痛泻可止。正如叶天士所说:"肝气条达,不致郁而克土,疏肝所以补脾也。"对肝木乘脾之泄泻,谢老常以痛泻要方为基本方,灵活加减,随证治之。

谢老曾说:本例腹痛泄泻是因急躁气怒而致。"气怒"本不能伤脾,而应伤肝,其之所以引起泄泻者,乃由于脾气素虚,或本有湿滞,但未至发病,加之情志不畅,肝气横逆,乘脾犯胃,脾失健运,清气不升,故腹痛泄泻。痛泻要方,为治疗本病的主方。本方能条达肝气,升运脾气,达到泄肝益脾之目的。此外,临床亦可用四逆散与逍遥散二方加减治之。

案8

刘××,男,51岁,工人。泄泻反复发作5年,加重1周。有慢性腹泻病史5年,每遇受凉饮冷,症状即加重。近因饮食不慎,腹泻又作。刻下,腹痛腹泻,日泻3～4次,完谷不化,伴面色萎黄,食欲不振,形瘦神疲,舌苔薄白,脉细弱。钡灌肠:提示慢性结肠炎。辨证:久泻伤正,脾胃阳虚,运化无权。治法:健脾升阳,散寒暖中。选方:胃关煎加减。党参10 g,茯苓10 g,白术10 g,干姜10 g,吴茱萸5 g,炒扁豆10 g,山药15 g,甘草5 g。5剂。

药后,便次减半,食纳增加。守方继进12剂。三诊:药后,大便成形,日行一次,诸证消失。嘱服香砂六君子丸以资巩固。随访半年,病未复发。

按 张景岳说:"泄泻之本,无不由于脾胃"。慢性泄泻,多因脾胃运化失健,日久因泻致虚,因虚而泻,互为因果。盖胃为水谷之海,而脾主运化,胃主受纳,若饮食失节,寒温不适,或体虚久病,以致脾胃虚寒,中阳不健,运化无权,清气下陷,水谷糟粕混杂而下,故泄泻作矣。谢老临证多以胃关煎加减治疗。此方补益脾胃、温中涩肠,适用于脾胃虚寒、久泻腹痛等症,投之莫不应手取效。

谢老指出:泄泻病位,主要在脾胃与大小肠。如脾胃疾病,对饮食的消化吸收,均可发生障碍,致使清浊不分,混杂而下,并走大肠,形成腹泻。本例腹泻日久,中阳已虚,用胃关煎加减而愈。本方去熟地,起到温中散寒的作用。此外,还可用参苓白术散加减,健脾益气,和胃渗湿。

案⑨

鲍×,男,25岁。1979年9月8日初诊。症见腹泻月余,日夜泻四五次,泻物稀薄,完谷不化,肚腹发作,时有肠鸣,自服氯霉素、干酵母等药未效,伴头昏,心悸,四肢欠温,纳呆神倦,苔白,脉弱。辨证:乃素体不强,脾胃虚弱,中阳不振,运化无权,水谷不化,而致大便溏泻。治拟补脾运中。处方:党参、苍白术、薏苡仁、炒扁豆、陈皮、茯苓、山药、焦楂曲、干姜各10 g,木香、甘草各6 g,大枣6枚。服药8剂,腹泻已止。

按 泄泻之病最早记载于《黄帝内经》,《素问·阴阳应在论》有:"湿盛则濡泻",《素问·脏气法时论》:"脾病者……虚则腹满肠鸣,飧泄食不化"。可见泄泻的基本病机是脾虚湿盛、脾失健运、水湿不化、大肠清浊不分、传化失司所致。本病,谢老据症辨为素体不强、脾胃虚弱、中阳不振、运化无权、水谷不化所致。治予补脾运中。方用参苓白术散加减。方中党参、苍术、白术、茯苓、苡仁、扁豆、山药、甘草、大枣健脾益气以治其本;干姜温中散寒祛湿;木香、陈皮行气和中;焦楂曲消食化积。全方健脾温中,祛湿止泻,方证相合,故收效满意。

案⑩

陆×,男,16岁。暑热天气,夜晚贪凉饮冷,晨起脘腹不适,随之泄泻多次,泻物清稀如水样,口渴,小便短少,苔白稍腻,脉濡。此乃暑湿之邪侵袭肠胃所致。治宗《内经》"治泻当利小便而泄自止"的经旨,用淡渗分利健脾之法。药用茯苓10 g,猪苓10 g,泽泻10 g,炒苍术10 g,炒白术10 g,六一散10 g(包),陈皮6 g,神曲15 g,车前子20 g(包)。服药2剂,大便次数减少,小便量增多,饮食稍增。原方不更,又进3剂而告愈。

按 明代张景岳在《景岳全书·泄泻》中说："凡泄泻之病,多由水谷不分,故以利水为上策"。张氏认为泄泻之病多见小水不利,若水谷分利,则泻自止,故认为利水是上策。"利小便以实大便",此法治夏秋季小便少而大便濡泄者,用之每有桴鼓之效。《医宗必读》泄泻之法有九,其中以淡渗居其首。用淡渗利湿之法以制濡泄,使湿从小便而去,如农人治涝,导其下流。经云:"治湿不利小便,非其治也"。清代叶香岩则加以引申,以大便溏否为湿邪尽否之佐证,如《温热论》云:"湿温病大便溏为邪未尽,必大便硬,慎不可再攻也,以粪燥为无湿矣"。因此,前贤治濡泄,有"利小便即所以实大便"之说。谢老在临床凡遇此类患者,均投以此法,方用四苓散加味。本方具有健脾利水之功,若夹食滞腹胀者,用胃苓汤健脾和中利湿;夹暑者加用六一散清暑利湿。张景岳认为此法"有寒泻而小水不利者……有命门火衰作泻而小水不利者";"然分利之法,唯暴注新病者可利,形气强壮者可利,酒湿过度,口腹不慎者可利,实热闭塞者可利。若病久者不可利,阴不足者不可利,脉证多寒者不可利,形气虚弱者不可利,口干非渴而不喜冷者不可利"。张氏这种辨证明确、持论平正的观点,特别是从正反两方面论述可利与不可利的关系,是值得效法的。

案⑪

李×,男,59岁,农民。于1980年9月7日就诊。患者素性急躁,泄泻已2年,多处求医,疗效不显,甚为苦恼而来诊。症见脘腹胀满,嗳气少食,每日大便2～3次,质稀而薄,泻前腹痛,泻后痛减,舌苔薄白,脉弦缓。此乃久泻伤脾,兼之素性急躁,肝旺可知,是以脾虚木乘而痛泻时作,治宜抑肝健脾。处方:柴胡、防风、木香各6g,白术、白芍、陈皮、茯苓、枳壳各10g,黄连、甘草各3g,服药6剂,便次减少,腹痛亦减轻,饮食增加,守原方调治1个月而康复。

按 中医学认为,肝主疏泄,喜条达,肝之疏泄功能正常,则脾胃纳运协调,饮食物的消化、水谷精微的吸收与转输就能得以正常运行。若情志失调,肝郁不达,疏泄失常,肝木横逆乘脾,脾胃受制,运化失常,而致泄泻。正如《景岳全书·泄泻》所述:"凡遇怒气便作泄泻者,必先怒时挟食,致伤脾胃,故但有所犯,即随触而发,此肝脾二脏之病也。盖以肝木克土,脾气受伤而然"。本例患者久患泄泻,伴泻前腹痛,泻后痛减,舌苔薄白,脉弦缓。据症可知,此乃脾胃本虚,肝旺乘之,肝脾不和,故而痛泻时作。治当抑肝扶脾,令肝气条达,疏泄有度,继而促进脾运转健,清浊泌别,则泄泻可止。谢老在临床上,常以痛泻要方为基本方随证加减。痛泻要方出自《丹溪心法》,药由白术、芍药、陈皮、防风组成,具有补脾柔肝的功效,祛湿止泻。方中白术补脾燥湿以培土,白芍柔肝缓急以止痛,二药相合,扶土抑木;陈皮理气燥湿、醒脾和胃;防风引药入脾,合白芍疏散肝郁,伍白术、茯苓鼓舞清阳,祛湿止泻;柴胡、枳壳疏肝行气;少佐木香、黄连行气化滞,轻清郁热,甘草调和诸药全方相伍,共奏抑木扶土、调和肝脾之功。故病向愈。正如叶天士所说:"肝气条达,不致郁而克土,疏肝所以补脾也。"临证运用时,谢老常随症加减,如夹食积,苔腻脉弦而滑者,合保和丸消导和中;若久泻不止,可酌加酸收之品,如乌梅、木瓜等以敛肠止泻。

案⑫

吉×,男,61岁,农民。1987年5月16日诊。患者于3年前一次劳动中被雨久淋而感恶寒,当晚饮酒发汗,次日腹部不适而泄泻多次,经用土霉素、氯霉素等药泄泻略减,夹有完谷不化,每日3～4次,如此2年之久。患者面色萎黄,食欲不振,形瘦神疲,脘闷腹胀,苔白而腻,脉濡缓。钡剂灌肠透视,诊为慢性结肠炎。证由淋雨所致,加之饮食不调,损伤脾胃,运化失健,湿滞不化,而成泄泻。治以健脾渗湿。处方:党参、苍白术、茯苓、陈皮、焦神曲、制半夏各10 g,木香8 g,砂仁(后下)、黄连各2 g,薏苡仁20 g,甘草5 g。服药5剂后,大便次数减少为2次,食纳增加。宗原方服药20剂,大便成形,日行1次,诸症消失,饮食如常。后以香砂六君子丸调理。

按 中医学认为,脾主运化,脾具有将水谷化为精微,将精微物质吸收并转输全身的功能,脾气健运,则运化谷食、水饮功能正常,运化失健,则水谷不化,水湿停滞,清浊不分,混杂而下,遂成泄泻。张景岳说:"泄泻之本,无不由于脾胃。""湿盛则濡泻"(《素问·阴阳应象大论》)。明代李中梓《医宗必读·泄泻》亦说:"无湿不成泻"。可见,慢性泄泻,多缘脾胃运化失健,日久因泻致虚,因虚而泻,互为因果。本例患者久病泄泻,病起于淋雨感寒,脾为湿困,运化失健,湿滞不化所致,治当健脾祛湿。谢老认为,本病中虚脾弱,湿滞内停不化,此为虚中夹实之候,纯用补脾止泻,往往滞腻难运,须在补脾之中佐以化湿导滞,临证多用香砂六君、胃苓汤或参苓白术散之类治之。方中党参、苍白术、茯苓、薏苡仁、甘草健脾祛湿;陈皮、制半夏、木香、砂仁、焦神曲行气醒脾和胃;稍佐黄连轻清湿热。全方相合,脾健湿祛,故泻能止。

案⑬

王×,女,64岁。1980年8月21日初诊。患者腹泻1年余,近2个月来,黎明之前少腹胀痛,肠鸣即泻,泻后则安,大便稀溏,每日2次,稍食生冷油腻则泻甚,且入厕即泻,夹有完谷不化,形寒腹冷,神疲纳差,面色不华,舌淡苔白,脉象沉细。经用四环素、小檗碱等,初时有效,继用效差。证属脾肾阳虚,命火不足,不能助脾腐熟水谷,则水谷不化而为泄泻。治以温肾暖脾,涩肠止泻。处方:五味子、肉豆蔻、补骨脂、党参、山药、淫羊藿、干姜、煨诃子、炒白术各10g,吴茱萸3g,陈皮6g。服药6剂,腹痛减轻,食纳增加。继服16剂,大便正常,形寒腹冷已除。随访半年未复发。

按 中医学认为,脾为后天之本,主运化,脾气健运,则水谷运化正常;脾运失健,则水谷不化,水反为湿,谷反为滞,湿滞大肠,混杂而下,而致泄泻。肾为先天之本,内寓元阴元阳,元阳具有温煦脾土之功。"五脏之阳气,非此不能发",肾阳不足,温煦无力,脾土寒冷,运化失健,而成泄泻。脾病日久,久泻不愈,水谷精微化生不能,肾精失于充养,渐至虚弱,终成脾肾两虚。本例患者久病泄泻,近添五更病作,且形寒腹冷,完谷不化,神疲纳差,面色不华,舌淡苔白,脉来沉细,谢老据症辨为脾肾阳虚,此由命火不足,不能助脾腐熟水谷,则水谷不化而为泄泻。明代张景岳《景岳全书·泄泻》曰:"肾为胃关,开窍于二阴,所以二便之开闭,皆肾脏之所主,今肾中阳气不足,则命门火衰,而阴寒独盛,故于子丑五更之后,阳气未复,阴气盛极之时,即令人洞泄不止也"。治当温肾暖脾,谢老临床多用四神丸为基本方,随证加味。方中补骨脂温补命门之火,吴茱萸暖脾祛寒,肉豆蔻温胃厚肠,五味子收敛止泻,随症参以党参、炒白术、山药、干姜、淫羊藿温中健脾补肾,煨诃子涩肠止泻,陈皮行气和脾,全方配伍精当,共奏温补脾肾、涩肠止泻之功。

案⑭

　　孟×,女,63岁,农民。1983年11月18日初诊。腹泻半年未愈,日行三四次,黎明时必泻一次,经大便培养、钡剂灌肠等检查,均未发现异常,曾用土霉素、庆大霉素及中药四神丸等,暂时好转,停药即泻。来院就诊,症见形体羸瘦,面黄少华,手心发热,口燥咽干,渴而少饮,食少神疲,舌红苔光剥,脉虚细略数,证属阴虚泄泻。患者年逾花甲,素禀不足,久泻不已,脾胃阴液损伤,治以养阴运脾。处方:太子参、黄芪、炒白术、茯苓、山药、炒扁豆、葛根、北沙参、石斛、麦冬各10 g,炒薏苡仁20 g,甘草6 g。服药6剂,大便减少为两次,饮食增加,唯舌红、口干依旧。原方加玉竹10 g,连服16剂,大便正常,眠食俱佳,形体日充,病告康复。

按　泄泻病因多途,有外感内伤之别。其病机总属脾虚湿盛、脾失健运、水湿不化、传化失司。治疗及时得当,一般预后良好。若禀赋不足、体质虚弱、饮食不节、生活无常则使泄泻迁延难愈,由实转虚,转为久泻。泻久不愈,脾运失健更重,气血生化乏源,阴津日益耗损、气无以附,遂病情更加复杂难以向愈。本例患者,年逾花甲,泄泻迁延未愈,时发时止,终见形体羸瘦,面黄少华,手心发热,口燥咽干,渴而少饮,食少神疲,舌红苔光剥,脉虚细略数,一派阴伤之象。谢老告诫后学,对于此类病人,治疗须根据老年人的特点和久泻伤阴的机理,既要养阴,又要护脾,不可再用苦寒、辛燥之品,以免耗其阴血,可在太子参、黄芪、炒白术、茯苓、炒薏苡仁、炒扁豆、甘草等益气运脾的基础上,佐以沙参、麦冬、石斛、山药、葛根等养阴生津之药,组合成方,随症加减,如此多能取效。

◎ 便秘案2则

案①

　　宋×,男,39岁。1980年4月,患者因肠胃积滞、实热内结而导致大便梗阻不通,腹部胀满硬痛。用荡涤实热、通下积滞之法。药用生代赭石40 g(先煎)、大黄(后下)、芒硝(冲服)、厚朴、枳实各10 g,连翘15 g。服药3剂,大便每日通行,腹胀痛消失而愈。

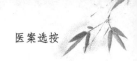

按 本例患者大便秘结不通,病因肠胃积滞、实热内结所致,治当予荡涤实热、通下积滞之法,故谢老以大承气汤治之。方中配伍大剂代赭石,认为代赭石质重而坠,具有降气开结之功。张锡纯氏《医学衷中参西录》中之"赭遂攻积汤",即以大剂生赭石为主药,"治宿食结于肠间,不能下行,大便多日不通……"谢老认为以承气类方药参以代赭石,则通便之力尤著,谢老临床每多用之。

案❷

薛×,女,成年,姜堰市张甸公社人。初诊日期:1978 年 11 月 25 日。主诉:大便燥结不通,腹部胀满而痛,拒按,病已数日,经灌肠 3 次,大便仍未通畅,饮食减少,口干,尿赤,舌苔厚黄,两脉弦滑。患者素嗜厚味,湿热内蕴大肠,以致便燥不通。治拟泄热通腑。处方:炒枳实 10 g,厚朴 6 g,大黄 10 g(后入),玄明粉 10 g(冲服),木香 6 g,黄芩 5 g。2 剂煎服。复诊 12 月 1 日,主诉:服第 1 剂药后,大便已通,呈羊屎状。服第 2 剂药后,大便正常,腹满胀痛已除,食纳增加,唯舌苔尚未退净。原方去黄芩,加甘草 5 g,再服 2 剂,大便恢复如常,舌苔亦退净。

按 中医学认为,大肠为传导之官,主津、传导糟粕。若湿热蕴结大肠,或肺火移于大肠,以致大肠传导失常,津伤热结,糟粕不下,积于大肠,而便秘。本例患者素嗜厚味,湿热内生,蕴于大肠,以致便燥不通,腹部胀满而痛,舌苔厚黄,两脉弦滑。治当通腑泄热。方用大承气汤加减。方中大黄苦寒泄热,攻积通便,荡涤胃肠邪热气滞;芒硝泻热通便,润燥软坚;厚朴行气消胀除满;枳实下气开痞散结。诚如方有执《伤寒论条辨》所云:"枳实,泄满也,厚朴,导滞也,芒硝,软坚也,大黄,荡热也"。方中再伍木香行气,黄芩清热,全方共奏泄热通腑之功,故能收效满意。

○ 痢疾案 2 则

案❶

患者,男,32 岁。因饮食不洁,又感寒凉,突然脐腹疼痛,便下脓血,恶寒发热,肢体酸痛,脘闷纳减,舌苔白腻,脉弦。治以辛散解表,行气止泻。宗逆流挽舟法。药用败毒散去人参、桔梗,加金银花、半夏、炒槟榔,服药3剂,表解而愈。

按 本例患者病因饮食不洁加之感寒受凉,寒热腹痛,便下脓血,舌苔白腻,脉弦,谢老辨证认为,本病之形成乃因在表之邪,未能及时表解,而陷于里所致,故治当散寒除湿、解表祛邪,使陷里之邪还从表解,此即逆流挽舟之意。方用败毒散加减。败毒散方出《太平惠民和剂局方》,药由柴胡、甘草、桔梗、人参、川芎、茯苓、枳壳、前胡、羌活、独活等组成,主要用于气虚外感风寒湿之证。因此,所谓"逆流挽舟",实是指用升散药物治疗下痢的一种方法。清代喻嘉言曾云:"痢疾一证,至夏秋热暑湿三气交蒸互结之热,而成下痢,必从外而出之,即从汗先解其外,后调其内。失于表者,外邪但从里出,不死不休,故虽百日之远,仍用逆流挽舟之法,引其邪而出之于外,则死证可活,危证可安。"所谓"逆流",即"久痢邪入阴分,久痢阳气下陷"等,诸凡证情不顺者,一概喻之为"逆流。"而"挽舟"的关键,便在于扶正败毒。病邪从表陷里,予以疏解表邪,表气疏通,里滞亦除,则其痢自愈。邪从外入者,仍从外出,使邪由里而出表,此为"逆流挽舟"也。

案❷

杨×,男,35岁,建筑站工人。1980年10月16日初诊。腹痛三四天,痛而下坠,便下脓血黏液,日夜十余次,肛门灼热,里急后重,口苦不思食,发热,体温38℃,小便短赤,舌苔白腻微黄,脉弦稍数。大便化验:脓细胞(+++),红细胞(+)。辨证:湿热侵入肠中,气血因而被阻,传导失职,化为脓血,而成痢疾。治拟清热解毒,调气行血。处方:煨木香6g,川黄连15g,黄芩5g,赤白芍各9g,槟榔6g,大黄9g(后入),甘草5g,马齿苋20g,金银花9g。服药5剂,腹痛消失,便下脓血已消,复查大便正常。

按 本例患者诊断为痢疾,病由湿热内积大肠,气血壅滞所致,治当清热解毒,调气行血。谢老多用芍药汤加减。芍药汤方出《素问病机气宜保命集》,具有清热燥湿、调气和血之功,主治湿热痢疾。方中芩连功擅清热燥湿解毒；芍药养血和营，"行血则便脓自愈"；木香辛行苦降，善行大肠之滞气，开发郁结，直达肠胃，使气滞宣通，气和则病已，故为治泻痢之要药，《日华子诸家本草》谓"木香治泄泻、痢疾"，合槟榔行气导滞，"调气则后重自除"；大黄通因通用，导湿热积滞从大便而去；配伍马齿苋、金银花清热解毒，甘草调和诸药。方证合拍，故收桴鼓之效。

◎ 胃下垂案 1 则

杨×，男，49岁。1978年7月17日初诊。患者胃脘胀痛1年余，曾以慢性胃炎医治，疼痛不减。病情有增无减，劳累则胀痛下坠，得食更甚，平卧乃舒，吸气方快，伴有头昏气短，小便清长，大便溏，舌淡苔白，脉细弱。消化道钡餐透视检查提示：胃下垂6 cm。证属中气不足，脾虚下陷。治以健脾举陷，用举元煎加味。黄芪30 g，党参15 g，炒白术、炙甘草、炒枳壳各10 g，升麻、柴胡各8 g，陈皮6 g，大枣10枚。服药10剂后，脘痛显减。连服46剂，诸症皆消。钡餐透视复查：胃下垂已愈。

按 本例患者久患胃炎，诊时症见胃脘疼痛，劳则胀痛下坠，纳后症重，便溏尿清，舌淡苔白，脉细弱，证属脾气虚弱，中气下陷，治当健脾益气、升阳举陷。正如李东垣《脾胃论》云："内伤脾胃，乃伤其气……伤其内为不足，不足者补之"。谢老临床善用举元煎加味。举元煎方出明代张景岳《景岳全书》，药由黄芪、人参、白术、升麻、甘草等药组成，具有益气举陷的功效。谢老临症加柴胡、枳壳、陈皮行气消胀，且枳壳有擅治脏器下垂之效；合大枣助党参、白术、甘草健脾益气。全方共奏健脾益气升陷之功，方证相符，故药至病所，诸症皆消。

◎ 肝胆病案 13 则

案 ❶

马×，男，35岁。患肝炎1年余，肝功能不正常，"两对半"1、4、5阳性（小三阳）。B超：肝胆脾未见异常。自觉右上腹隐痛，稍劳则甚，体倦神疲，烦热口渴，头晕眼花，食纳不振，舌红少苔，脉弦细稍数。辨证：肝阴不足，肝络失养。治以滋阴养血,柔肝和络。处方:沙参、麦冬、五味子、当归、枸杞子、白芍、川楝子、山栀、白术各 10 g,生地黄 20 g。服药 15 剂,胁痛已除,诸症消失。

> **按** 中医学认为,肝位右胁之内,体阴而用阳,性喜条达,主疏泄、主藏血,且"肝足厥阴之脉⋯⋯布胁肋",本例患者诊断肝炎,肝功能受损,胁痛隐隐,伴神疲、口渴、头昏目花,舌红少苔,脉弦细稍数,辨证当属肝阴不足,肝络失于濡养,不荣则痛。治当滋养肝阴。方选一贯煎加减。一贯煎方出《续名医类案》,具有滋阴疏肝之功效,主治肝肾阴虚、肝气郁滞之证。方中生地、枸杞、五味子滋养肝肾,且药理实验证明,五味子有降低谷丙转氨酶、护肝解毒、保护肝细胞的作用。临床凡遇急、慢性肝炎或肝炎恢复期及转氨酶久不下降者,谢老均喜在辨证方中配伍五味子治之。当归补血养肝,沙参、麦冬润肺养胃、清金制木,少佐川楝疏肝泄热,栀子清热,白术健脾。全方共奏滋阴柔肝和络之功,使肝阴得补,肝络得和,故胁痛自止。

案❷

李×,女,33 岁,在农具厂工作。于 1980 年 8 月 15 日就诊。自诉 10 天前与邻居吵架,即感胸闷不舒,右胁胀痛,嗳气不出,泛恶纳减,日渐加重,伴有头痛目眩,小便黄,苔薄,脉弦。恙由愤怒郁结,肝气郁滞,气机不畅,木气大实,而致胁痛。治拟疏肝解郁,理气止痛。处方:柴胡 6 g,川芎、香附、郁金、枳壳、青陈皮、白芍、牡丹皮各 10 g,木香 5 g。服药 5 剂,胁痛消失。

> **按** 本病始于情志不遂,郁怒伤肝,肝气郁结,"肝足厥阴之脉⋯⋯布胁肋",经脉气机郁滞不畅,不通则痛,故患胁痛;肝气上逆则头昏目眩;横逆犯胃,胃气上逆,故嗳气、泛恶纳减。治当遵"木郁达之"之旨,疏肝理气,解郁止痛。谢老习用柴胡疏肝散加减。柴胡疏肝散出自《景岳全书》,方中柴胡苦辛而入肝胆,功擅条达肝气而疏郁结;配枳壳、香附、川芎、郁金、青皮行气解郁。川芎一药,谢师临症颇有心得,认为川芎乃血中之气药,能横行利窍,使血流气行,常用于气郁胸胁作痛。如《药品化义》载:"川芎辛散,主治胸膈郁滞,胁肋疼痛⋯⋯用之疏散",《本草纲目》又载"川芎行气开郁"。谢师习多以川芎配伍诸药治之。芍药养血柔肝、缓急止痛;陈皮、木香行气和胃。全方相合,共奏疏肝解郁、行气止痛之功,故胁痛自止。

案③

钱××,女,39岁,工人。胁痛进行性加重1个月。患慢性乙型肝炎4年余,平时常感右侧胁肋部疼痛不适,症状时轻时重,每因疲劳、恼怒或感冒等复发或加重,迭经中西药物治疗,症状未见明显好转。1个月前在泰州市某医院B超提示为肝纤维化。刻诊:胁痛,腹胀、嗳气、纳呆、舌苔腻,边有紫点,脉弦细而涩。肝功能检查 TBil:20 μmol/L,ALT:100 U/L。辨证:肝病日久,失却条达,气机郁结,病及血分,络脉瘀滞失畅,不通而痛。故发为胁痛癥积。治法:行气活血,化瘀通络。复元活血汤加减。柴胡6g,当归10g,川芎10g,郁金10g,赤芍10g,香附10g,桃仁10g,红花10g,延胡索10g,炒枳壳10g,路路通10g,丹参15g。5剂。

药后胁痛、腹胀均有所减轻,纳食稍增,苔脉如前。守方继服。10剂。药后症状明显减轻胁痛消失,效不更方。10剂。随访半年,病未加重。肝功能复查正常,B超检查未见明显异常。

> **按** 肝为藏血之脏,其体为血,其用为气,血赖气以行。胁痛长期不瘥,肝失调达,气机不利,病及于血,血行不畅,此即久病入络之理。气血郁滞,络脉瘀阻,不通则痛,故肝区疼痛久久不愈,且因郁怒、疲劳等加重。治以活血通络,配合疏气之法,使其通利,所谓气行则血行,通则不痛。谢老常用手拈散、复元活血汤加减。本方疏气药和活血药同用,达到气行血活、胁痛自平的目的。对肝硬化、肝区疼痛初期,用之多有良效。
>
> 谢老曾指出:肝病胁痛,为肝炎四大症状之一。胁为肝之分野,故胁痛属肝。《素问·脏气法时论》说:"肝病者,两胁下痛",《灵枢·五邪篇》又云:"邪在肝,则两胁中痛"。案中所述的胁痛已久,久痛入络,血瘀气滞,用疏肝活血通络之法的复元活血汤加减而愈,方药基本符合辨证。除用本方外,亦可用膈下逐瘀汤攻逐瘀血,使瘀祛新生,气行血活,肝络疏通。

案④

李××,男,41岁,工人。右胁肋部刺痛间作6个月。患有慢性乙型肝炎病史8年。平时尚无明显不适。近半年来,自感胁肋部不适,外院B超提示肝纤维化,肝功能尚属正常。遂来本院要求中药治疗。刻下症见:两胁刺痛,按有癥块,约有鸭蛋大小,拒按,固定不移,嗳气泛恶,食纳减少,尿短赤,舌色紫黯,脉弦有力。既往史:慢性乙型肝炎。辅助检查:HBsAg(+),HBeAg(+),HBcAb(+)。辨证:素有慢肝病史,肝气郁久,气滞血瘀,瘀血停聚胁下而成癥积。治法:行气散瘀,消积化癥。自拟散瘀消痞汤加减。柴胡 6 g,郁金 10 g,川楝子 10 g,延胡索 10 g,桃仁 10 g,赤芍 10 g,红花 10 g,三棱 10 g,炙鳖甲 20 g,丹参 15 g,牡蛎 30 g(先煎)。7 剂。

药后自觉良好,胁痛减轻,食纳略增,苔脉如前。守方 20 剂。药后,胁痛明显减轻,纳增,二便调,舌紫变淡,原方继服 15 剂。四诊:癥块消失,B 超复查肝区光点分布均匀。嘱改服鳖甲煎丸 1 个月,早晚各服 9 g。随访半年,病未复发加重。

> **按** 肝藏血,脾统血,肝气久郁,脾失健运,血凝瘀积中焦,死血内着,而成癥积。治以消积化癥散瘀之法,使瘀血去,新血生,以达消积化癥之效。谢老常自拟散瘀消痞汤加减。临床观察本方对改善肝功能、化痞消积,较为适宜,不失为治疗慢性肝炎、肝纤维化之良方。
>
> 谢老曾认为:肝病出现胁肋刺痛,腹有硬块,由于肝病日久,气郁血瘀,脉络瘀阻,而致肝区疼痛,渐成癥积、痞块。这些症状类似现成医学的慢性肝炎、肝纤维化、肝脾肿大等。治疗以行气散瘀消癥。所谓:"气行则血行",气机畅达,瘀血消去,诸症均可减轻。本案用散瘀消痞汤而取效。此外还可用柴胡疏肝汤、三甲汤、复元活血汤、膈下逐瘀汤化裁。成药可配合鳖甲煎丸。

案⑤

柳××,男,39 岁,教师。右胁痛反复发作 3 年,加重 2 个月。患有慢性肝炎病史 3 年,常感右胁疼痛隐隐,时如针刺,脘腹胀闷。近 2 个月来症状有所加重,伴纳谷不馨。查肝区轻度压痛,舌苔腻,边有紫色,脉弦细。肝功能:ALT 80 U/L,AST 40 U/L,TBil 12 μmol/L。HBsAg(+)。B 超:肝上界第 6 肋,肝下界肋下 3.6 cm。光点分布不匀。辨证:肝气郁久,气滞血瘀,瘀血停聚。治法:行气散瘀,消癥化积。选方:自拟散瘀消痞汤加减。炙鳖甲、穿山甲 10 g,玄胡 10 g,牡蛎 30 g,红花 10 g,赤白芍各 15 g,三棱 10 g,地鳖虫 10 g,木香 8 g,柴胡 6 g,丹参 20 g,陈皮 10 g,大青叶 15 g,五味子 10 g。10 剂。

药后自觉右胁痛稍减,余症同前。上方继进。15剂。三诊:一般情况尚可,病情稳定,嘱原方连服2个月后来院复查。四诊:右胁痛消失,纳可。B超:肝肿大消失,光点分布均匀。ALT:48 U/L,AST:36 U/L,TBil:11 μmol/L。随访半年,病未见复发。

按 《素问·五脏生成篇》云:"邪在肝,则两胁中痛"。谢老认为,慢性肝炎的病理基础是肝郁气滞,疏泄失职。本案肝郁日久,瘀血内阻,故运用自拟方以散瘀消痞,使瘀血消去,新血流行,痞块消失而愈。临床当据证适当加味。如体虚者加党参、黄芪各15 g,益气扶正;乙肝病毒阳性者,加用大青叶、白花蛇舌草各20 g,清热解毒;食欲不振者加麦芽、神曲各15 g,以健脾开胃;谷丙转氨酶增高者加五味子10 g。

谢老曾指出:胁痛为肝炎常见之症。胁为肝之分野,故胁痛属肝,《素问·五脏生成篇》云:"邪在肝,则两胁中痛。"本例所述之肝炎胁痛,痛如针刺,病已日久,久病入络,气滞血瘀,已成癥积。案中用活血散瘀、软坚消癥之剂而获效。在治法和用药上,符合辨证施治的要求。

案❻

钱××,女,36岁,农民。右侧胁肋疼痛加重3个月。患有慢性肝炎5年余,HBsAg(+),平时经常感右胁疼痛不适,但痛势不甚,亦未坚持治疗。近3个月来,右胁疼痛似有加重,伴头晕目眩,腰膝酸软,四肢乏力,失眠,纳差,口干,手心发热,面色萎黄,舌质红,苔少,脉细而数。查肝功能:ALT 120 U/L,AST 40 U/L。辨证:乃肝郁日久,肝木自戕,阴虚气滞,络脉失和,脾胃失健。治法:滋阴柔肝健脾。一贯煎加减。枸杞子10 g,麦冬10 g,北沙参10 g,当归10 g,川楝子10 g,白芍10 g,太子参10 g,炒白术10 g,生地20 g,五味子6 g。14剂。

药后,右胁痛明显减轻,但仍食纳不振,寐差多梦,苔脉如前,治守原方去五味子,加麦芽20 g,夜交藤15 g,嘱连用1个月后复诊。三诊:诸症悉除,复查肝功能 ALT 60 U/L,AST 36 U/L。嘱连服六味地黄丸以资巩固。

按 慢性肝炎日久，或进入中期，由于肝郁化火，阴液暗耗，以致肝血亏损，肾阴不足，病已由实转虚。病机已由肝及肾及脾，出现气阴两亏，正虚邪实夹杂的征象。此期的治疗，谢老认为，既要养阴护肝，又要兼顾脾胃，不可过用疏肝，耗其阴血，方选一贯煎合四君子汤加减。临床若出现脾肾阳虚的症状，当以补脾肾为主，选用金匮肾气丸，配合理中汤益火之源，但方中桂附，只可暂用，不宜久服。谢老指出：《素问·脏气法时论》云："肝病者，两胁下痛引少腹"。胁为肝之分野，肝之经络分布于两胁，所以肝病胁痛，实为常见症状。本例胁痛，系因肝病日久，肝肾阴耗，精血亏损。血虚不能养肝，肝气不舒，形成胁痛。肝体阴而用阳，喜条达，恶抑郁，如肝阴不足，气滞不畅则胁肋疼痛，案中用滋养肝肾、疏肝理气之一贯煎，符合辨证施治之要求。

案 **7**

李××，女，46岁，工人。胁肋胀痛5天。5天前因琐事生气后，即感脘胁痛胀，时时嗳气泛酸，食欲欠佳，二便尚调，苔白稍腻，脉弦。辨证：气郁伤肝，肝木失于疏泄，横逆犯胃。治法：疏肝和胃。柴胡疏肝散加减。柴胡6 g，陈皮6 g，香附10 g，枳壳10 g，白芍10 g，炙甘草5 g，佛手10 g，炒白术10 g，川楝子10 g，生姜3片，大枣6枚。7剂。

二诊：药后诸症皆退，胁痛已平。

按 肝主疏泄，胃主受纳，肝气条达，则胃气和降。若情志不舒，肝气郁结，横逆犯胃，则生诸疾。谢老常用柴胡疏肝散，疏肝行气，即所谓"治肝可以安胃"，肝气条达，胃不受侮，则胃自安和而疼痛亦止。谢老指出：肝为将军之官，其性动而主疏泄，若因情志抑郁，皆能使肝失条达，疏泄不利，气阻络痹而致胁痛，本例胁肋胀痛，因气郁所致，用疏肝理气的柴胡疏肝散加减而愈，乃选方确当，立法合理。

案 **8**

张××，男，37岁，职员。胁痛反复3年，加重1周。有慢性肝炎3年，常感胁肋疼痛不适。平时间断服药，ALT 80～120 U/L间波动。近1个月来因郁怒生气,右胁疼痛加重,腹胀食减,时有嗳气,尿赤,便调,苔腻,舌边有紫点,脉弦细而涩。肝功能:ALT 100 U/L。辨证:郁怒伤肝,肝失条达,气机郁滞,气滞血瘀。治法:疏肝理气,活血止痛。柴胡疏肝散加减。柴胡6 g,川芎6 g,甘草6 g,赤白芍各9 g,川楝子9 g,枳壳9 g,香附9 g,陈皮6 g,延胡索10 g,桃仁10 g,红花6 g,郁金10 g。7剂。

药后胁痛稍减,纳食略增,上方继进7剂。三诊:自觉胁痛明显减轻,苔脉如前,嘱续服15剂。四诊:药后,胁痛已无,肝功能 ALT 56 U/L,嘱常服逍遥丸以资巩固。

按 肝性刚强,其性动而主疏泄。若情志失调,气机不畅,肝失条达,气阻络痹,迁延日久,则气滞血瘀,瘀血停积,阻塞胁络,胁痛加剧,宜疏肝理气止痛,柴胡疏肝散加减进服,血瘀明显者可加红花、丹参、延胡索等。

谢老曾教导学生:肝位于胁内,其经脉分布于两胁,性主疏泄,肝之有病,往往反映到胁肋部位而发生胁痛,《素问·脏气法时论》曰:"肝病者,两胁下痛引少腹"。本例胁痛,肝病已久,气血瘀滞,阻塞胁络而成。用柴胡疏肝散加味而收效。如胁痛剧烈者可加乳香、没药祛瘀活血、理气止痛,若久病气滞血瘀者,加香附、郁金调气理血。

案⑨

李××,女,35岁,公务员。乏力纳差3个月。有慢性乙型肝炎病史3年,经中西医治疗后,肝功能基本正常。惟近3个月来,面黄体弱,时感头昏眼花,腰腿酸软,肢倦乏力,食纳不振,右胁肋部时有不适,大便偏溏,日行二次,小便正常,舌苔白,脉细无力。肝功能:ALT 42 U/L,AST 30 U/L,TBil 11 μmol/L。血常规:Hb 110 g/L,RBC $3.6×10^{12}$/L,WBC $5.1×10^9$/L,N 0.63,L 0.34,M 0.03。辨证:此乃久病正气未复,脾胃虚弱,肝肾不足。益气健脾、补养肝肾。党参10 g,黄芪10 g,山药10 g,白芍15 g,白术10 g,茯苓10 g,陈皮10 g,当归10 g,黄精10 g,补骨脂10 g,山萸肉10 g,炙鳖甲30 g,苡仁30 g。7剂。

药后自觉精神转佳,食纳略增。守方继进。15剂。三诊:头昏消除,食欲正常,神清气爽。嘱改香砂六君子丸、六味地黄丸、逍遥丸善后巩固。随访半年,病未见复发。

按 慢性肝炎进入恢复阶段,肝脾肾等脏器皆虚,治当和肝、健脾、补肾。谢老认为,盖脾为后天之本,肾为先天之本,脾肾功能健盛,则体弱易复。健脾常用六君子汤为主,补肾常以地黄丸之类加减,和肝则用逍遥丸化裁。如临床尚见肝脾肿大未消,谢老教导学生可在调理肝脾的基础上,适当加入郁金、桃仁、红花、丹参、三棱、莪术之类以活血化瘀,脾大质硬加鳖甲、牡蛎以软坚化瘀消癥。谢老指出:急慢性肝炎,经过中医药之清热利湿解毒、疏肝以及活血散瘀,和西医之抗病毒等治疗后,病情日渐恢复。但由于邪气久羁,元气耗伤,脏腑功能亏损,因而表现出各种虚损证候。治疗,应先分清阴阳,属气属血。治疗当以"损者益之""劳者温之""和形不足者,温之以气,精不足者,补之以味"为基础法则。

案⑩

刘××,男,28岁,教师。乏力伴右胁疼痛间断发作1年。患者近1年来右侧胁肋部隐隐作痛,身倦乏力,间断发作,故未加重视。近偶查肝功能,发现 ALT 升高,遂来本院就诊。刻下尚伴腰酸腿软,食纳一般,舌淡苔白,脉细。ALT 120 U/L,HBsAg(+)。辨证:土虚木侮,肾阳不足。治拟健脾益气温肾。土茯苓20 g,大青叶20 g,黄芪20 g,仙灵脾20 g,五味子15 g,茜草15 g,炒白术20 g,紫河车10 g,川楝10 g,玄胡10 g。上方守方治疗2个月,诸症消失,ALT 复查正常。后以逍遥丸及金匮肾气丸巩固疗效。

按 谢老认为,乙型肝炎患者的细胞免疫功能偏低,体内病毒不能及时被清除。患者临床多见体倦乏力、腰膝酸软、面黄舌淡、脉细等肾阳不足的表现,所以治疗乙肝既要增强患者机体免疫功能,补其亏损,又要针对性抑制乙肝病毒的复制。近代药理研究表明,仙灵脾有免疫刺激作用,可增强细胞免疫功能。故加入仙灵脾,能够促进临床疗效的提高。

谢老曾教导学生:本例乏力,伴胁痛1年,"两对半"不正常,谷丙转氨酶升高,此为正虚挟邪之证。由于肝病日久,脾肾俱虚,脾虚则体倦乏力,肾虚则腰酸膝软。案中用治肝理脾温肾,兼以清解之法,符合扶正祛邪的治疗规律。

案⑪

黄××,男,35岁,教师。右胁疼痛反复发作5年,加重3个月。患有慢性乙型肝炎5年,常感右侧胁肋疼痛,平时亦未积极诊治。近3个月来,胁肋疼痛逐渐加重,外院B超提示早期肝硬化。刻下:两胁刺痛,按有痞块(肝脾肿大),嗳气泛恶,中满腹胀,纳呆,大便不调,神情委顿,舌苔白质紫黯,脉细弦。肝功能:ALT 100 U/L,其余尚属正常。辨证:邪毒久羁于肝,肝脾气血郁结,肝脾两伤,气滞血瘀。治法:疏肝解郁,散瘀消癥,佐以健脾。自拟散瘀消痞汤加减。柴胡6 g,丹参10 g,延胡10 g,炮山甲10 g,党参10 g,炒白术10 g,桃仁10 g,赤白芍各10 g,红花10 g,三棱10 g,炙鳖甲30 g(先煎),牡蛎30 g(先煎)。

药后胁肋疼痛稍缓,腹胀亦减,食纳略增,苔脉如前,守方继进。30剂。三诊:药后精神转佳,胁痛大减,食纳尚可,大便渐调,腹胀明显减轻,痞块缩小,肝功能ALT 80 U/L,上方继服。四诊:患者自行守方调治2个月,症状消失,肝功能复查正常,B超检查肝脾正常。随访半年,病未复发。

> **按** 慢性肝炎失治或久治不愈,常继发肝脾肿大、肝纤维化。此乃肝病日久,气血不足,血行无力,壅滞肝络,阻遏气机,停留成瘀。病机为邪气亢盛,正不敌邪。此期治疗,当攻补兼施,可采用益脾固正,活血化瘀,消癥散积等法,以祛邪不伤正。并处处以顾护脾胃为第一要义,反映了谢老重视后天脾胃的学术思想。谢老指出:肝硬化,临床以肝区胀痛或刺痛,肝脾肿大为特点,属中医学"胁痛""癥瘕""积聚"等范畴。病位主要在肝与脾。其病理因素为肝郁气滞,脾运失健,瘀血凝聚。清代王旭高云:"肝横则气血凝滞,故"结癥"。治疗以活血通络,散瘀消癥,配合疏气之法,使其通利,所谓气行则血行。本例用自拟散瘀消痞汤治疗而愈。此外,临床亦可用膈下逐瘀汤、复元活血汤加减治之。

案⑫

患者,女性,39岁。1982年4月1日初诊。患者患慢性肝炎两年余,曾经某院确诊为肝硬化,经常肝区隐痛,4天前因急躁气怒,胁痛加重,脘腹发胀,嗳气不畅,食纳减少,舌苔白腻,边有紫点,脉弦细而涩。肝功能检查:黄疸指数5 U,麝香草酚絮状试验(++),硫酸锌浊度大于14 U,高田氏反应(+),

谷丙转氨酶 100 U。证属肝郁不舒,气滞血瘀,不通而痛。治以行气活血,散瘀止痛。处方:柴胡 6 g,金铃子、延胡索、郁金、赤芍、白芍、制香附、桃仁、红花、炒枳壳各 10 g,紫丹参 15 g,服药 24 剂,胁痛消失,肝功能复查正常,后以逍遥丸固之。

> **按** 本例患者诊断肝炎、肝硬化,常感胁痛,多因急躁动怒而加重,伴脘腹作胀,纳可嗳气,舌苔白腻,边有瘀点,脉象弦细而涩。辨证显属肝气郁结,气滞血瘀,治宜行气活血,散瘀止痛。谢老选方四逆散合金铃子散加减治疗。方中柴胡条达肝气而疏郁结,枳壳行气止痛以疏理肝脾,芍药养血柔肝、缓急止痛,香附疏肝行气止痛,延胡索、川楝子行气活血止痛,合桃仁、红花、丹参、郁金活血散瘀开郁止痛,全方共奏疏肝行气,活血止痛之功,方证相合,故能收效迅速,胁痛消失。

案⑬

钱××,女,42 岁,农民。有慢性乙肝病史 6 年,平时常感精神郁闷,脘胁作胀,纳少,大便不调,多次肝功能检查 ALT 60～100 U/L、AST 基本正常,HBsAg(+),HBcAb(+)。近日自觉症状较前加重,遂来诊。查舌淡边有瘀点,苔薄白稍腻,脉细弦。ALT 120 U/L、AST 56 U/L。治以行气化瘀。柴胡疏肝散合失笑散加减。药用柴胡 10 g,枳壳 10 g,郁金 15 g,赤白芍各 15 g,虎杖 15 g,川芎 15 g,玄胡索 10 g,生蒲黄 15 g(包),五灵脂 15 g,香附 15 g,板蓝根 30 g,茯苓 15 g。连服 3 周胁腹胀痛明显减轻,食纳转增,大便转调,继服15 剂后无明显不适,复查 ALT 40 U/L。嘱服逍遥丸以资巩固。

> **按** 肝在五行属木,主疏泄,喜条达而恶抑郁。慢性肝病,湿热瘀阻,阻滞气机,病情缠绵难愈,久则情绪不畅,致肝失疏泄,气机郁滞。气为血之帅,血为气之母,气行则血行,气滞则血瘀,血瘀气更滞。血瘀、气滞,互为因果。行气化瘀法是临床常用肝病治法之一,多用于慢性肝病证属肝失疏泄,气机郁滞,导致血运不畅之气滞血瘀证。症见胸胁胀痛或刺痛不适,饮食不振,脉弦涩,舌淡或有紫气或瘀斑瘀点。常用药如柴胡、枳壳、赤芍、白芍、香附、川芎、郁金、元胡索、丹参、炙乳没、五灵脂等。临床应用:① 如有气郁化火,可加用丹皮、栀子、黄芩等;② 因肝郁易于犯脾,故应顾护脾胃,方中可加入健脾助胃之药,如茯苓、白术;③ 疏肝行气之品,性多香燥,易伤阴津,故治疗应中病即止,不可过于辛散,并酌加柔肝护阴之品如白芍。

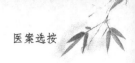

○ 阳黄案18则

案❶

张×,女,24岁,1978年6月2日初诊。患者恶寒发热一周,初当感冒治疗数日未效,寒热不解,身着棉衣来医院就诊。症见形寒怕冷,身热,体温38.1℃,右胁隐痛,脘闷发胀,时有泛恶,头昏肢倦,尿黄赤,舌苔薄白根部微黄,脉弦,巩膜、皮肤轻度黄染。尿液检查:胆红素(＋＋);肝功能检查:黄疸指数10 U,谷丙转氨酶50 U。西医诊断为急性黄疸性肝炎。辨证:外有寒邪,里有湿邪,证属黄疸中的"阳黄"。治以解表清热,利湿退黄。处方:麻黄5 g,连翘、杏仁各6 g,赤小豆30 g(先煎),桑皮、甘草各6 g,茵陈15 g(后入),鲜生姜3片,红枣6枚。服药2剂,恶寒怕冷已除,身热渐退,体温37.4℃,余症如前。乃表邪已解,湿热未清,改用茵陈五苓合麻黄连翘赤小豆汤去麻黄、桂枝。服药16剂,黄疸消失,右胁痛亦除,食欲增加。再以原方3剂,以清余邪,1个月后复查肝功能正常。

> **按** 本例诊断阳黄(急性黄疸肝炎)并兼有表证。黄疸病因有外感与内伤两途,病机关键是湿,正如《金匮要略·黄疸病脉证并治》指出:"黄家所得,从湿得之"。阳黄初起,邪多在表,形似外感,临床除黄疸见症外可兼见恶寒发热、无汗、头痛、身倦、苔白、脉浮弦或浮数等,谢老认为此为外有寒邪,里有湿邪,治当用发散解表的药物以祛除表邪,使湿热之邪自外而解。选方麻黄连翘赤小豆汤加味。麻黄连翘赤小豆汤方出《伤寒论》,药由麻黄、连翘、赤小豆、桑皮、杏仁、甘草、生姜、大枣组成,功效为疏风宣肺、清热利湿,宣肺与利水并重,兼以清热,所治与本证病机颇为切合。方中合茵陈清利湿热,利胆退黄。茵陈为退黄之要药,药理作用显示茵陈有显著的利胆作用,并有保肝作用。二诊时表邪已解,体内湿热未清,故减麻桂并合茵陈五苓旨在加强祛湿之力。谢老告诫学生临床使用麻黄连翘赤小豆汤散湿驱邪时,用量宜轻,应取其徐徐汗出,中病即可,不可重剂多投过投,以防伤津生变。

案 ❷

丁×,男,27 岁。因"急性黄疸型肝炎"于 1977 年 5 月 22 日入院,西医给予保肝药治疗。邀中医会诊,症见巩膜、皮肤、小溲皆黄,黄色鲜明如橘子色,身热,体温 38.5℃,头昏不思食,口苦微渴,大便两日未解,舌苔腻黄,脉弦数。证属"阳黄"热重于湿。治以清热解毒,利湿消黄。处方:茵陈 20 g(后入),板蓝根 15 g,山栀、黄芩各 6 g,大黄(后入)、赤苓、牡丹皮、车前子、黄柏各 9 g。服药 2 剂,便泻数次,身热已除,黄腻苔亦退,食欲尚差。守原方加入健胃的陈皮 10 g,连服 26 剂,黄疸消退,精神佳,食欲日增,1 个月后,复查肝功能正常。

> **按** 本例患者诊断为急性黄疸肝炎,症见巩膜、皮肤、小溲皆黄,黄色鲜明如橘子色,并伴身热、口苦微渴,大便两日未解,结合舌苔腻黄,脉弦数,谢老辨证当属"阳黄"热重于湿。"黄家所得、从湿得之"(《金匮要略》),湿从热化者为阳黄,本病病机乃因湿热蕴结熏蒸肝胆,胆溢肌肤所致。故见一身面目俱黄,黄色鲜明。治当清热通腑,利湿退黄,选方茵陈蒿汤加味。茵陈蒿汤出自《伤寒论》,为治疗黄疸阳黄之代表方,药由茵陈、山栀、大黄组成,功效为清热利湿退黄。方中茵陈为退黄要药,以其苦寒降泄,长于清利脾胃肝胆湿热,伍栀子泄热降火,使湿热从小便而去,合大黄泻热逐瘀,令湿热瘀滞从大便而去。配伍板蓝根、黄芩、黄柏、丹皮以增清热解毒之力,板蓝根药理作用显示有抗肝炎病毒的作用;合用赤苓、车前子以强淡渗利湿之效,全方共奏清热解毒、利湿消黄之功。方证相合,故收效明显。

案 ❸

董×,男,31 岁。因患"黄疸肝炎"于 1977 年 6 月 3 日入院。症见身目俱黄,溲赤,胸脘胀闷,身倦纳减,恶心,大便溏薄,每日两次,舌苔厚腻,脉弦缓。此乃脾胃失调,湿聚热郁,以致肝失疏泄,胆液不循常道,溢于肌肤,发而为黄。辨证属"阳黄"湿重于热。治拟利湿消黄。处方:茵陈 20 g(后入),柴胡 5 g,炒苍术、赤猪苓、车前子、陈皮、焦神曲、炒薏苡仁各 10 g。服药 6 剂,黄疸、胁痛好转,唯脘闷腹胀未减,食欲尚差,此乃湿困脾胃,浊邪未化。宗原方加白蔻仁 3 g,大腹皮 10 g,木香 5 g。服 8 剂,黄疸消退,腹胀亦除,肝功能复查正常。

按 本例患者诊断为"急性肝炎",症见身目俱黄,溲赤,胸脘胀闷,身倦纳减,恶心,大便溏薄,每日两次,舌苔厚腻,脉弦缓,综合考虑当属阳黄证湿重于热者。谢老认为,此因脾胃失调,脾为湿困,久而化热,湿遏热伏,以致肝失疏泄,胆液不循常道,溢于肌肤,发而为黄。治疗当利湿退黄。谢老临床多用茵陈五苓散加减。茵陈五苓散方出《金匮要略》,药由茵陈、桂枝、茯苓、白术、泽泻、猪苓等组成,功效为利湿退黄,主治湿热黄疸湿重于热、小便不利者。方中茵陈为退黄要药,合赤猪苓、车前子、薏苡仁、苍术淡渗利湿,柴胡疏肝理气,陈皮、焦神曲行气和胃,全方共奏利湿化浊,运脾退黄之功。二诊合白蔻仁、大腹皮、木香旨在加强行气祛湿醒脾助运之力。药证相合,故能收获快捷。

案④

单×,女,26 岁。因"急性黄疸肝炎"于 1979 年 11 月 5 日入院。症见目珠、皮肤发黄,右胁肋痛,急躁则痛甚,伴有胸闷嗳气,食欲不振,小便黄,月经 2 个月未潮,舌苔白腻,边有紫色,脉弦。患者素有脏躁病史,肝气久郁,加之湿热内蕴,肝胆失疏,气机郁结,阻于胁络,而成黄疸胁痛。治宜疏肝理气,解郁消黄。处方:柴胡 5 g,赤白芍、川楝子、郁金、制香附、当归、丹参各 10 g,茵陈 20 g(后入),甘草 5 g,生姜 3 片,大枣 6 枚。服药 9 剂,胁痛已除,食纳增加,黄疸消退,于 11 月 15 日出院。

按 本例患者诊断为急性肝炎,除可见目珠、皮肤发黄外,尚可见右胁肋痛,急躁则痛甚,伴有胸闷嗳气,食欲不振等,结合过往有脏躁病史,以及舌苔白腻,边有紫色,脉弦,谢老认为肝主疏泄,喜条达,若情志不遂,肝气久郁,加之湿热内蕴,肝胆失疏,气机郁结,阻于胁络,而成黄疸胁痛。治疗当宗《内经》"疏其血气,令其条达"之旨,以疏肝理气、解郁为先,谢老临床常用柴胡疏肝散或逍遥散加减。柴胡疏肝散方出《证治准绳》,药如柴胡、枳壳、白芍、甘草、香附、川芎、陈皮,功效为疏肝解郁,行气止痛;逍遥散方出《太平惠民和剂局方》,乃常用调和肝脾之剂,由柴胡、白术、茯苓、当归、芍药、甘草等组成,具有疏肝解郁、养血健脾之功效,主治肝郁血虚脾弱证。方中茵陈为退黄要药,柴胡乃治疗肝气郁结之要药,善于达邪外出,配当归、赤白芍、甘草以养血和营止痛,合郁金、川楝、香附、丹参行气活血止痛。由于方证颇为合拍,故能快捷获效。临床若兼内热者谢老常加牡丹皮、山栀清肝泄热,有恶心呕吐者,则加半夏、竹茹。

案⑤

张×,男,22岁。因"急性黄疸肝炎"于1979年11月12日入院。症见身目发黄,脘闷不舒,嗳气呕恶,进食饮水则呕出,胸胁满痛,舌边红,苔薄腻,脉弦。此乃肝气犯胃,胃失和降。治以疏肝和胃,理气调中。处方:木香、厚朴各6g,砂仁3g(后入),陈皮、左金丸(入煎)、炒苍术各9g,柴胡5g,茵陈15g(后入),生姜3片,大枣9枚。服药3剂,呕吐即平,能进饮食。守原方加减,又服药9剂,诸症消除而出院。

按 本例患者被诊断为急性黄疸肝炎,除见身目发黄,尚见脘闷不舒,嗳气呕恶,进食饮水则呕出,胸胁满痛,结合舌边红,苔薄腻,脉弦,谢老认为此乃肝气犯胃,胃失和降所致。中医学认为,胃以和降为顺,若肝胆不疏,横逆犯胃,胃失和降,则致气机上逆。治当疏肝和胃,理气和中,使胃腑调和,胃气通降,则呕吐自平。谢老临床常用香砂平胃散或四逆散合左金丸加减。方中茵陈清利湿热,利胆退黄,为退黄要药,柴胡疏肝理气,达邪外出,木香、厚朴、陈皮、砂仁、苍术行气祛湿、和胃调中,黄连、吴茱萸清泻肝火,降逆止呕,全方共奏疏肝和胃降逆止呕之功。方证相合,故能收效迅速而愈。

案⑥

陈×,男,32岁。因"慢性肝炎急性发作"于1979年2月27日入院。症见巩膜、皮肤黄染,右胁下按有癥块,触之疼痛,食纳不思,嗳气恶心,尿短赤,苔黄腻,舌边有紫色,脉弦稍数。患者素有慢肝病史,乃肝气郁久,气滞血瘀,瘀血停聚,而成肝肿疼痛。行气活血,活瘀消癥。处方:柴胡、川楝子、赤芍、延胡索、桃仁各10g,茵陈(后入)、丹参、炙鳖甲(先煎)各15g,三棱5g,牡蛎30g(先煎),红花6g。服药34剂,胁下癥块消失,疼痛亦除,食纳渐增,于3月31日出院。

按 中医学认为，肝藏血，脾统血，黄疸日久不愈，湿浊瘀阻肝胆脉络，进而伤及肝脾，气机阻滞，瘀血内停，结于胁下，渐成癥积，出现肝脾肿大。故黄疸病发展至中、后两期，常见脘腹及胁肋间有痞块瘀积。本例患者诊断为慢性肝炎急性发作，除见皮肤巩膜黄染之外，尚可见右胁下按有癥块，触之疼痛，舌边有紫色，脉弦稍数。谢老认为患者素有慢肝病史，肝气郁久，气滞血瘀，瘀血停聚，而成肝肿疼痛。临床治疗当行气活血，化瘀消癥，使瘀血消散，新血流行。谢老常用三甲汤加减。或用鳖甲煎丸，早晚分服。方中柴胡、延胡索、川楝子、桃仁、赤芍、丹参、郁金疏肝行气，活血止痛；三棱、莪术破血消癥；穿山甲、生牡蛎、鳖甲软坚散结；茵陈退黄等，全方共奏疏肝行气、散瘀化癥之功。药证合拍，故能收效迅速。

案❼

杨×，男，33岁。因患"急性黄疸肝炎"于1980年1月5日住院，经中西医治疗恢复后，尚有头昏，肢倦，食纳欠香，口干渴，右胁时痛，手心发热，小便微黄，大便少，舌红苔腻少津，脉细无力。此乃病后余邪未清，脾胃未健，气阴两虚。治以疏肝健脾，益气养阴。处方：党参、黄芪、炒白术、麦冬、石斛、川楝子、白芍各9g，陈皮15g，五味子3g，柴胡、枳壳、甘草各5g。服药21剂，头昏、胁痛已除，食欲增加，肝功能恢复正常。

按 本例诊断为急性黄疸肝炎，迭经清热、利湿、疏肝、化瘀、消癥等法治疗，日渐恢复。但因湿热瘀滞日久，热盛伤阴伤津，湿盛伤脾，脾胃受戕，气阴受损，故临床常表现精神疲困、饮食不香、脉细缓等虚弱现象，或见口渴唇干、手心灼热、舌红少津、脉细数等。谢老认为，此乃病后余邪未清，脾胃失健，气阴两虚。治当宜健脾养胃，益气养阴。盖脾胃为后天之本，气血生化之源，脾胃功能健运，则肝病易愈、体弱易复。谢老临床多喜以香砂六君子汤合麦门冬汤加减。若见胸闷胁痛，则又宜用逍遥散加减，以疏调气机；若见喜呕、不思食、胸胁发闷、口苦等，谢老选用小柴胡汤加减以和解之；如见肝阴不足，症见头痛、眩晕者，则用杞菊地黄丸或大补阴丸之类。方中党参、黄芪、白术健脾益气；白芍、沙参、麦冬、石斛、五味子柔肝养阴；柴胡、枳壳、川楝子、陈皮调肝行气和胃，全方共奏健脾和胃、益气养阴、疏肝和胃、清解余邪之功。

案 8

陈×,男,32 岁。因慢性肝炎急性发作,于 1979 年 2 月 27 日入院,住院号 79246。肝功能化验:黄疸指数 20 U/L,谷丙转氨酶 60 U/L,查肝肋下 3 cm,质软,脾肋下 4 cm,西医诊为肝硬化。给予保肝药等治疗,邀中医会诊,症见巩膜、皮肤黄染,右胁刺痛,按有癥块,嗳气泛恶,纳呆,尿黄,苔腻黄,边有紫色,脉弦数。证属瘀血黄疸。治以利湿退黄,散瘀消癥。药用茜草、茵陈、鳖甲各 20 g,垂盆草、丹参各 15 g,郁金、山栀、三棱、延胡索、泽泻各 10 g,水煎,每日 1 剂。服药 6 剂后,黄疸开始消退,症状日渐改善。服药 33 剂,黄疸全退,瘀块消失,肝功能复查正常,于 3 月 31 日出院。

按 本例患者肝炎、肝硬化,并出现黄疸,伴有右胁刺痛,按有癥块,苔黄腻,边有紫色,脉弦数,谢老辨证为瘀血黄疸。瘀血黄疸,首由清代程钟龄《医学心悟》提出,"瘀血发黄,亦湿热所致,瘀血与积热熏蒸,故见黄色也",并指出"祛瘀生新而黄自退"。清代张璐《张氏医通·杂门》也说:"以诸黄虽多湿热,然经脉久病,不无瘀血阻滞也",并云:"有瘀血发黄,大便必黑,腹胁有块或胀,脉沉或弦"。谢老治疗此类黄疸,常予散瘀消癥,利湿退黄。喜用茜草、茵陈配合诸药治之。"茜草主治风痹黄疸"(《神农本草经》),谢老认为,茜草味苦微酸,性寒,入足厥阴经。功能为行血、止血,且有清肝祛湿、散瘀退黄之能。凡对黄疸肝炎有瘀血症状者,临床用之,殊有佳效。而黄疸具有清利湿热、利胆退黄之功效,为治黄疸之要药,二者相合祛瘀退黄。方中鳖甲、丹参、郁金、三棱、延胡索散瘀消癥、活血止痛;垂盆草、泽泻利湿退黄,全方相伍,散瘀消癥,利湿退黄,故能药至病所,黄退癥消而病愈。

案 9

董×,男,31 岁。于 1977 年 6 月 3 日,以腹胀、恶心、面目全身发黄为主诉入院,住院号 77707。患者 4 年前有黄疸肝炎病史,查体:面部有蜘蛛痣 2 枚。肝功能化验:黄疸指数 30 U,谷丙转氨酶 150 U。诊断:肝硬化。西医给予保肝药治疗。两天后,邀中医会诊,症见身目悉黄,胸脘饱胀,两胁疼痛有块,恶心,纳减,大便溏日 2 次,小便黄,舌苔厚腻,脉弦濡。乃肝病日久,脾胃失健,湿聚热郁,熏蒸肝胆,胆液外泄,发而为黄。治以健脾利湿,散瘀消黄。药用茜草、茵陈、猪茯苓、大腹皮各 10 g,薏苡仁、丹参、板蓝根各 15 g。连服 13 剂,黄疸渐退。原方加减,又服 15 剂,肝功能复查基本正常。

按 本例患者肝硬化、黄疸,伴见胸脘饱胀、恶心纳减、便溏尿黄、舌苔厚腻,脉弦濡,谢老辨证认为,此乃肝病日久,病及于脾,运化失健,湿聚热郁,熏蒸肝胆,胆液外泄,故而为黄。正如《金匮要略·黄疸病脉证并治》所说:"黄家所得,从湿得之。"故黄疸之治,当利湿退黄,正如《金匮要略·黄疸病脉证并治》云:"诸病黄家,但利其小便"。本病见有胁下癥块,面部赤丝红纹,此因瘀血阻滞所致,故谢老临床治疗此类黄疸之证时,常伍以茜草入方。考茜草,《神农本草经》云其"主治风痹黄疸"。谢老临床发现,黄疸肝炎伴有瘀血症状者,参以茜草散瘀退黄,常获佳效。方中茵陈为治疗黄疸之要药,善清利湿热而退黄疸;猪苓、茯苓、苡仁、大腹皮健脾利水以助黄疸消退;丹参助茜草活血散瘀;板蓝根清热解毒。全方健脾利湿、散瘀消黄,使湿祛黄退,病渐康复。

案 ⑩

顾×,女,28 岁。1978 年 7 月 13 日初诊。患者 1 周前自觉全身酸楚,四肢乏力,胸闷恶心,恶寒发热,初按感冒治疗 3 天,寒热不解,体温 37℃,饮食减少,右胁疼痛,腹胀厌油腻,巩膜、皮肤轻度黄染,溲赤便干,苔白腻根微黄,脉弦稍数。尿液检查:胆红素(+++)。肝功检查:黄疸指数 12 U/L,谷丙转氨酶 160 U/L。证属黄疸。治以利湿消毒,兼解表邪。投宣痹汤加减:杏仁、滑石、连翘、防己、栀子、制半夏、晚蚕砂各 10 g,薏苡仁、茵陈、车前子各 15 g,麻黄 5 g,赤小豆 30 g。水煎服,每日 1 剂。另用肝炎冲剂、板蓝根冲剂,每次各 1 包,日服 2 次,交替服。服药 5 剂,体温正常,黄疸渐退。宗原方去麻黄,连服 25 剂,黄疸消除,诸症消失,肝功能正常。

按 本例患者被诊断为黄疸,诊时尚见寒热不解,肢体酸楚,恶心厌油、胸闷腹胀,苔白腻根微黄,脉弦稍数,谢老认为,此乃夏秋季节,暑湿当令,邪湿从表入里,蕴于中焦,郁而化热,湿郁热蒸,而发黄疸。治宜清热利湿退黄,兼散表邪。方选宣痹汤加减。宣痹汤出自清代吴瑭《温病条辨·中焦篇》,由防己、杏仁、滑石、连翘、栀子、薏苡仁、半夏、晚蚕砂、赤小豆皮等药组成,功效为清热祛湿。合麻黄连翘赤小豆汤旨在疏表清热,宣散外邪,利湿退黄。全方共奏清热利湿、散表退黄之功,二诊时黄疸渐退,表邪已解,故去麻黄守方再进,终黄疸消除,诸症消失而病愈。

案⑪

钱××,女,25岁,教师。恶寒发热1周,皮肤巩膜轻度黄染4天。患者1周前始恶寒发热,自认为感冒,并治疗3天,寒热不解,并出现巩膜、皮肤轻度黄染,伴全身酸楚,四肢乏力,胸闷恶心,饮食减少,厌恶油腻,右胁疼痛,腹胀,溲赤便干,苔白腻根微黄,脉弦稍数。尿化验:U-Bil(+++)。肝功检查:TBil 40 μmol/L,ALT 160 U/L,AST 40 U/L。辨证:外有表寒,内有湿热。治法:利湿消黄,兼解表邪。宣痹汤加减。杏仁10 g,滑石10 g,连翘10 g,防己10 g,山栀10 g,制半夏10 g,晚蚕砂10 g,苡仁15 g,虎杖15 g,茵陈30 g,车前子15 g,麻黄5 g,赤小豆30 g。6剂。

服药后,体温正常,黄疸渐退。宗原方去麻黄,10剂。三诊:药后黄疸较淡,诸症明显减轻,肝功能:ALT 90 U/L,TBil 24 μmol/L。上方继进10剂。四诊:诸症皆退,黄疸消失,饮食增加,二便正常,肝功能复查已正常。TBil 16 μmol/L,ALT 58 U/L,AST 36 U/L。

按 宣痹汤出自清代吴瑭《温病条辨·中焦篇》,原治湿聚热蒸,蕴于经络等症。本例黄疸初起,寒热身酸,形似感冒,为外有表寒,里有湿热之证,故予清热利湿药中加入麻黄以解表邪,使湿热之邪从内外而解。二诊时表证已解,故去麻黄,处方以清利湿热退黄为主。谢老指出:本例黄疸兼有表证,用宣痹汤加减治之而愈。本方所治之证,与黄疸同为湿热为患,所以用此方治疗黄疸,符合异病同治的规律。方中连翘清气分之湿热,赤小豆清血分之湿热,滑石利窍清热中之湿,山栀肃肺而治湿中之热。加麻黄、茵陈解表消黄,利湿清热,使表邪解,而湿热清,黄自退矣。

案⑫

申××,男,31岁,工人。神疲乏力纳差2个月。患者2个月前患"急性黄疸肝炎",在外院住院治疗近2个月后,肝功能基本正常而出院。出院时,尚有神疲头昏、肢倦,食纳欠香,右胁时有隐痛,要求中药调理,遂来门诊。诊见口干渴,手心发热,小便微黄,大便少,舌红苔黄少津,脉细无力。辨证:余邪未清,脾运不健,气阴两虚。治法:柔肝健脾,益气养阴。处方:党参15 g,炙黄芪15 g,炒白术15 g,麦冬15 g,石斛15 g,川楝子6 g,白芍15 g,陈皮6 g,五味子10 g,柴胡6 g,枳壳6 g,生甘草5 g。守方服药45剂,精神转振,食欲增加,二便正常。嘱以补中益气丸及六味地黄丸巩固之。

> **按** 黄疸病恢复期体质衰弱者,或表现精神疲困,饮食不香,脉细缓,或见口渴唇干,手心灼热,舌红少津,脉细数等。此乃病后气阴两虚,治宜健脾益胃养阴。盖脾胃为后天之本,脾胃功能健运,则体弱易复。谢老临床常以香砂六君子汤合麦门冬汤加减。如肝阴不足,症见头痛眩晕,用杞菊地黄丸或大补阴丸之类。
>
> 谢老曾指出:本例黄疸肝炎恢复期,出现神疲乏力、纳差、脾胃虚弱等症状。在治疗上应以益气健脾扶正为法。从症状上看,黄疸虽退,肝功能正常,但湿热余毒未清,如病史中所云:"小便微黄,舌苔黄"。所以在益气健脾养阴方药之中,清利湿热的药还须适当参用。

案⑬

刘××,男,31岁,教师。全身及面目轻度发黄1周。患者4年前因患"急性黄疸肝炎",在当地医院住院治疗近1个月,病情好转。以后病情时有反复,均给予保肝等治疗。1周前疲劳后,自觉全身乏力,继而面目全身发黄,伴腹胀恶心,遂来本院要求中药治疗。查见面部有蜘蛛痣2枚,肝肋下可及。刻诊:身目悉黄,黄而不鲜,胸脘饱胀,两胁疼痛有块,恶心纳减,便溏,日行2次,舌苔厚腻,脉弦濡。肝功能检查:TBil 30 μmol/L,DBil 12 μmol/L,IDBil 18 μmol/L,ALT 150 U/L。HBsAg(+),抗 HBc(+)。B超示肝纤维化。辨证:肝病日久,肝木犯土,脾胃失调,胆液外泄,发为黄疸。治法:疏肝健脾,利湿消黄。茵陈20 g,柴胡10 g,木香8 g,板蓝根10 g,炒二术各10 g,陈皮10 g,赤猪苓各10 g,枳壳10 g,车前子15 g,苡仁15 g,白蔻仁3 g(后入),大腹皮10 g。5剂。

药后,黄疸渐退,食纳略增,恶心减。守原方续服。7剂。药后症状明显减轻,黄疸不明显,脘胀消失,大便正常。原方7剂。四诊:黄疸消失,肝功能复查 ALT 56 U/L。嘱服逍遥丸及鳖甲煎丸。半年后来院告知,病情未见复发,亦无明显不适。复查B超肝纤维化已不明显。

按 肝病日久,失于条达,肝木侮土,脾运失健,以致湿浊内蕴,逼胆汁外泄,发为黄疸。治当疏肝和脾,利湿退黄,谢老常用茵陈四苓合四逆散加减。如是,肝郁得疏,脾运转健,湿浊既去,何愁黄疸不退。正所谓"黄家所得,从湿得之""治黄不治湿,未其治也"。组方在疏肝健脾的基础上,配伍车前子、赤猪苓,即是此意也。

谢老曾教导学生:元代罗天益根据黄疸的性质分为阳黄与阴黄两大类,便于临床辨证。黄疸的病因病机,不外乎两端。阳黄多为湿热蕴蒸,阴黄多为寒湿阻遏,脾阳不振。治疗阳黄以清热利湿为主,如热重于湿,以茵陈蒿汤为主;湿重于热,以茵陈五苓散为主。阴黄则以温化寒湿,用茵陈术附汤加味。如黄疸日久,湿浊残留不清,气滞血瘀,结于胁下,可辨为"瘀血黄疸",可用破瘀生新软坚之法。

案⑭

黄××,女,24岁,教师。皮肤轻度黄染伴食欲不振近8个月。患者8个月前,疲劳后全身乏力不适,食纳减少,右侧胁肋部疼痛,查 ALT 200 U/L、HBsAg(+)、HBeAg(+)、抗 HBc(+),在当地住院治疗后,症状及肝功能好转而出院。以后症状时有复发,多次肝功能检查 ALT 在 80~150 U/L 之间波动。近半个月来,自感症状较重,遂来本院门诊要求中药治疗。刻诊:全身乏力,口苦纳减,胁肋疼痛,面目轻度黄染,尿赤、便结,肋下触及肝边缘,舌苔黄厚腻,脉弦濡。肝功能:TBil 25 μmol/L,DBil 14 μmol/L,IDBil 11 μmol/L,ALT 120 U/L。HBsAg(+),HBeAg(+),抗 HBc(+)。辨证:肝病日久侮土,脾胃运化失司,湿浊郁而化热,熏蒸肝胆,胆汁外溢。治法:利湿消黄,解毒泄热。茵陈20 g,蛇舌草20 g,板蓝根20 g,连翘20 g,蒲公英20 g,生大黄6 g(后入),柴胡6 g,白蔻仁4 g(后入),佛手10 g,赤苓10 g。14剂。

守方连续服药2周后,黄疸明显减轻,恶心消除,食纳增加,惟感四肢沉困,故去大黄,加苡仁30 g,继服15剂。三诊:药后黄疸全消,诸症减轻。遂继以上方略加出入,巩固治疗30日,复查肝功能正常。

按 谢老认为,慢性乙型肝炎早期,病机多为湿热内蕴,肝失疏泄,脾运失健。此期治疗,应以清化湿热、化浊解毒为主,调理脾胃为辅。谢老尤其强调用药的针对性。临床常选用茵陈、山栀、蛇舌草、板蓝根、蒲公英、苡仁、虎杖、赤苓、枳壳、熟大黄等。若脘腹胀满,不欲饮食,舌苔白腻等,可用柴胡、白芍、白术、茯苓、青皮、佛手、甘草等疏肝健脾;疼痛明显者加川楝、延胡索等。谢老指出,黄疸的发生,多由于脾胃素弱,或饮食不慎,以致脾胃运化功能失常,湿浊不化,久而生热,阻滞中焦,湿热熏于肝胆,迫使胆汁外溢而发黄。本例所述之证,已肝病及脾,肝气犯胃,治须肝脾同治,疏肝健脾,脾不健则肝不疏也。

案⑮

钱××,男,28岁,农民。皮肤轻度黄染伴恶寒发热1周。患者近1周来恶寒发热,自认为感冒,服用抗感冒药3日未效,寒热不解,并出现皮肤黄染,遂来医院门诊。症见形寒怕冷,巩膜皮肤黄如橙橘,右胁隐痛,脘闷发胀,时有泛恶,头昏肢倦,尿黄赤,舌苔薄白根部微黄,脉弦。体温38.1℃。尿检:U-Bil(++)、URO(++)。肝功能:TBil 26 μmol/L、DBil 14 μmol/L,IBil 12 μmol/L,ALT 80 U。HBsAg(+)。辨证:寒邪袭表,郁遏卫阳,正邪相争,故寒热;湿邪内蕴,郁而化热,逼胆外泄,故皮肤黄染。治法:解表清热,利湿退黄。选方:麻黄连翘赤小豆汤加减。麻黄5 g,连翘6 g,杏仁6 g,赤小豆30 g(先煎),桑皮6 g,甘草6 g,茵陈15 g,鲜生姜3片,红枣6枚。2剂。

药后寒热渐退,体温37.2℃,余症如前。乃表邪已解,湿热未清,改用茵陈五苓合麻黄连翘赤小豆汤加减。茵陈15 g,茯苓10 g,猪苓10 g,白术10 g,泽泻10 g,连翘6 g,赤小豆30 g(先煎),桑皮6 g,甘草6 g,鲜生姜3片,红枣6枚。5剂。三诊:药后黄疸渐退,食纳稍增,右胁痛缓。遂守原方继服。10剂。四诊:药后黄疸退尽,胁痛脘胀消失,食纳可。复查肝功能正常。再予原方3剂,以资巩固。

按 阳黄初起，邪多在表，颇似外感，但亦不能无视在里之湿。治当散在表之邪，祛在里之湿。散湿驱邪，用量宜轻，取其微汗，且中病即止，不可重剂多投，以防伤津。表邪一散，即当利湿以退黄疸。谢老教导学生说：黄疸以身黄、目黄、小便黄为主症，阳黄多为湿热或风湿外感。风湿在表者，若邪湿不能自表随汗而去，则必自表入里，致湿热郁于阳明，因而发黄。治疗黄疸病，一者，病初如有表证，当发其汗以开鬼门。若湿热俱盛、表里证兼见，则当双解；二者，阳黄多为实热之证，治宜清热渗湿，清热泻脾为主，不得误用温补和辛燥之药；三者，凡治黄疸当利小便、洁净腑为主。小便通利，则黄疸自退。

案⑯

王××，男，29岁，职员。巩膜皮肤黄染1周。1周前，疲劳后自感全身乏力，继之全身皮肤发黄，排尿黄如浓茶，他院拟诊"急性黄疸肝炎"收治入院，并予保肝等治疗。因要求加用中药治疗，遂来本院。刻下见：身热，巩膜、皮肤、小溲皆黄，黄色鲜明，食纳不振，口苦微渴，大便2日未解，舌苔腻黄，脉弦数。体温38.5℃。ALT 110 U/L，AST 46 U/L，GGT 40 U/L，TBil 60 μmol/L，DBil 26 μmol/L，IDBil 34 μmol/L。辨证：湿热熏蒸，热重于湿。治法：清热解毒，利湿消黄。茵陈20 g，板蓝根15 g，山栀6 g，黄芩6 g，大黄10 g(后下)，赤苓10 g，丹皮10 g，车前子10 g(包)，黄柏10 g。2剂。

药后，便泻数次，身热已退，体温37.3℃。黄腻苔亦退，食欲尚差，原方加陈皮10 g。7剂。三诊：自觉良好，食纳稍增，黄疸转淡。原方7剂。四诊：黄疸色淡，排尿稍黄，饮食一般，大便尚调。上方7剂。五诊：药后黄疸尽退，精神较佳，食欲正常，复查肝功能：ALT 48 U/L，AST 44 U/L，GGT 36 U/L，TBil 14 μmol/L，DBil 6 μmol/L，IDBil 8 μmol/L。

按 阳黄一证，病多因湿热蕴结，熏蒸肝胆，胆汁不循常道，溢于肌肤所致。热重于湿者，谢老认为治应清热通腑，利湿退黄，多以茵陈蒿汤加味。本方乃治疗湿热黄疸之要方。合板蓝根、垂盆草、黄芩、车前子、赤苓，清热解毒，更使黄疸郁积热毒从二便而去。正如《金匮要略》所说，"诸病黄家，但利其小便"。前后守方出入四诊，而获良效。谢老教导学生:黄疸又称黄瘅,临床有阴黄、阳黄之别,阳黄多为湿热为患,阴黄多以寒湿为患。治疗此病,首分阴黄、阳黄。阳黄以清热利湿为主,用茵陈蒿汤。阴黄以温化寒湿为主,用茵陈术附汤。若黄疸兼有表证者,当发其汗,用麻黄连翘赤小豆汤。阴黄、阳黄虽属不同性质的证候,但在一定条件下可以相互转化。

案⑰

李××,女,28岁,农民。皮肤巩膜发黄5天。患者5天前,无明显原因,出现皮肤巩膜发黄,遂去本市人民医院就诊,拟诊"急性黄疸肝炎",住院保肝治疗3天后,患者要求加服中药,遂来本院门诊。刻下见患者双目、皮肤黄染,如橘皮色,伴右胁胀痛,急躁则痛甚。胸闷嗳气,食欲不振,小便黄,月经2月未潮,舌苔白腻,边有紫色,脉弦。辨证:患者素患脏躁,肝气久郁不舒,加之湿热内蕴,肝胆失疏,胁络气机郁滞,胆汁不循常道,外溢肌肤,故成黄疸、胁痛。治法:疏肝理气,解郁消黄。柴胡5 g,赤白芍各10 g,川楝子10 g,郁金10 g,制香附10 g,当归10 g,丹参10 g,茵陈20 g,甘草5 g,生姜3片,大枣6枚。5剂。

药后胁痛减轻,食纳略增,黄疸渐退,守方继进。5剂。三诊:药后诸症皆退。嘱服逍遥丸以资巩固。

按 肝主疏泄,性喜条达。若情志不遂,肝胆失疏,胆汁不循常道,溢于肌肤,故见黄疸;气机郁滞,胁络不畅,则见胁痛。治宜疏肝理气解郁。每遇此症,谢老临床常用柴胡疏肝散或逍遥散加减。若内热甚者,可加丹皮、山栀以泄肝清热。疏肝之品,气味香燥,用量不可过大,应中病即止,以免损伤肝阴。谢老认为,黄疸的发生,多由肝运失健、湿热内生、熏蒸肝胆、胆液外溢所致。本例黄疸,胁痛胸闷,嗳气纳减,用疏肝理气法而获效。该患者身目俱黄,乃湿遏热伏而引起肝失疏泄,胆汁外溢,可在方中加入苍术、泽泻、车前等,以利其小便,小便得白,则黄自退矣。

案⑱

李××,女,25岁,教师。身目发黄5天。患者5天前"感冒"后,全身皮肤黄染,遂来本院门诊。查见身目发黄,伴脘闷不舒,嗳气呕恶,进食饮水则呕出,胸胁满痛,舌边红,苔黄腻,脉弦。TBil 40 μmol/L,DBil 16 μmol/L,IDBil 24 μmol/L,ALT 200 U/L,两对半(一)。辨证:肝气犯胃,胃失和降。治法:疏肝和胃,理气和中。处方:木香、厚朴各 6 g,砂仁 3 g(后入),陈皮 6 g,左金丸 10 g(入煎),炒苍白术各 15 g,柴胡 6 g,茵陈 30 g,虎杖 15 g,生姜 3 片,大枣 9 枚,5 剂。

药后,呕吐减轻,能进饮食,胸胁满痛缓解,守方继服 10 剂。三诊:药后诸症皆失,查 ALT 56 U/L,TBil 18 μmol/L,DBil 5 μmol/L,IDBil 13 μmol/L。

按 本证属阳黄之肝胃不和。胃以和降为顺,若肝胆不疏,横逆犯胃,胃失和降,以致气机上逆。治以和胃调中,使胃气调和,气机流畅,则呕吐自平,可用香砂平胃或四逆散合左金丸治疗。黄疸明显者,加大剂茵陈以利胆退黄。谢老强调,临床治病,首乎识证,法随证立,方由法出,辨证准确,处方用药才不至迷乱。谢老指出,阳黄症的病因,主要是"湿"。其病位在肝胆,亦与脾胃有关。《金匮要略》指出"黄家所得,从湿得之"。黄疸的病理因素是湿,由于湿滞中焦,肝气犯胃,胃失和降,而致胸脘满闷胀痛。阳黄症病情复杂,证型多端。临床有湿重于热、热重于湿、肝气郁滞、肝胃不和、瘀血阻络。本案为黄疸,兼挟胃病,运用治肝和胃的方法获愈,所谓"治肝可以安胃",肝气条达,胃不受侮,则胃自安。

◎ **臌胀案 3 则**

案①

王××,女,41 岁,工人。腹胀 1 周。患有慢性肝炎病史近 15 年。病情时有反复,多次在外院住院治疗。肝功能 ALT 常在 100～160 U/L 之间波动,AST 尚正常,间断服药治疗。近 1 周来,因郁即怒加之过于劳作,后自感腹胀,遂来医院门诊。查见腹部肿胀,腹水征(+),小便不畅,大便少,食欲少思,舌苔白腻,脉濡滑。肝功能 ALT 166 U/L。B 超示肝纤维化、腹水。辨证:素有肝炎宿疾,病因郁怒劳作,气郁血瘀,脾肾失调,膀胱气化不利。治法:疏肝健脾,消胀行水。柴胡 6 g,郁金 15 g,猪茯苓各 15 g,泽泻 10 g,大腹皮子各 15 g,冬瓜皮子各 15 g,陈皮 10 g,车前子 15 g(包),炒苍白术各 15 g,母草 30 g,丹参 30 g。7 剂。

药后尿量增多,腹胀减轻,饮食稍增。守方继服。10 剂。三诊:腹胀明显减轻,纳可,ALT 80 U/L,B 超未探及腹水。嘱服鳖甲煎丸 3 个月后来诊。四诊:病情稳定,未见加重,B 超示肝光点均匀,未及腹水。ALT 64 U/L,AST 正常。

> **按** 肝硬化后期多出现腹水,此属中医之"臌胀"。谢老认为,此乃肝脾俱病,瘀血内停,络脉瘀阻,脾肾功能失调,清浊相混,水道不利所致。治当用利法,使腹水从小便分利。常用八正散合五皮饮之类加减。腹水消退后,应根据病情,适当调整方药,以治其原发疾病,促使疾病的进一步恢复。谢老指出,本例患者有肝炎 10 余载,渐至腹胀,形成腹水(臌胀),此为肝脾已伤,气滞血瘀,水湿内停,气化不利,肝脾及肾阴阳俱虚,气滞、水停、血瘀三者错杂为患。案中用利水渗湿、温阳化气的五参散加减而收效。本例根据症情,亦可用实脾饮加减,温阳健脾,行气利水。凡治臌胀,首辨虚实,虚则补之,实则泻之,攻补二法为治臌胀两大法则,在治疗中,切忌盐咸食物。

案❷

沈××,男,38 岁,公务员。肢倦乏力纳差 3 个月。患者 3 个月前,因患肝硬化腹水,入市人民医院治疗后,病情日趋恢复,但自觉头昏目眩,肢倦乏力,食纳未振,右胁隐痛,口干微渴,手心灼热,面色无华,小便微黄,舌红苔少,脉细无力。辨证:正虚邪恋,气阴不足。治拟健脾益气,滋养肝阴。党参10 g,黄芪 10 g,白术 10 g,陈皮 6 g,白芍 10 g,沙参 10 g,麦冬 10 g,石斛 10 g,丹参 10 g,郁金 10 g,柴胡 5 g,生地 10 g,枸杞子 10 g,山药 10 g。上方守方连服30 剂,头昏已除,食欲增加。嘱常服逍遥丸及六味地黄丸。

> **按** 谢老认为,肝硬化腹水渐退,身体恢复阶段,体质虚弱,肝脾肾等脏器功能不健,治应以调补脾肾治本为主。盖脾为后天之本,肾为先天之本,脾肾功能健盛,则体弱易复。故应根据肝脾肾气血阴阳之不同,给予恰当施治,以促进恢复肝功能,强壮体质。临床如见肝脾肿大未臻完全正常者,尚可在调理肝脾的基础上,适当加入郁金、桃仁、红花、丹参、三棱、莪术之类以活血化瘀;脾大质硬者加鳖甲、牡蛎以软坚化癥。

案❸

李×,男,49岁,教师。1988年5月9日初诊。患慢性肝炎3年余,1年前因慢性肝炎转为肝硬化腹水,往泰州市某医院治疗半年余好转出院。1个月前又因劳动、生气,旧病复发,两胁疼痛,纳呆,神疲,小便短少,不久出现腹水,日益增多,转侧不便,面色萎黄晦暗,腹部肿胀有水,腹围106 cm,下肢及足背无明显浮肿,颈部有蜘蛛痣1枚,手掌发红,巩膜无黄染。舌苔白腻、边有紫色,脉细弦。肝功能检查:麝香草酚浊度为8,麝香草酚絮状试验(+),硫酸锌浊度试验为19,谷丙转氨酶60 U/L,表面抗原阳性。B超检查:肝波密集微小波,肝肋下25 cm,质硬域度;脾肋下37 cm,腹水征(+)。诊断为肝硬化腹水。辨证:素有肝胃宿疾,此因气郁劳累而发病。气郁血瘀,而致脾肾功能失调,膀胱气化不利,形成肝硬化腹水。治以疏肝健脾,行气利水,散瘀消癥。处方:木香8 g,砂仁3 g(后下),猪苓、茯苓皮各15 g,泽泻、大腹皮子、陈皮、冬瓜皮子、炒白术、三棱、党参各10 g,鳖甲30 g(先煎)。另用鳖甲煎丸、大黄䗪虫丸、逍遥丸,早中晚分服。服药6剂,尿量增多,肿渐消,精神爽,纳谷香,治守原方加减。服药127剂,治疗4个多月,症状基本消失。肝功能复查:均在正常范围。B超复查:肝脾较治疗前缩小2/3以上,已无腹水,后以香砂六君子汤加郁金、丹参、薏苡仁、石斛等调理善后。患者至今康健如常,能骑自行车。

按 本例乃肝脾俱病,继而伤肾。肝病则气滞血瘀,脉道瘀阻,脾病则水湿不能运行,肾虚既不能温运脾阳,又不能气化膀胱,造成水湿停滞而致此病。证属虚实夹杂,攻之不耐,补之不受,攻补兼顾,施以复发,可使正气不伤,水邪消退,是治疗本病最稳妥之法,酌加行气药,能加强利水疗效。

◎ 慢性肝炎案 17 则

案❶

张×，女，24岁。1978年6月2日初诊。1个月前因劳累后周身不适，无其他明显自觉症状，2日后渐感倦怠乏力，胃纳减少，肝区疼痛，谷丙转氨酶大于 200 U/L，住院治疗3个月，肝功能基本正常，出院后肝功能又反复波动，迁延半年未复，口苦纳减，胁肋疼痛，面目轻度黄染，尿赤便结，肋下触及肝边缘，舌苔黄厚腻，脉弦濡。肝功能化验：黄疸指数 12 U/L，谷丙转氨酶 80 U，诊为慢性肝炎。辨证：乃肝病日久，脾胃失调，湿聚热郁，熏蒸肝胆，予以利湿退黄，解毒泄热。处方：茵陈、白花蛇舌草、板蓝根、连翘、蒲公英各 20 g，生大黄（后入）、柴胡各 6 g，白蔻仁 4 g（后入），佛手、赤茯苓各 10 g。连服 13 剂，黄疸已退，食纳增加，恶心已除，唯四肢仍感沉困，上方去大黄，加薏苡仁 30 g。继服 15 剂，黄疸全消，诸症亦减轻。仍用上方出入治疗月余，病情稳定，复查肝功能，均在正常范围。

> **按** 本例诊断为慢性肝炎，临床可见黄疸，结合舌苔黄厚腻、脉弦濡，谢老认为系肝病日久，脾胃失调，湿聚热郁，熏蒸肝胆所致阳黄，治予解毒泄热，利湿退黄。方用茵陈蒿汤加减。茵陈蒿汤出自《伤寒论》，功效为清热利湿退黄。"黄家所得，从湿得之"（《金匮要略》）故以茵陈为君，清利湿热、利胆退黄，配合茯苓，以增强健脾祛湿之力，正如《金匮要略》所云："诸病黄家，但利其小便"。利小便，即通过淡渗利湿，以达退黄的目的。大黄具有显著退黄作用，"退黄以大黄为专功"（吴又可）。实践证明茵陈与大黄协同作用，退黄效果更好。方中白花蛇舌草、板蓝根、连翘、蒲公英等泄热解毒，药理研究显示，此类药物具有抑制肝炎病毒的作用。临床运用时亦可选用甘露消毒丹清肝利湿，化浊解毒；若脘腹胀满，不欲饮食，舌苔白腻等，谢老常随症配伍柴胡、白芍、白术、茯苓、青皮、佛手、甘草等疏肝健脾；疼痛者则加川楝、延胡索行气止痛。

案❷

单×，女，33岁。1980年3月24日诊。患肝炎4年余，常感右胁胀痛，头晕目眩，腰膝酸软，四肢乏力，失眠，纳差，口干，手心发热，面色萎黄，舌质红，苔薄,脉细数。肝功能:谷丙转氨酶 150 U/L。诊为慢性肝炎。此乃肝郁日久,阴虚气滞,络脉失和,脾胃失健。治以滋阴柔肝健脾。处方:枸杞子、麦冬、北沙参、当归、川楝子、白芍、太子参、炒白术各 10 g,生地黄 20 g,五味子 6 g,服药 12 剂后,胁痛大减,四肢有力,食纳仍差,治守原方去五味子,加麦芽 20 g。治疗 2 个月,诸症悉除,复查肝功能,基本正常。

> **按** 本例肝炎迁延 4 年,肝功能仍见异常,且由于肝郁日久,郁而化火,暗耗阴液,以致肝血亏损,肾阴不足,病已由肝及肾及脾,由实转虚,出现气阴两亏,正虚邪实夹杂之征,故临床可见右胁胀痛,头晕目眩,腰膝酸软,四肢乏力,失眠,纳差,口干,手心发热,面色萎黄。结合舌质红,苔薄,脉细数。谢老认为此乃肝郁日久,阴虚气滞,络脉失和,脾胃失健所致,此期治疗既要养阴护肝,又要兼顾脾胃,不可过用疏肝之品,耗其阴血,谢老临床常选一贯煎合四君子汤加减。一贯煎方出《续名医类案》,药由北沙参、麦冬、当归、生地黄、枸杞子、川楝子等组成,具滋阴疏肝功效,主要用于肝肾阴虚、肝气郁滞之证,与本证之机颇为相合,故收效明显。临床若出现脾肾阳虚的症状,谢老认为当以补脾肾为主,可选用金匮肾气丸,配合理中汤以益火之源,但方中桂附,只可暂用,不宜久服。

案③

陈×,男,32 岁。因肝脾肿大不消,经常胁痛,于 1979 年 2 月 27 日入院。查体:肝肋下 2 cm,脾肋下 3 cm。肝功能检查:谷丙转氨酶 100 U/L。诊为慢性肝炎、早期肝硬化。给予保肝等药治疗,邀中医会诊。症见两胁刺痛,按有痞块,嗳气泛恶,中满腹胀,纳呆,神情迟钝,舌苔白质紫黯,脉细弦,乃肝气郁结,邪毒久羁,肝脾两伤,气滞血瘀。治以疏肝解郁,散瘀消癥,佐以健脾。处方:柴胡 6 g,丹参、延胡索、炮山甲、党参、炒白术、桃仁、赤白芍、红花、三棱各 10 g,炙鳖甲、牡蛎各 30 g(均先煎),加减服用 33 剂,另服逍遥丸、大黄䗪虫丸、鳖甲煎丸,痞块消失,肝功能亦趋正常,于 3 月 31 日出院。仍以上方加减,继续调治 2 个月,复查肝功能,均在正常范围。随访 1 年,未见复发。

按 本例患者慢性肝炎病至后期，临床已现肝硬化，并见肝脾肿大。由于肝病日久，气血不足，血行无力，壅滞肝络，阻遏气机，停留成瘀。临床可见两胁刺痛，按有痞块，嗳气泛恶，中满腹胀，纳呆，神情迟钝，舌苔白质紫黯，脉细弦。其病机谢老认为总属邪气亢盛，正不敌邪，虚实夹杂，乃肝气郁结，邪毒久羁，肝脾两伤，气滞血瘀。此期治疗，宜攻补兼施，益脾气、固正气、活血化瘀、消癥散积，谢老临床选方常用四君子汤、桃红四物汤、三甲汤、膈下逐瘀汤加减。成药可用大黄䗪虫丸、鳖甲煎丸之类。方中穿山甲、生牡蛎、鳖甲软坚散结；合三棱、莪术破血消癥；柴胡、白芍疏肝解郁；桃仁、红花、赤芍、丹参、延胡索活血化瘀、理气止痛；党参、白术健脾益气。全方共奏疏肝活血，散瘀消癥，健脾固正之功。临床如见水湿潴留，小便不利，腹大浮肿者，则可配伍大量茯苓、猪苓、大腹皮等药以利水消肿。

案❹

杨×，男，33岁。因患慢性肝炎，经中西医积极治疗病情日趋恢复，尚感头昏眼花，腰腿酸软，面黄体弱，肢倦乏力，食纳不振，肝区时有不适，大便溏薄，每日两次，小便正常，舌苔白，脉细无力。查体：血红蛋白85 g/L，肝功能已正常。此为病后正气未复，脾胃虚弱，肝肾不足。以益气健脾、补养肝肾之法调治。处方：党参、黄芪、山药、白芍各15 g，白术、茯苓、陈皮、当归、黄精、补骨脂、山萸肉各10 g，炙鳖甲（先煎）、薏苡仁各30 g。服药19剂，头昏已除，食欲增加，精神渐爽，走路有力，后以香砂六君子丸、六味地黄丸善后巩固。

按 本例慢性肝炎患者，迭经治疗，邪实已除，肝功能亦已复正常，病情总体向愈。但终因湿热之邪羁留过久，肝、脾、肾三脏受其戕害，刻下虽邪气已祛，但正虚已然显现。此久病多虚也。故慢性肝炎恢复期阶段，患者多易精神疲困，面色苍白，舌质不华，脉象软弱，此为病后正气未复，脾胃虚弱，肝肾不足之征。此时治疗谢老认为宜顺应肝性，临床多采用和肝、健脾、补肾之法。盖脾为后天之本，肾为先天之本，脾肾功能健盛，则易于康复。健脾常用六君子汤为主；补肾常以地黄丸之类加减；和肝可用逍遥丸化裁。谢老临床喜用紫河车制成干粉服用，认为此药不但补肾，且能补益气血,对促进肝功能的恢复及强壮体质,具有一定的作用。方中党参、黄芪、黄精、白术、茯苓、薏苡仁健脾祛湿、益气固本;白芍、当归养血柔肝;补骨脂、山药、山萸肉补肾填精;炙鳖甲软坚散结、清解余邪;少佐陈皮行气和胃。全方共奏益气健脾、补肾柔肝之功,以冀正复邪退。临床如见肝脾肿大未消者,谢老嘱可在调肝和脾的基础上,适当加入郁金、桃仁、红花、丹参、三棱、莪术之类以活血化瘀,脾大质硬者加鳖甲、牡蛎以软坚化瘀。

案⑤

张×,男,24岁。1992年8月20日由招工体检发现谷丙转氨酶升高,历时1年余,于1993年10月6日来诊。自诉右胁上腹隐痛,身倦乏力,腰酸腿软,食纳一般,肝功能化验,谷丙转氨酶92 U/L,乙肝表面抗原(+),肝脾不肿大,舌淡苔白,脉细。诊断为慢性病毒性乙型肝炎(活动期)。处方:土茯苓20 g,大青叶20 g,黄芪20 g,淫羊藿20 g,五味子15 g,茜草15 g,炒白术20 g,紫河车10 g。服药18剂,症状好转,肝功能复查谷丙转氨酶降至正常。又连续服药2个月,乙肝表面抗原复查已阴转,后以逍遥丸、六味地黄丸巩固疗效。

按 患者诊断为慢性病毒性乙型肝炎,肝功能异常。诊时见患者身倦乏力,腰酸腿软,食纳一般,舌淡苔白,脉细。谢老认为,此为脾肾不足之证。治疗应予健脾补肾之法,旨在扶正祛邪,促进康复。故方中黄芪、白术健脾益气;淫羊藿、五味子、紫河车益肾填精。谢老认为,淫羊藿辛甘温,归肝肾经,擅补肾阳、强筋骨、祛风湿。现代药理研究表明,淫羊藿有免疫刺激作用,可增强细胞免疫功能,抗辐射、抗肿瘤。临床发现,乙型肝炎的发生发展及其转归与机体的免疫反应关系密切。谢老认为,治疗乙肝一方面要增强患者机体免疫功能,补其亏虚;另一方面,要针对性地抑制乙肝病毒的复制。临床常法(护肝、解毒法)治疗,症状虽可改善,但表面抗原转阴率不高,若辨证方中适时加入淫羊藿,可使其阴转率明显提高。方中配伍土茯苓祛湿解毒,茜草活血散瘀,全方脾肾同治,扶正散瘀解毒,便正盛邪祛,病渐康复。

案❻

李×，男，31岁。因慢性肝炎胁痛加剧，于1980年6月6日入院。肝功能检查：黄疸指数6 U，麝香草酚浊度（＋＋），硫酸锌浊度大于20 U，谷丙转氨酶100 U/L。查体：腹胀，肝肋下4 cm，质软，脾未及。经诊断为慢性肝炎后，西医给予保肝药治疗。中医会诊：慢肝病史已3年余，经常胁痛隐隐，近1个月因郁怒生气，右胁痛加重，腹胀食减，时有嗳气，尿赤，便调，苔腻，舌边有紫点，脉弦细而涩。此证由肝气郁怒引起，病延日久，气机郁滞，瘀血内停。宜疏肝理气，活血止痛。药用柴胡、川芎、甘草各6 g，赤白芍、川楝子、枳壳、香附、陈皮、延胡索、桃仁、红花、郁金各9 g。共服药54剂，胁痛消失，肝功能正常，于7月29日出院。半年后随访，已参加劳动。

> **按** 本例患者诊断为慢性肝炎，诊时症见病因郁怒胁痛加重、腹胀嗳气、舌边瘀点，脉弦细而涩。谢老据症认为，本病情志不遂，肝气郁结，气滞日久，病及血分，而成气滞血瘀之证，治宜疏肝理气，活血止痛，方选柴胡疏肝散加味。柴胡疏肝散出自《证治准绳》，药由陈皮、柴胡、川芎、枳壳、芍药、甘草、香附组成，具有疏肝解郁、行气止痛之功效。柴胡功擅条达肝气而疏郁结，香附疏肝行气止痛，川芎行气活血、开郁止痛，陈皮理气行滞和胃，枳壳行气止痛，芍药养血柔肝，缓急止痛。本方中合延胡索、川楝子疏肝泄热、行气止痛；桃红、红花活血散瘀；郁金活血止痛、行气解郁。全方共奏疏肝行气、活血散结止痛之功，故能药至病所，使胁痛止而病渐愈。

案❼

单×，女，33岁，农民。1981年3月24日就诊。患者患无黄疸型肝炎半年。肝功能检查：黄疸指数6 U，谷丙转氨酶60 U/L，经常胁痛隐隐，脘腹发胀，食欲不振，嗳气时恶，头昏身倦，巩膜、皮肤不黄，溲赤便调，苔腻，脉弦。查体：肝肋下2 cm，质软，脾未及。辨证：肝病日久，疏泄不利，脾失健运，气机郁滞，瘀血内阻。治用木香顺气散加延胡索、红花各10 g，紫丹参15 g，每日1剂，水煎服。服药35剂，胁痛大减，食欲增加，后以逍遥丸调理1个月，复查肝功能，谷丙转氨酶40 U/L以下。

按 中医学认为,肝位横膈之下,右胁之内,"足厥阴肝脉……布胁肋",肝主疏泄,喜条达,肝之疏泄功能失常,致气机郁结不畅,肝脉郁滞,不通则痛,则生胁痛。本例患者诊断慢性肝炎,诊时症见胁痛隐隐,脘腹作胀,纳差,嗳气恶心,苔腻,脉弦。谢老辨证认为,此因肝病日久,疏泄不利,气滞血瘀,故治予疏肝行气,活血散瘀,方选木香顺气散加味。木香顺气散出自《证治准绳·类方》引《医学统旨》,药由木香、香附、槟榔、青陈皮、厚朴、苍术、枳壳、砂仁、甘草组成,功用为开郁化气、行气止痛。谢老临症加延胡索、红花、丹参旨在加强行气活血止痛之力。诸药相伍,使肝得条达,郁解血行,故胁痛自止。

案❽

刘××,女,26岁。2006年8月21日来诊。患者半月前无明显原因自觉全身不适乏力,自认为感冒,未予治疗。近3日来,症状渐重,纳减,右胁隐痛不适,遂来诊。询问病史,知其1年前曾患急性乙型肝炎,在当地住院治疗近2个月,症状好转后出院,以后数次肝功能检查ALT(丙氨酸氨基转移酶)、AST(天门冬酸氨基转移酶)均常在80～100 U/L间波动。刻诊:患者右胁隐痛,口苦纳减,目睛稍黄,小便短赤,大便秘结,舌红苔黄腻,脉弦。肝功能:总胆红素30 μmol/L,直接胆红素14 μmol/L,间接胆红素16 μmol/L,ALT 106 U/L、AST 112 U/L。证属肝病日久,脾胃失调,湿热内蕴,熏蒸肝胆,治以利湿退黄,解毒泄热。处方:茵陈30 g,板蓝根30 g,连翘20 g,蒲公英20 g,生大黄10 g(后入),栀子15 g,黄芩15 g,柴胡6 g,白蔻仁6 g(后入),砂仁4 g(后下),佛手10 g,茯苓15 g,薏苡仁20 g,麦芽15 g,加减治疗30余天,症状消失,ALT、AST及胆红素均正常。嘱常服参苓白术丸。随访1年,病未复发。

按 乙肝早期,肝功能一般正常,或丙氨酸氨基转移酶(谷丙转氨酶)持续单项升高,或其他慢性指标长期不能恢复。临床表现肝区疼痛或胀痛,或巩膜黄染,口苦纳少,身倦乏力,胸闷恶心,尿黄,大便溏而不爽,舌苔厚腻或黄腻,脉弦滑等。谢老认为,此多因湿热内蕴、肝失疏泄、脾运失健所致,治疗当以清化湿热为主,兼调脾胃。选用茵陈、山栀、白花蛇舌草、板蓝根、蒲公英、薏苡仁、虎杖、赤茯苓、枳壳、熟军等。或用甘露消毒丹清肝利湿,化浊解毒。若脘腹胀满,不欲饮食,舌苔白腻等,可用柴胡、白芍、白术、茯苓、青皮、佛手、甘草等疏肝健脾,疼痛加川楝子、延胡索。

案⑨

张××,男,40岁。2006年2月22日诊。患慢性乙型肝炎5年余,平素常感右胁不适,时觉头晕目眩,腰膝酸软,纳少,口干,大便不调,五心潮热,面色晦暗,舌红苔少,脉细数。肝功能检查:ALT 138 U/L、AST 154 U/L。此乃肝病日久,阴虚气滞,络脉失和,脾胃受戕。治从滋阴柔肝入手,佐以健脾护土。处方:枸杞子15 g,生地20 g,五味子15 g,麦门冬15 g,北沙参15 g,当归15 g,川楝子15 g,白芍15 g,太子参20 g,炒白术10 g,麦芽15 g。加减治疗45天,诸症减轻,ALT、AST正常。嘱服杞菊地黄丸巩固之。随访2年,未见复发。

按 慢性乙肝进入中期,常常病程较长,实验室检查示ALT、AST、球蛋白、胆红素持续升高,A/G比例倒置,凝血酶原时间延长。由于肝郁日久,郁而化火,阴液暗耗,以致肝血亏损,肾阴不足,病已由实转虚。临床常见肝区隐痛,腰背酸软,腿膝无力,头晕耳鸣,胃纳不振,五心烦热,口干唇燥,大便秘结,小溲短赤,舌红少苔,脉弦细而数。谢老认为,此期病及肾脾,气阴两亏,正虚邪实夹杂。治疗应以养阴护肝为重,切不可过用疏肝之品,以免耗其阴血。方可选一贯煎合四君子汤加减。若出现脾肾阳虚的症状,当以补脾肾为主,选用金匮肾气丸,配合理中汤益火之源,但方中桂附,只可暂用,不宜久服。

案⑩

李××,男,49岁。因慢性肝炎15年、肝脾肿大2年于2006年11月15日来诊。刻下见患者两胁刺痛,嗳气腹胀,泛恶纳呆,神情委顿,舌苔白质紫黯,脉细弦。查体示:肝胁下2.5 cm,脾胁下4 cm。实验室检查示:ALT 72 U/L,AST 95 U/L,A/G≤1,PT 18秒。此乃邪毒久羁,肝脾两伤,气滞血瘀。治以散瘀消癥,健脾扶正。处方:炙鳖甲、生牡蛎各30 g(先煎),丹参、赤白芍各20 g,红花、地鳖虫各15 g,三棱、莪术、炮山甲、玄胡、佛手各10 g。加减服用3个月,肝脾肿大消失,肝功能正常,嘱服参苓白术丸及鳖甲煎丸3个月,巩固治疗,随访1年,未见复发加重。

按 慢性乙型肝炎后期,患者常表现为肝脾肿大、肝硬化。谢老认为,由于肝病日久,气血不足,血行无力,壅滞肝络,阻遏气机,停留成瘀。症见两胁疼痛或刺痛,胁下痞块,脘腹胀闷,头晕肢乏,食纳减少,面色晦暗,鼻衄及齿龈出血,小溲短赤,或下肢浮肿,舌黯有瘀斑,脉弦细。严重患者可出现蜘蛛痣、肝掌。实验室检查示:肝功能明显损害,白球蛋白比例倒置,γ-球蛋白升高,凝血酶原时间(PT)延长,凝血酶原活动度(PTA)降低,肝纤维化血清标志(HA、PC-Ⅲ、Ⅳ-C、LN)异常。病机为邪气亢盛,正不敌邪。此期治疗,当以攻补兼施,可采用益脾气、固正气,活血化瘀,消癥散积等法,方选四君子汤、桃红四物汤、三甲汤、膈下逐瘀汤加减。成药用大黄䗪虫丸、鳖甲煎丸之类。如水湿潴留,小便不利,而见有腹大浮肿者,则重用茯苓、猪苓、大腹皮、陈葫芦等药以利水。

案⑪

钱××,男,35岁。2006年1月15日就诊。患慢性肝炎5年,经治症状减轻,肝功能检查正常。但尚感精神不振,头昏乏力,腰膝酸软,纳少便溏,舌淡苔白,脉细无力。此为病后正气未复,脾胃虚弱,肝肾不足。当以益气健脾、补养肝肾调之。处方:党参15 g,黄芪15 g,山药15 g,白芍15 g,白术15 g,茯苓15 g,陈皮6 g,当归15 g,黄精15 g,山萸肉15 g,薏苡仁30 g,沙苑子15 g,菟丝子15 g。服药22剂,诸症缓解。继以参苓白术丸、六味地黄丸善后巩固。随访2年,病未加重。

按 慢性肝炎,经过积极治疗,湿退热清,癥消积散,肝功渐复,病情向愈。谢老认为,患者此时肝脾肾等脏器虚弱,病者表现精神疲困,面色苍白,舌质不华,脉象软弱等现象,为顺应肝性,应采用和肝健脾补肾之法。盖脾为后天之本,肾为先天之本,脾肾功能健盛,则体弱易复。健脾常用六君子汤为主,补肾常以地黄丸之类加减,和肝可用逍遥丸化裁。或用紫河车制成干粉服用,此药不但补肾,且能补益气血,对促进肝功能的恢复,强壮体质,具有一定的作用。如肝脾肿大未消,可在调肝脾的基础上,适当加入郁金、桃仁、红花、丹参、三棱、莪术之类以活血化瘀,脾大质硬加鳖甲、牡蛎以软坚化瘀。

案⑫

李××,男,41 岁,工人。患有慢性乙型肝炎 5 年,HBsAg(+)、HBeAg(+)、HBcAb(+),ALT 多在 80~200 U/L,AST 尚正常。1 周前因受凉感冒病情加重,全身皮肤及巩膜黄染,精神不振,全身乏力,食欲减退,恶心欲吐,尿黄色,大便干结。舌黯,苔黄腻,脉弦滑而数。ALT 640 U/L,TBil 46 μmol/L。证属毒瘀蕴结,中焦湿热,治以解毒化瘀退黄。药用茵陈 30 g,生大黄 15 g(后下),焦山栀 15 g,虎杖 20 g,白花蛇舌草 30 g,连翘 15 g,水蛭 6 g,丹参 20 g,赤芍 50 g,秦艽 15 g,柴胡 10 g,黄芩 15 g,茯苓 20 g。上方连服 28 剂后,黄疸明显减轻、尿黄便干亦减,食纳有增,舌质淡紫,黄苔已退。复查 ALT 80 U/L、AST 36 U/L、TBil 21 μmol/L,守方加陈皮再进 21 剂。三诊时已无明显不适,纳可,二便调,舌淡苔薄,脉弦。ALT 及 TBil 均已正常。予香砂六君子汤加板蓝根、丹参以资善后。

> **按** 肝病的发生,"毒"是其主要病理因素之一,且"毒"邪影响着肝病发生、发展的全过程及其预后、转归。故近年有人提出"肝瘟"之病名。毒邪留着于肝脏,损伤肝体,肝脉不畅,血行受阻,致毒瘀互结。因此,在肝病辨证施治的基础上,有针对性地加强对"毒"邪的清除,能够有效地缩短病程,促进肝病的康复。临床体会,解毒化瘀法可以贯穿肝病治疗的始末。尤其是 HAV-DNA,HBV-DNA 滴度高者,更应及时配伍解毒药物,特别是一些具有抗病毒作用的药物。有关研究显示,诸多清热解毒如半枝莲、蛇舌草、蒲公英、虎杖、大青叶、板蓝根、苦参具有抑制或杀灭肝炎病毒的药理作用。由于解毒药物性多苦寒,因此,在使用时要求正气不虚,同时应注意顾护脾胃,以防苦寒败胃。

案⑬

张××,男,39 岁,工人。有慢性乙肝病史 3 年,HBsAg(+)、HBcAb(+),ALT、AST 正常。5 天前淋雨后,自觉周身乏力,食欲减退,休息后未能缓解,遂来本院就诊。证见患者精神萎靡,乏力、纳差、大便稀溏,舌淡边有紫气,苔腻,脉濡细而缓。查 ALT 128 U/L、AST 60 U/L、TBil 19 μmol/L。证属湿瘀蕴结,治以祛湿化瘀。药用苍白术各 15 g,茯苓 15 g,苡仁 30 g,藿香 15 g,佩兰 15 g,川朴花 8 g,苏梗 15 g,柴胡 10 g,丹参 20 g,水蛭 5 g,虎杖

20 g,木香 8 g,砂仁 3 g(后下),板蓝根 15 g。连服 21 帖,头重身困乏力减轻,食纳渐增。守方继服 21 帖,诸症皆退,舌紫不显,苔薄白。复查 ALT 60 U/L、AST 32 U/L、TBil 17 μmol/L。遂加生山楂 20 g、麦谷芽各 15 g,嘱连续服用 20 天后,改服香砂六君子丸以资巩固。

按 湿邪是肝病发生发展过程中较为关键的病理因素之一。多因肝郁犯脾,脾失健运,或饮食失宜,或过劳伤脾,以致脾运失司。湿邪内阻,反之又可影响肝之气机,从而影响血液循环,发生血瘀。症见患者食欲不振,大便稀溏不调,肢体困乏,舌苔腻,脉象濡细。因此祛湿对于肝病的恢复有着重要影响。由于湿性黏滞,因此湿邪的存在是慢性肝病缠绵不易治愈的原因之一。是故祛湿化瘀是肝病重要的治法之一。处方用药应不失时机配伍运脾祛湿之品,如苍白术、茯苓、苡仁、川朴、藿香、佩兰、砂仁、丹参、虎杖等。脾运则湿除,湿去则脾健,湿邪不生,血运亦畅,何惧肝病不愈耶。

案⑭

刘××,男,36 岁,公务员。患有慢性乙型肝炎病史 4 年。ALT 80～120 U/L,HBsAg(+),HBeAg(+),HBcAb(+)。平素形体较丰,纳食一般,晨间常有咳嗽咯吐黏痰,时或呕吐痰涎。近 1 周来,时有头晕,心悸失眠,肢软乏力,口中黏腻,纳差。舌质暗,胖嫩,边有瘀斑瘀点,苔腻,脉弦滑。ALT 150 U/L,AST 50 U/L。"两对半"为小三阳。HBV - DNA 阳性。证属痰瘀胶结,治以消痰化瘀。药用制半夏 15 g,陈皮 15 g,茯苓 15 g,白术 15 g,川朴 8 g,枳壳 15 g,丹参 30 g,虎杖 20 g,赤芍 30 g,桃仁 10 g,红花 6 g,生山楂 30 g,柴胡 15 g。上药连用 2 周,自觉症状较前有所减轻,守方继进 21 帖,晨起无明显咳嗽,亦未见呕吐,纳可,大便调,查 ALT 40 U/L,AST 32 U/L。效不更方,再进 15 剂以资巩固。

按 痰之为患,或先天禀赋特异,或后天饮食失宜,劳倦内伤,脾失健运所致。痰无处不至,或阻于肺则为咳为喘;或停于胃则为呕吐;或阻于络脉,则血行不畅,而生瘀血。"血积既久,亦能化为痰水"(《血证论》),痰与瘀互为因果,相互转化,痰瘀胶着,每为难治。"百病皆由痰作祟""怪病多痰""怪病多瘀",治必消痰化瘀、痰瘀并治。"见肝之病,知肝传脾""脾为生痰之源",脾失健运,水湿停聚则生痰浊。症或见形体肥胖,脘腹胀满,头昏不清,或咳嗽多痰,食纳不振,或呕吐痰涎,舌淡胖边有齿印,或有瘀点,苔腻,脉弦。治以消痰化瘀。常用药物:法半夏、全瓜蒌、茯苓、陈皮、山楂、丹参、砂仁、乳香、没药、红花等。处方用药,应同时加用健脾助运之品,以绝生痰之源,脾运得健,痰浊不生。

案⑮

闵××,男,45岁,农民。有乙肝病史7年,时有复发。ALT:80～150 U/L。近1个月来,自感精神不振,周身乏力,少气懒言,食欲减退,休息后缓解不著,胁痛不解,遂来诊。舌淡有紫气,苔薄白,脉细。ALT 90 U/L。证属气虚血瘀,治予益气化瘀。药用生黄芪30 g,太子参20 g,仙鹤草30 g,炒白术20 g,茯苓15 g,丹参30 g,郁金10 g,赤芍30 g,鸡内金15 g,板蓝根30 g,陈皮10 g,虎杖30 g,山药30 g。上方连服21剂后,精神转振,食纳增加,胁痛减轻,守方再服45天,苔脉如常,胁痛不显。嘱长期服用补中益气丸以资巩固。

按 气为血之帅,血为气之母。慢性肝病迁延不愈,日久损伤肝脾,则使肝气受损,气虚不能摄血,血失气裹,溢于脉外,离经之血,留而成瘀;气虚鼓动无力,可致血流缓慢而形成瘀血;瘀血留滞不去,日久正气更虚,形成恶性循环。正如王清任在《医林改错》中所言:"元气既虚,必不能达于血管,血管无气,必停滞而瘀。"邪之所凑,其气必虚。临床症见神倦乏力,食少便溏,面色萎黄,自汗畏风,易于外感,舌淡苔白,脉细弱无力。治当补气与化瘀同用,标本兼治。气旺则血行,瘀化则气运。配伍运用健脾益气药,如黄芪、党参、白术、茯苓等,不仅可以健脾益胃,更可增强人体免疫力,以臻"扶正可以祛邪"之功。

案⑯

王××,男,36岁,公务员。有慢性乙型肝炎病史8年。时感胁痛隐隐不适,失眠多梦,五心烦热,便秘尿赤,HBsAg(＋),HBcAb(＋),ALT多次检查基本正常。近半年来,症状有所加重,伴乏力,纳谷不馨,口干咽燥,目涩头昏,诊见舌红少苔,脉细弦带数。ALT正常。证属肝阴不足,瘀血内阻,治当柔肝化瘀。一贯煎加减。药用：生地 30 g，麦冬 15 g，沙参 15 g，枸杞子 15 g，当归 15 g，赤芍 30 g，丹参 30 g，虎杖 20 g，川楝子 6 g，酸枣仁 30 g，板蓝根 20 g，女贞子 20 g，黄精 20 g，夜交藤 30 g。上方服用 30 剂，精神转佳，纳增便畅，睡梦减少，胁痛减轻。效不更方，继服 45 剂诸症皆失，嘱常服杞菊地黄丸。

> **按** 肝藏血，体阴而用阳。慢性肝病，由于湿热疫毒之邪留于肝脏，损伤肝体，日久不愈，或因肝郁化火伤阴，或因湿热伤阴，或因过用苦寒香燥之品损伤肝阴，或因房劳、肾水虚亏不能滋润肝木，肝体失濡，疏泄不利，血脉不畅，以致阴虚血瘀。瘀血停而不去，郁而化热，灼伤津液，使阴虚更甚。故慢性肝病后期，临床多可见形体消瘦，胁肋隐痛，绵绵不已，遇劳加重，心中烦热，口干咽燥，两目干涩，头晕目眩，舌红绛或紫暗有瘀斑，少苔或无苔，脉弦细数等肝阴不足之证。治当柔肝养阴，活血化瘀。方以一贯煎加减。常用药物如：生熟地、赤白芍、麦冬、当归、郁金、丹参、五味子、枸杞子、川楝子、黄精、沙参、石斛、女贞子、旱莲草、炙鳖甲、茜草等。正如叶氏所说："肝为刚脏，非柔润不能调和"。但须注意，临床应用不宜过用滋腻厚味之品，以防碍脾。同时注意行气化瘀勿伤血。并密切注意脾土运化情况，时时顾护脾胃之气。同时方中可少佐疏调气机通络之品，如川楝子。由于肾在五行属水，肝为肾之子，肾为肝之母，久病及肾，子耗母气，下汲肾水，故病之后期亦多出现肾阴不足之象。治又当滋水涵木。

案17

江××，男，41 岁，教师。患有慢性乙型肝炎 14 年，时有反复。多次检查示：ALT 110～230 U/L，HBsAg（＋），HBcAg（＋），平时常感畏寒，精神不振，头昏欲睡，纳差便溏，小便清长，腰膝酸软，腰以下冷感明显，胁痛绵绵。诊时见面色晦暗，舌淡见有瘀斑，边有齿印，苔薄，脉沉而迟。证属阳虚血瘀，治予温阳化瘀。药用：制附片 20 g，肉桂 10 g（后下），仙灵脾 20 g，炙黄芪 20 g，党参 15 g，丹参 30 g，当归 20 g，虎杖 10 g，薏苡仁 30 g，鹿角胶 15 g（烊化冲），川断 15 g，川牛膝 15 g，陈皮 15 g。上方连服 21 剂，诸症皆有减轻，守方继进 45 剂，畏寒消失，胁痛不显，纳食增加，精神转佳，二便调，舌淡苔薄白。复查 ALT：60 U/L。嘱守方再服 30 剂后，可改用金匮肾气丸以资巩固。

按 肝病阳虚血瘀之症，临床并非少见。慢性肝病日久致痰湿内蕴，阻于中焦，脾运不健，脾阳不振。肾为诸阳之本，脾阳受损，久之必及肾而致脾肾阳虚。阳虚则脉道失于温通而滞涩。瘀血阻络，经脉不养，阳虚加剧。《灵枢·百病始生》中云："温气不行凝血蕴里而不散。"临床可见畏寒喜暖，精神不振，纳少便溏，肢体酸困，舌质淡或有紫气瘀点瘀斑，边有齿印，苔白，脉象沉迟。治当紧守病机，温阳化瘀于一方。常用药物如：附片、肉桂、干姜、鹿角胶、菟丝子、仙灵脾、黄芪、党参、白术、茯苓、当归、丹参、地鳖虫、虎杖、制大黄等。临证当须注意阴中求阳，一是体现阴阳互根，二是肝为阴脏。适当配伍养阴之品，既可缓解温燥之性，又可使阳气有生化之源。

◎ 肝硬化、肝纤维化案 21 则

案❶

单×，女，26 岁，姜堰市张甸乡人。因慢性肝炎胁肋胀痛，于 1979 年 11 月 5 日入院，住院号为 791780，入院诊断为早期肝硬化。西医给予保肝药治疗。邀中医会诊，症见胁肋胀痛，急躁则胀甚，伴有胸闷嗳气，闭经二月未潮，食欲不振，腹胀满，尿黄，舌红苔白腻，脉弦。患者素有脏躁病史，乃肝气久郁，疏泄失常，脾失健运。治以疏肝解郁，健脾理气。处方：柴胡、甘草、木香各 6 g，青陈皮、炒枳壳、苍白术、茯苓、郁金、丹参、川楝子、赤白芍、制香附各 10 g，生姜 3 片，大枣 10 枚。服药 9 剂，胁肋胀痛消除，食纳增加，于 11 月 15 日出院。

按 本例患者入院诊断为早期肝硬化，入院时主诉胁肋疼痛，结合有脏躁病史，且急躁则胀甚，伴有胸闷嗳气，腹胀满，脉弦等，辨证为肝郁不舒。肝主疏泄，喜条达。精神乐观，心情舒畅，则肝之疏泄功能正常，气血流通畅达；反之，若情志不遂，肝胆失疏，气机郁结，肝木克侮脾土，脾运失健，则临床可见肝区胀痛，脘闷纳呆，嗳气泛恶，肚腹胀满，肝脾肿大或肿大不显，大便失调等肝脾症状。临床治疗当宗《内经》"疏其血气，令其调达"之旨，疏肝理气。谢老临床常用方可用柴胡疏肝散或逍遥散加减。柴胡疏肝散方出《证治准绳》，可视为四逆散之变方，药如柴胡、枳壳、白芍、甘草、香附、川芎、陈皮，功用为疏肝解郁、行气止痛，其辨证要点为胁肋胀痛、脉弦；逍遥散方出《太平惠民和剂局方》，乃常用调和肝脾之剂，由柴胡、白术、茯苓、当归、芍药、甘草等组成，具有疏肝解郁、养血健脾之功效，主治肝郁血虚脾弱证，以两胁作痛，神疲食少，脉弦而虚为辨证要点。方中柴胡不仅善于达邪外出，而且是治疗肝气郁结之要药；配以和营止痛的白芍、甘草及消积导滞的枳壳，更加强了行气疏肝的效能。临床见胁痛明显者，可合金铃子散（炒延胡索、川楝子）；若兼内热者加牡丹皮、山栀清肝泄热。凡早期肝硬化见肝气不舒之证者，均可如法选方加减治之。

案②

赵×，女，39 岁。患肝炎 4 年余，经治疗无明显好转，病情继续发展。1981 年 3 月，泰州市某医院确诊其为肝硬化。目前因气郁恼怒，胁痛加重，腹胀，嗳气，纳呆，舌苔腻，边有紫点，脉弦细而涩。肝功能检查：黄疸指数 5 U，谷丙转氨酶 100 U/L。辨证：肝失条达，气机阻滞，血行不畅，气结血瘀不通而痛。证属肝郁脾滞血瘀。治以行气活血、化瘀通络。处方：柴胡 6 g，当归、川芎、郁金、赤芍、香附、桃仁、红花、延胡索、炒枳壳、路路通各 10 g，丹参 15 g。服药 24 剂，胁痛消失，肝功能复查正常。

按 本例患者久患肝炎未愈，确诊为肝硬化。见症除胁痛（肝区疼痛）、腹胀、嗳气纳呆外，舌见紫气，脉弦细而涩，瘀血之征已现。中医学认为，肝体阴用阳，乃藏血之脏，其体为血，其用为气，血赖气以行，肝失调达，气机不利，气病及血，血行不畅，久则气滞血凝，瘀阻肝络，故见肝区疼痛。胁痛长期不瘥，久痛入络，故当治以活血通络，疏达肝气，使其络通脉利，通则不痛。谢老临床多用手拈散、复元活血汤等加减。手拈散方出《丹台玉案》卷四，药由草果、玄胡索、五灵脂、乳香、没药、沉香、阿魏等组成，功效为行气活血、祛瘀止痛，主治心腹、腰胁、两肋疼痛，并瘀血凝滞；复元活血汤出自《医学发明》，药由柴胡、瓜蒌根、当归、红花、甘草、穿山甲、大黄、桃仁等组成，具有活血祛瘀、疏肝通络之用，主治跌打损伤、瘀血阻滞，胁肋瘀肿，痛不可忍之症。两方移用于本证，方证颇为切合。疏气、活血同用，以臻气行血活，胁痛自平（注：原方中穿山甲因药源问题现已禁用，临床可用王不留行代替）。

案3

陈×,男,32 岁,姜堰市张甸乡人。因肝脾肿大不消,于 1979 年 2 月 27 日入院,住院号为 79246,查肝肋下 3 cm,质硬,脾肋下 4 cm。西医诊断为肝硬化。给予保肝等药治疗,邀中医会诊。症见两胁刺痛,按有癥块,约有鸭蛋大小,拒按,固定不移,嗳气泛恶,食纳减少,尿短赤,舌色紫黯,脉弦有力。素有慢性肝炎病史,乃肝气郁久,气滞血瘀,瘀血停聚而成癥块,治以行气散瘀,消积化癥。处方:柴胡 6 g,郁金、川楝子、延胡索、桃仁、赤芍、红花、三棱各 10 g,炙鳖甲 20 g(先煎),丹参 15 g,牡蛎 30 g(先煎),服药 33 剂,癥块消失,于 3 月 31 日出院,带中药 5 剂回家。

> **按** 本例患者诊断为肝硬化,以肝脾肿大收治入院。中医学认为,肝藏血,脾统血,肝气久郁,脾失健运,血凝瘀积中焦,死血内着日久,渐成癥积。临床可见肝脾肿大,质地硬变,胁肋疼痛拒按,甚见面色黯黑而滞。脉弦有力,舌黯有瘀斑等均为瘀血内着之征。本病中医当属"积证"范畴。治以活血散瘀,化积消癥,使瘀血消散,新血流行,以达消积化癥之效。谢老临床多用三甲汤加减。常用药物如生鳖甲、生牡蛎、炮甲片、柴胡、郁金、桃仁、红花、当归、丹参、三棱、莪术、赤芍等。方中穿山甲、生牡蛎、鳖甲软坚散结;合三棱、莪术破血消癥;柴胡、白芍疏肝解郁;桃仁、红花、延胡索、川楝、郁金活血化瘀、理气止痛。全方共奏活血化瘀、化积消癥之功。对于久病正气虚损,不耐攻伐者,谢老临床又多用成方鳖甲煎丸,早晚各服 9 g,以缓缓图之,并嘱我辈临床治疗切不可急功近利,应遵循"屡攻屡补,以平为期"(《医宗必读·积聚》)之原则。

案4

董×,男,31 岁。于 1977 年 6 月 3 日,以腹胀、恶心、面目及全身发黄入院,住院号为 77707。4 年前有黄疸肝炎病史。查体:面部有蜘蛛痣两枚。肝功能:黄疸指数 30 U,谷丙转氨酶 150 U/L。诊断:肝硬化。给予保肝治疗。2 天后邀中医会诊,症见身目悉黄,黄而不鲜,溲赤,胸脘饱胀,两胁疼痛,恶心,纳减,便溏日 2 次,舌苔厚腻,脉弦濡。此乃肝病日久,脾胃失调,湿聚热郁,熏蒸肝胆,以致胆液外泄,发而为黄。证属脾湿肝热,予健脾利湿消黄之法。处方:茵陈 20 g,柴胡、木香各 9 g,板蓝根、炒二术、陈皮、猪茯苓、枳壳各

10 g,车前子、薏苡仁各 15 g,白蔻仁 3 g(后入),大腹皮 10 g。连服 13 剂,黄疸渐退。继服 10 剂,肝功能复查基本正常。

按 本例患者诊断为肝硬化伴现黄疸。谢老认为,肝硬化由于瘀热结于肝胆,致脾运失职,湿邪内蕴,秽浊上蒸,发为黄疸。但此类黄疸多为面色黧滞而无光泽,与急性黄疸肝炎所发之阳黄(黄而鲜明如橘子色)有所不同,当属阴黄之列。临床表现除见巩膜皮肤黄染,黄色晦暗,尚见脘闷纳呆,腹胀胁痛,腹水少量,尿短赤,苔腻,脉弦滑等。治当利湿退黄,佐以疏肝和脾。方用茵陈四苓合四逆散加减,常用药物如茵陈、泽泻、茯苓、车前子、柴胡、木香、青陈皮、白芍、甘草、苍白术、炒枳壳等。方中茵陈苦辛微寒,为退黄要药,药理作用显示茵陈具有显著的利胆作用。阳黄者,多与栀子、大黄同用(茵陈蒿汤);黄疸湿偏重者,多与茯苓、猪苓相伍(如茵陈五苓散、茵陈四苓散)。临床如见瘀血之征明显者,谢老亦常加入三棱、莪术等破血消癥退黄,但应密切观察是否有出血之象。

案⑤

李×,男,39 岁。于 1980 年 6 月 6 日,以腹胀十余天入院,住院号为 80857。查体:肝肋下 4 cm,脾未及,腹水征(+)。肝功能:谷丙转氨酶 100 U/L。诊断为肝硬化腹水,西医给予保肝、利尿等药治疗。中医会诊,症见腹部肿胀有水,小便不畅,大便少,食欲少思,舌苔白腻,脉濡滑。辨证:素有肝炎宿疾,此因气郁劳累而发病。此乃气郁血瘀,而致脾肾功能失调,膀胱气化不利,病属实证。治以疏肝健脾,消胀行水。处方:柴胡 6 g,郁金、猪茯苓皮、泽泻、大腹皮子、冬瓜皮子、陈皮、车前子、炒苍白术各 10 g。服药 5 剂,尿量增多。原方加减继服 15 剂,腹水渐消,腹胀亦显轻,自动要求出院。

按 本例患诊断为肝硬化腹水,中医当属臌胀病范畴。肝硬化后期,久治不愈,肝病疏泄失职、气滞血瘀,进而肝木乘侮脾土,脾运失司,水湿内停,进而土壅木郁,肝脾俱病。病久及肾,肾之主水失司,开关不利,水停加重,终成臌胀。终究肝、脾、肾三脏受损,气滞、血瘀、水停。正如清代喻昌之《医门法律·胀病论》所说"胀病亦不外水裹气结血凝"。其临床表现肝硬化病至后期,腹水日渐增多,渐至腹部胀大如鼓,重者腹壁表筋显露、静脉怒张，更为严重者脐孔突起，小便不利。本病总属本虚标实，临床治疗当攻补兼施，祛邪而不伤正。初期实证居多，治以祛邪为先，当用利法，使腹水从小便分利，谢老临床常用八正散合五皮饮之类加减。常用药物如木通、甘草、车前子、泽泻、滑石、猪苓、茯苓皮、陈皮、大腹皮、淡竹叶、冬瓜皮等。病之后期若兼见正虚者，当分清脾肾阳虚或肝肾阴虚。若兼脾肾阳虚者，可予附子理苓汤以温补脾肾；若兼见肝肾阴虚者，可合用六味地黄汤以滋肾柔肝，养阴利水。脾气虚者，可合用补中益气或四君子汤。

案⑥

张×，男，64岁。住院号为81714。因腹胀、纳减月余，于1981年6月16日入院，曾有肝炎病史4年，近因疲劳过度而发。查体：右颈部见蜘蛛痣1枚，心肺(一)，腹壁静脉怒张，腹水征阳性。诊断：肝硬化腹水。西医给予保肝、利尿等药治疗。邀中医会诊，症见大腹水肿，难以平卧，食欲不下，脐上青筋暴露，形体羸瘦，面色晦滞，二便少而难解，舌有瘀点，脉象弦细，证属水鼓。此乃脾肾功能衰竭，气滞水停，二便不利，水无出路，以致腹大如鼓，病情严重。宗《内经》"急则治标"之法，以泻肠逐水为急。处方：木香6g，香砂仁3g(后入)，黑白丑各15g，槟榔、商陆、川椒目、大黄、大腹皮、枳实各10g，水煎服。并用十枣汤去大枣加沉香各等分，焙干研末，每服2g，日服2次，隔2日服之。在服药前，先用党参、大枣各30g，水煎服，即"先补后攻"之意，服药十余剂，腹水减少，病情好转，自动要求出院。

按 本例患者诊断为晚期肝硬化合并腹水。肝硬化并发腹水为肝功能衰竭之严重表现，腹水标症，乃肝郁血瘀，脾肾功能衰竭之征。肝硬化患者，在其肿势严重阶段，利水不应，腹部胀急难忍，若患者身体尚属壮实者，当予泻肠逐水治标为急，使水从大便排出。正如《内经》所说："中满者，泻之于内，泻之则胀已"。开泄大肠，消除腹水，谢老常用十枣汤、舟车丸等。亦有用单方九头狮子草(又名京大戟)，将根洗净晒干研为细末，用小火焙成咖啡色，然后装入胶囊，每粒胶囊含药0.3g，每次服用5～10粒，3～7天服药一次，服药后若尿量剧增时，可配服补药，以攻补兼施。十枣汤出自《伤寒论》，方由大戟、芫花、甘遂、大枣组成，全方主以峻下逐水，佐以甘缓和中,具有攻逐水饮之效,主要用于治疗水饮壅盛,停聚于里之实证。舟车丸方出《太平圣惠方》,为十枣汤去大枣,加诸多破气之品,药物组成有黑丑、大戟、芫花、甘遂、大黄、橘红、青皮、陈皮、木香,功效为行气逐水,主治水热内壅,气机阻滞,其逐水之力较之十枣汤更为峻猛。谢老告诫后学,逐水剂虽能迅速排除腹水,但会消耗元气,故使用时不仅需要判断腹水的程度,更要评估患者体质的强弱。如病者体虚脉弱,肝脏功能衰竭,或有肝昏迷倾向等,应慎用逐水法。如近期有消化道出血,或高热,或有严重心脏疾病时,亦不宜使用逐水之法。临床使用逐水之法,还应注意中病即止,必须遵循"衰其大半而止"的原则,同时还必须密切注意观察。切不可过用峻剂,以防损伤脾胃,虚败元气。谢老临床在使用逐水法时,常常攻补兼施,标本兼顾,或先攻后补,或三补一攻,常待正气稍复,再予攻下,以确保逐水不伤正。

案7

杨×,男,33岁。因患肝硬化腹水,住院后经中西医积极治疗,腹水消退,病情日趋恢复,自觉头昏目眩,肢倦乏力,食纳未振,右胁隐痛,口干微渴,手心灼热,面色无华,小便微黄,舌红苔少,脉细无力。此乃病后余邪未清,脾胃未健,气阴两虚,治以调肝健脾、益气养阴。处方:党参、黄芪、白术、陈皮、白芍、沙参、麦冬、石斛、丹参、郁金各10 g,柴胡5 g,杞菊地黄丸10 g(入药煎),服药21剂,头昏已除,食欲增加,肝功能复查正常。

按 久病多虚,肝硬化腹水,虽经积极治疗腹水消退,但后期常正虚显现,或偏于脾肾阳虚,或偏于肝肾阴虚。脾肾阳虚者,当温补脾肾,方如附子理苓汤;肝肾阴虚者,宜滋肾柔肝,方选一贯煎。谢老临床治疗肝硬化恢复期患者尤重脾肾。盖脾胃为后天之本,气血生化之源,脾胃功能健盛,则体弱易复,健脾谢老常以香砂六君子汤或参苓白术散为基础方随证加减;肾主藏精,为先天之本,且肝肾同源,肾精充足,则肝血易生,补肾谢老多用肾气丸或地黄丸化裁使用。本例患者所见诸症及舌脉乃气阴两虚所致,谢老治予益气养阴、调肝健脾。方中党参、黄芪、白术健脾益气;白芍、沙参、麦冬、石斛柔肝养阴;丹参、郁金、柴胡调肝活血。全方共奏健脾胃、益气阴、清余邪之功。

对于肝硬化后期肝功能尚未恢复者,谢老常嘱用胎盘(紫河车)制成干粉,长时间服用,认为此药不但补肾阳且能补益气血,对恢复肝功能及强壮体质具有一定的作用。部分病人如肝脾肿大尚未完全消散,可在调肝脾的基础上,适当加入郁金、桃仁、红花、丹参、三棱、莪术之类以活血化瘀;脾大质硬者可加鳖甲、牡蛎以软坚化癥。

案 ⑧

李××,女,36岁,工人。2008年6月7日初诊。有慢性乙型肝炎病史8年,肝纤维化病史2年,平素时感胁肋部胀痛隐隐,但未加以治疗。近因情志不遂,致症状加重,故来诊意欲中药调理。刻下:见胸胁胀痛,情绪急躁则胀甚,伴有胸闷嗳气,喜太息,食欲不振,少腹胀痛,二便尚调,月经3个月未潮,舌淡红苔薄腻,脉弦。肝功能检查:ALT 86 U/L、AST 64 U/L。肝纤维四项:HA 152.6 μg/L、PC-Ⅲ 180.3 μg/L、Ⅳ-C 124.5 μg/L、LN 166.2 μg/L。病毒标志物:HBsAg(+)、HBeAg(+)、HBcAb(+)。B超示肝脾无明显增大,肝内回声轻度增强。证属肝气郁滞,疏泄失常,治以疏肝理气解郁。处方:柴胡6 g,木香8 g,制香附10 g,青陈皮各6 g,炒枳壳10 g,绿萼梅15 g,玫瑰花15 g,郁金15 g,赤白芍各15 g,丹参30 g,炒白术15 g,茯苓15 g,炒麦芽15 g,炙甘草6 g。服药12剂,胁肋胀痛明显减轻,食纳增加,守方继进10帖,三诊时已无明显不适,且月经已潮,嘱改服逍遥丸,每次8粒,日服3次,连用2个月。后来院复查,月经已按期来潮,肝功能及肝纤维四项均恢复正常,随访1年病未复发。

按 肝主疏泄,性喜条达。中医学认为,人的精神情志活动与肝关系密切。精神乐观,心情舒畅,则肝之疏泄功能正常,气血亦流通畅达。若精神抑郁,情志失调,则肝气郁结不伸,失其条达。临床可见:胁肋攻窜胀痛,或痛引肩背,脘腹满闷,喜太息,嗳气泛恶,纳呆,大便失调,女性可见乳房作胀、疼痛,月经不调,甚或闭经,舌淡苔薄,脉弦等。治当疏肝理气。方选柴胡疏肝散或逍遥散加减。常用药物如柴胡、木香、青陈皮、炒枳壳、香附、郁金、白芍、川芎、炒玄胡、川楝子、炒麦芽等。肝之疏泄功能是否正常关系到人体气机的运动是否和谐,尤其影响着脾胃气机的升降。由于肝木与脾土存在着五行相克的关系,肝病日久,脾土必受其害。

因此，临床治疗在疏肝理气的基础上，适当配伍健脾和胃之品如白术、茯苓、麦芽等，目的在于"实脾"，脾实则不受邪，此亦即"见肝之病，知肝传脾，当先实脾"之意。由于肝纤维化广泛存在着"血瘀"的病机，因此，在辨证论治的基础上，应适当参以丹参等活血化瘀之品，此为辨病治疗。必须注意，疏肝理气之品大多辛散香燥，多用、久用，有耗伤气阴之弊，故处方用药，应酌加白芍、甘草，以防肝阴受损。肝郁化热者，可加丹皮、山栀以清肝泄热。

案9

沈××，男，41岁，农民。2007年11月24日初诊。有慢性乙型肝炎近10年，病情时重时缓。1周前自觉肋胁疼痛加重，遂至外院查肝功能：ALT 126 U/L、AST 84 U/L、TBil 18.5 $\mu mol/L$。肝纤四项：HA 210.6 $\mu g/L$、PC-Ⅲ 165.3 $\mu g/L$、Ⅳ-C 182.5 $\mu g/L$，LN 174.6 $\mu g/L$。病毒标志物：HBsAg（＋），HBeAg（＋），HBcAb（＋）。B超示肝实质回声增密，分布不均匀，诊断为慢性乙型肝炎肝纤维化，来本院要求给予中药治疗。刻下：胁肋疼痛时如针刺，纳谷不馨，腹部蛛痣2枚，轻度肝掌，舌苔薄腻，边有紫点瘀斑，脉弦细而涩。证属肝络血瘀。治以活血通络。处方：柴胡6 g，当归15 g，川芎10 g，郁金15 g，赤芍15 g，香附10 g，桃仁15 g，红花10 g，延胡索10 g，炒乳香15 g，炒没药15 g，丹参30 g，虎杖15 g，茯苓15 g，炒麦芽15 g。15帖。二诊时诉胁痛明显减轻，纳食渐增，守方加减继进50余剂，症状消失，复查肝功能：ALT 65 U/L，AST 56 U/L、TBil 16.2 $\mu mol/L$，肝纤维四项：HA 92.2 $\mu g/L$，PC-Ⅲ 86.7 $\mu g/L$、Ⅳ-C 74.5 $\mu g/L$，LN 82.3 $\mu g/L$，B超示肝实质回声无明显增密，分布均匀。嘱服鳖甲煎丸6 g，日2次，连服3个月。随访年余，肝功能、肝纤维四项及B超检查均正常。

按 肝为藏血之脏，其体为血，其用为气，血赖气以行。肝纤维化，迁延日久，肝失调达，气机不利，"久病入络"，病及于血，血行不畅，终成气滞血凝，络脉瘀阻，不通则痛，临床可见胁下、肝区疼痛如刺，肝掌蛛痣，或腹部青筋暴露，舌质紫暗或见瘀点瘀斑，脉象细涩。根据肝纤维化的病理结构改变，目前多数医家一致认为，"瘀血"是肝纤维化的基本病机，因此活血化瘀通络也是肝纤维化的基本治法之一。治予活血通络,佐以疏泄气机,使其通利,正所谓气行则血行,通则不痛。方可选用复元活血汤、膈下逐瘀汤加减。常用药物如柴胡、当归、玄胡、木香、桃仁、红花、五灵脂、乳香、没药、穿山甲、路路通等。临床运用活血化瘀应当根据血瘀之成因,辨证施治。又气为血之师,气行则血行,故于处方大队活血化瘀药中适当配伍理气药,旨在气行血流。一般情况下,不可过用破血之品,以免正伤,反而使病情陷于难治之中。

案⑩

钱××,男,39岁,公务员。2008年9月10日初诊。发现肝纤维化病史6年。近因动怒感胁腹作胀、纳食减少来院就诊。症见两胁刺痛,按有癥块,固定不移,胁腹作胀,嗳气泛恶,食纳减少,尿短赤,舌色紫黯,脉弦有力。查肝肋下约1 cm,质硬,脾肋下2 cm。肝功能:ALT 120 U/L、AST 110 U/L、TBil 17.5 μmol/L,总蛋白(TP)72 g/L,白蛋白(ALB) 39 g/L,A/G 1.18。肝纤维四项:HA 256.8 μg/L,PC-Ⅲ 215.4 μg/L,Ⅳ-C 181.3 μg/L,LN 174.2 μg/L,病毒标志:HBsAg(+)。B超提示肝脏增大,肝内回声增强,分布不均,肝脏边缘变钝,脾脏厚径4.5 cm。证属肝血瘀阻,久停成癥,治拟散瘀消癥。处方:鳖甲30 g(先煎),穿山甲10 g(先煎),牡蛎30 g(先煎),地鳖虫10 g,炙黄芪30 g,莪术10 g,三棱10 g,赤芍10 g,丹参30 g,红花10 g,柴胡8 g,玄胡索10 g,青皮10 g,陈皮10 g,木香8 g,白芍10 g,苦参15 g。守方治疗60余剂,症状减轻,肋下癥块显著减小,查肝功能:ALT 60 U/L、AST 50 U/L、TBil 16.2 μmol/L,肝纤维四项:HA 96.3 μg/L,PC-Ⅲ108.5 μg/L,Ⅳ-C 84.6 μg/L,LN 95.2 μg/L。嘱改服大黄䗪虫丸9 g,日服2次,以资巩固。一年后随访复查肝功能、肝纤维四项正常,B超示肝脾无增大,回声正常。

按 肝藏血,脾统血,肝气久郁,脾失健运,血凝瘀积中焦,死血内着,而成癥积。临床可见肝脾肿大,质地较硬,攻胁刺痛,拒按,面色暗黑而滞,脉涩,舌黯或紫见有瘀斑。肝纤维化迁延日久不愈,特别是出现肝脾肿大,肝脏质地变硬之时,当按中医"癥积"论治,此时非一般活血化瘀之品所能胜任。谢老集数十年之经验,创验方散瘀消癥汤,方中集鳖甲、炮山甲、牡蛎、地鳖虫等虫类软坚散结于一体,参以三棱、莪术破血祛瘀,旨在使瘕积消,瘀血祛,新血行,气机畅。以达积消瘕化之效。临床应用时尚须注意气血之盛衰,并适当配伍益气之品如黄芪,一是顾护正气,二是取其气旺血行之意,同时须中病即止,以免徒伤正气,耗血动血之弊。

案⑪

刘××,男,41岁,工人。于2007年8月3日初诊。有慢性乙型肝炎及肝纤维化病史7年,病情或轻或重,间断服药治疗。1周前饮酒后涉水着凉,自觉倦怠乏力,休息数日症状未能缓解,遂来诊。刻下:见胁肋胀痛,口苦泛恶,纳呆,脘腹胀满,肢倦乏力,大便不调,舌红苔黄腻,脉滑带数。查皮肤:目睛黄染,面部蛛痣2枚,肝脾肋下可及。肝功能:ALT 160 U/L,AST 118 U/L、TBil 30.5 μmol/L。肝纤维四项:HA210.6 μg/L、PC-Ⅲ 168.4 μg/L,Ⅳ-C 184.1 μg/L,LN 156.7 μg/L。病毒标志物:HBsAg(+),HBeAg(+),HBcAb(+),HBV-DNA(+)。B超提示肝脾增大,肝实质回声增强增密,分布不均匀,脾厚径4.5 cm。此乃肝病日久,脾胃失调,湿邪外袭,郁而化热,熏蒸肝胆,证属脾湿肝热,治予清热利湿。处方:茵陈30 g,黄芩15 g,栀子15 g,苦参15 g,柴胡6 g,木香10 g,板蓝根30 g,苍白术各10 g,陈皮10 g,赤猪苓各15 g,枳壳10 g,车前子15 g(包),薏苡仁30 g。连服20剂,黄疸渐退,余症亦减,舌淡红,苔薄腻微黄,脉弦。继服30余剂,查肝功能:ALT 60 U/L、AST 45 U/L、TBil 16.5 μmol/L,肝纤维四项:HA 92.4 μg/L,PC-Ⅲ102.6 μg/L,Ⅳ-C 98.4 μg/L,LN81.5 μg/L。随访1年病未加重。

按 肝纤维化患者见有肝胆湿热之临床表现者。多因患者饮食不节,偏嗜肥甘厚腻,酿湿生热,或感受湿热之邪,或因脾胃运化失健,湿邪内生,郁而化热。临床可见胁肋胀痛灼热,脘腹胀满,纳呆厌食,口苦口干,泛恶,倦怠乏力,甚至皮肤目睛黄染,大便黏滞不爽、秽臭,舌质红苔黄腻,脉弦数或弦滑数。治多予清热利湿法。本法多以苦寒之品组方,药如茵陈、栀子、生军、黄芩、茯苓、苡仁、泽泻、车前子等。临床运用自当中病即止,以防苦寒败胃,同时,过分清利,应虑及伤阴之弊。因脾主运化,"诸湿肿满,皆属于脾",且湿性黏滞,病难速祛,故方中尚应适当配伍健脾渗湿之品,一为顾护脾胃,二是杜绝生湿之源,湿之不存,病愈则速矣。

案⑫

张××,男,39岁,教师。于2008年4月16日初诊。有肝纤维化病史4年,近年来常感胁痛隐隐,未予重视,一周来症状加重,伴头晕心烦,遂来诊。刻下:见胁肋隐痛,腰膝酸软,五心烦热,头晕目眩,寐差咽干,舌质红,苔少,脉细数。查:面部蛛痣1枚,轻度肝掌。肝脾不大。肝功能:ALT 84 U/L、AST 90 U/L、TBil 19.5 μmol/L;肝纤四项 HA145.5 μg/L,PC-Ⅲ126.3 μg/L,Ⅳ-C 163.6 μg/L,LN 159.4 μg/L;病毒标志物:HBsAg(＋)。B超示:肝实质回声增强,分布不均匀。证属肝肾不足,治以滋养肝肾。方用一贯煎合归芍地黄汤加减。生地15 g,沙参15 g,麦冬15 g,黄精15 g,当归15 g,白芍15 g,枸杞子15 g,酸枣仁15 g,女贞子15 g,地骨皮15 g,知母15 g,绿萼梅15 g,山药15 g,丹参30 g。15剂后,诸症有所减轻,原方出入继进50余剂,诸症尽退。复查肝功能示:ALT 60 U/L,AST 50 U/L,TBil 16.5 μmol/L。肝纤维四项:HA 82.6 μg/L,PC-Ⅲ 91.4 μg/L,Ⅳ-C 87.3 μg/L、LN 96.4 μg/L。B超提示肝脾未见异常。嘱改以六味地黄丸口服。随访1年,病未复发。

按 中医学认为,肝肾同源,肾为人体阴液之本,且肾为肝之母,肝病日久,子病及母,子耗母气,终成肝肾阴虚,临床可见胁肋疼痛隐隐,腰膝酸软,口咽干燥,头晕目眩,耳鸣健忘,失眠多梦,双目干涩,五心烦热,舌红苔少,脉弦细数。治予一贯煎、杞菊地黄丸加减。生地、沙参、麦冬、当归、白芍、枸杞子、首乌、女贞子、鳖甲、玄参、地骨皮等。肝肾阴液不足是肝纤维化常见病理,因此滋养肝肾亦是肝纤维化基本治法之一。临床运用,不可过于滋腻,以防碍脾,同时应适当配伍药性温和之理气之品如绿萼梅、玫瑰花以疏泄肝气。热象明显时,方中可酌加知母、地骨皮等。诸多药物中,谢老最为喜欢气阴、脾肾双补之黄精及山药,认为脾健气旺,则阴液化生充盛,此可收一举数得之功。

案⑬

吴××,男,47岁,农民。2008年10月14日初诊。有肝纤维化病史5年。近1个月来,自觉头晕不适,寐差,自行服用成药治疗,效果不著。刻下:见患者眩晕目花,耳鸣,失眠多梦,面色少华,爪甲不荣,脉细弦,舌淡苔白。查肝功能:ALT 72 U/L,AST 60 U/L,TBil 15.2 μmol/L。肝纤维四项:

HA 156.3 μg/L,PC-Ⅲ164.5 μg/L,Ⅳ-C 181.6 μg/L,LN 173.1 μg/L。病毒标志物:HBsAg(+),HBeAb(+),HBcAb(+)。B超提示肝脾不大,肝实质回声增强,分布不均匀。证属肝血不足,治以养血柔肝。处方:当归 15 g,丹参30 g,熟地 15 g,制首乌 15 g,阿胶 15 g(烊化),白芍 15 g,枸杞子 15 g,茯苓 15 g,炙黄芪 15 g,炒白术 15 g,陈皮 6 g。15 帖。药后症状明显缓解,头晕减轻,睡眠渐佳,原方加减继进 40 余剂,诸症若失,改用归脾丸 8 粒,日服 3 次,连用半年。复查肝功能:ALT 60 U/L,AST 50 U/L,TBil 15.8 μmol/L。肝纤维四项:HA 90.6 μg/L,PC-Ⅲ105.4 μg/L,Ⅳ-C 84.8 μg/L,LN 71.9 μg/L。病毒标志物:HBsAg(+),HBcAb(+)。B超提示肝脾未见明显异常。随访年余,病未复发。

按 肝体久病,加之久用香燥疏泄之品,肝血暗耗,肝体失养,肝病进一步加重。临床可见头晕目花,心悸失眠多梦,面色少华或无华,爪甲不荣,肢体麻木或肌肉瞤动,脉细弱无力,舌淡苔薄。谢老临证多予养血柔肝之法,方选四物、归脾辈加减,药如当归、丹参、熟地、鸡血藤、阿胶、枸杞、制首乌等。气为血之帅,气旺则血旺,同时脾胃为气血生化之源,因此,临床运用养血柔肝之法应注意配伍健脾益气之品,如炙黄芪、党参、茯苓、白术等,旨在"阳生阴长"(《素问·阴阳应象大论》),"阳旺则生阴血也"(《脾胃论》)。同时还应酌加理气之品,如陈皮、木香,此即补益每兼理气、和胃之意。

案⑭

赵××,男,41 岁,工人。2007 年 5 月 21 日初诊。有慢性肝炎肝纤维化病史 5 年。近 1 个月来,自觉纳减、脘腹作胀,曾在外院中药治疗,效果不著,遂转来本院就诊。刻下:神疲乏力,纳食不思,嗳气频作,时有恶心,大便时溏,查见轻度肝掌。肝肋下可及,脾肋下 2 cm。舌淡,苔薄,脉弦细而缓。肝功能示:ALT 90 U/L。AST 80 U/L、TBil 18.5 μmol/L。肝纤维四项:HA 125.5 μg/L,PC-Ⅲ163.4 μg/L,Ⅳ-C 143.2 μg/L,LN 174.5 μg/L。病毒标志物:HBsAg(+),HBV-DNA(+)。B超提示肝脏略大,回声增强、分布欠均匀,脾脏厚径 5 cm。证属脾运不健,胃失和降,治以健脾和胃。方用香砂六君子汤合二陈汤加减:党参 15 g,茯苓 15 g,炒白术 15 g,陈皮 6 g,制半夏 15 g,木香 8 g,枳壳 15 g,佛手 15 g,砂仁 3 g(后下),生山楂 15 g,炒麦芽 15 g。

10 剂后,纳食渐思,脘腹作胀明显减轻,大便调。守方加减继进 40 余剂,诸症皆退。嘱服香砂六君子丸以资巩固。半年后复查肝功能及肝纤维四项示:ALT 60 U/L,AST 40 U/L,TBil 18.5 μmol/L;HA 86.3 μg/L,PC-Ⅲ 84.5 μg/L,Ⅳ-C 92.2 μg/L,LN 102.8 μg/L。随访年余,病未见加重。

> **按** 肝纤维化日久不愈,肝之疏泄失节,每每病及于脾,脾运失健,或肝气横逆犯胃,胃失和降,致肝脾不和、肝胃不和,临床可见神疲纳呆,不思饮食,大便溏薄,脘腹胀满,嗳气呕逆,恶心,或嘈杂吞酸,舌淡,苔薄,脉缓带弦。治当健脾和胃,方如参苓白术散、二陈汤或香砂六君子汤,药如党参、茯苓、白术、陈皮、木香、佛手、砂仁。另一方面通过健脾和胃,维护脾运胃纳功能,使气血生化有源,既可防止疾病由肝传脾,又有利于疾病康复。此亦是"扶正祛邪"之意。因此,在肝纤维化辨治过程中,适时配伍健脾和胃等之品,时时顾护脾胃,具有积极的"治未病"思想。

案⑮

孔××,男,53 岁,工人。2008 年 1 月 13 日初诊。有慢性乙型肝炎肝纤维化病史近 10 年,症状时重时缓,平时间断服用中药治疗。近 1 个月来自觉神疲乏力,畏寒肢冷,饮食不思,大便溏泄,遂来诊。查精神萎靡,形体蜷缩,面部蛛痣 3 枚。肝肋下未及,脾肋下 2 cm。双下肢轻度浮肿,舌体胖大,色淡,苔滑,脉沉细无力。肝功能示:ALT 72 U/L,AST 60 U/L,TBil 16.5 μmol/L。肝纤维四项:HA 180.2 μg/L,PC-Ⅲ 162.8 μg/L,Ⅳ-C 140.5 μg/L,LN 155.3 μg/L。病毒标志物:HBsAg(+),HBcAb(+)。B 超示:肝实质回声增密,分布欠均匀,脾脏略大,厚径 4 cm。证属肾阳不足,治以温阳扶阳。方用真武汤加减。制附片 10 g,肉桂 6 g(后入),鹿角霜 15 g,山茱萸 15 g,菟丝子 15 g,山药 15 g,仙灵脾 15 g,杜仲 15 g,白芍 15 g,炙黄芪 30 g,茯苓 15 g,白术 15 g,丹参 30 g,大腹皮 15 g。15 帖。二诊时自诉诸症减轻,原方加减继进 60 帖,已无明显畏寒,纳食增加,大便调。患者要求改服中成药,遂与桂附地黄丸,每次 8 粒,日服 3 次,半年后来院复查,诸症皆退,查肝功能正常。肝纤维四项:HA 86.7 μg/L,PC-Ⅲ 102.5 μg/L,Ⅳ-C 94.3 μg/L,LN 72.8 μg/L。B 超提示肝脾未见明显异常。

按 由于禀赋不足,素体阳虚,病从寒化,或因久用苦寒直折之品,损伤人之阳气所致。临床可见患者精神萎靡,面色㿠白,畏寒肢冷,腰膝酸软,五更泄泻,完谷不化,舌体胖大,边有齿印,色淡或青,舌苔白滑,脉象沉弱无力。谢老临床多以真武汤为基本方,随证加减。药如:附片、肉桂、鹿角胶(霜)、山茱萸、菟丝子、山药、仙灵脾、杜仲、巴戟天等。温补肾阳之品,性多温热,过用久用,有耗伤阴液之弊,因此,临床应用温补肾阳方药不可过用重剂大剂,当缓缓图之,并可适当配伍白芍等养阴药物,既可监制温热之性,又可阴中求阳。

案⑯

陈×,男,42岁。1995年3月27日初诊。患者两胁疼痛按有肿块3个多月,凤患慢性乙型肝炎,性情急躁忧虑。刻下:两胁疼痛,有时刺痛,固定不移,痛处拒按,嗳气时作,有时恶心,纳食减少,小便短赤。查肝肋下2 cm、质硬,脾肋下4 cm。舌淡红边紫,脉弦有力。B超示肝硬化。肝功能:谷丙转氨酶68 U/L,余项尚正常。此由肝气郁久,气滞血瘀,瘀血停聚成癥。治以化瘀消癥汤行气祛瘀,消癥散结。处方:炙鳖甲、生牡蛎各30 g(先煎),丹参、赤白芍各20 g,䗪虫15 g,红花、炮穿山甲、三棱、莪术、炒延胡索、佛手各10 g,垂盆草20 g,焦楂曲各15 g,水煎2次,上、下午分服。守方加减,先后服药60余剂,患者胁痛、癥块消失,复查B超、肝功能均正常,病情向愈,随访未复发。

按 本例患者凤患乙肝,诊时症见两胁刺痛,固定不移,痛处拒按,嗳气恶心,肝脾肿大,舌淡红边紫,脉弦有力。中医学认为此由肝气郁久,气滞血瘀,瘀血停聚成癥所致。谢老临床常予行气祛瘀、消癥散结,自拟化瘀消癥汤,药由炙鳖甲、生牡蛎各30 g(先煎),丹参、赤白芍各20 g,红花、䗪虫各15 g,三棱、莪术、炮穿山甲、延胡索、佛手各10 g等组成,方中配伍善消疟母之鳖甲及化痰软坚之牡蛎入肝散结消癥,配伍三棱、莪术、炮山甲、䗪虫、红花、丹参、赤白芍、延胡索行气破血,祛瘀通络,佐以佛手调气以助血运,全方共奏疏肝行气、破血祛瘀、软缩肝脾、消癥散结之功。陈士铎《石室秘录》云:"血鼓之证,其由来渐矣……饮食入胃,不变精血,反去助邪,久则胀。胀则成鼓矣,倘以治水法逐之,则证犯非水,徒伤元气;

倘以治气法治之,而证犯非气,徒增饱满,是愈治而愈胀矣,宜消瘀荡秽汤……故血去而病即安也"。谢老常用本方治疗早中期肝硬化。临床运用时,谢老常随症加减:气虚者加党参、黄芪各 20 g 益气扶正;乙肝病毒阳性者加大青叶、白花蛇舌草、半枝莲等清热解毒;食欲不振者加麦芽、焦楂曲消食开胃;谷丙转氨酶增高者加五味子降酶;形寒畏冷、四肢厥逆者加淫羊藿、紫河车温补肾阳,提高免疫功能。若肝硬化伴有腹水者加用大腹皮子、茯苓、猪苓、泽泻各 10 g 行气利水。

案⑰

沈××,男,55岁,工人。患有慢性乙型肝炎 15 年,多次 B 超、CT 检查均提示肝纤维化,HBsAg(+),HBeAg(+),HBcAb(+),ALT 时有波动。近 3 个月来,自觉腹胀日增,纳少,尿少,头昏乏力,诊时查见患者精神萎,面黄,腹大如鼓,腹壁青筋怒张,腹水征(+),舌黯苔薄,脉细。ALT 64 U/L,AST 40 U/L,A:31.5 g/L,G:29.6 g/L。证属血瘀水停之臌胀。治予逐水化瘀。药用炒白术 30 g,猪茯苓各 15 g,泽兰泻各 15 g,川朴 10 g,车前草 30 g,白茅根 30 g,瞿麦 15 g,丹参 30 g,赤芍 30 g,生大黄 15 g(后下),桂枝 6 g。上方连进 12 剂,小便日增,大便日行 2～3 次,腹胀减轻,纳食稍增。守方再进21 剂。三诊时,诸症皆退,B 超未探及明显腹水征。后以健脾之六君子加减治疗,以资巩固。

按 肝病后期,腹水形成,病由肝脾肾功能失调,气血郁滞,影响津液输布代谢,瘀血停而为水,临床可见,胁腹或有刺痛,腹大如鼓,青筋怒张,小便减少,舌黯,或舌有紫气,或有瘀点瘀斑,脉细涩。常用药物:当归、川芎、泽兰、益母草、槟榔、大黄、茯苓、虎杖、猪苓、泽泻、车前草、通草、甘遂、芫花、大戟等。若腹水严重,腹部胀急,腹大如瓮,利水不应,形体尚壮实者可用大戟、芫花、甘遂、沉香各等分,焙干研末,每服 2 g,日服 2 次,隔日服之。腹水减少辄停。病势尚缓者可用轻剂利水化瘀之品,以缓缓图之。临床用之应中病即止,切勿过用久用,以免徒伤正气,使病情扑朔迷离。正虚明显者,可在方中参入大剂黄芪以增强行血利水之力。处方用药应力求祛邪不伤正,扶正不留邪。

案⑱

赵××,男,53岁,工人。患有乙肝28年,多次因疲劳、感冒、饮食不节诱发加重病情而住院治疗,ALT 90~220 U/L,HBsAg(＋),HBeAg(＋),HBcAb(＋),HBV-DNA(＋)。平时胁下时有刺痛,纳食一般,大便欠调。近2个月来,自觉诸证加重,精神疲乏,纳谷不馨,外院诊查 ALT 186 U/L,A:29.2 g/L,G:31.4 g/L。B超示肝纤维化,脾肿大。刻下:见神疲乏力、面色黧黑,胁下刺痛,纳呆便溏,舌质紫黯,舌苔薄腻,脉沉涩。查体肝肋下可及,脾肋下3 cm,质中等,腹水征(一),颈部可见蜘蛛痣。证属癥积,恙由肝脾血瘀所致。治以软坚化瘀。药用炙鳖甲、生牡蛎各30 g(先煎),丹参20 g,赤白芍各20 g,红花10 g,地鳖虫15 g,三棱10 g,莪术10 g,炮山甲10 g,玄胡10 g,夏枯草30 g,川芎15 g,全当归15 g,郁金30 g,虎杖30 g。上药连服30剂后精神转佳,食纳增加,守方继进60剂,查胁痛消失,纳可,二便调,肝脾肋下未及,ALT 40 U/L,舌脉如常。嘱服鳖甲煎丸以资巩固。

> **按** 肝病迁延日久症见胁下癥结,面色黧黑,舌黯或有瘀点瘀斑,苔薄,脉涩,当属中医"癥积"范畴,多由气血瘀结所致。治当祛邪为先,邪去则正安。临床多用谢老散结消癥汤出入。常用药物:炙鳖甲、生牡蛎、丹参、赤白芍、红花、䗪虫、三棱、莪术、炮山甲、鸡内金、玄胡、佛手等。现代药理研究表明,鳖甲、穿山甲、生牡蛎等药能改善微循环,增强巨噬细胞功能,促进炎症消退,具有较好的抗肝纤维化的作用;丹参、当归等活血化瘀药具有改善微循环,促进病灶修复的作用,并通过抑制成纤维细胞增殖和分泌,抑制胶原纤维形成和纤维组织增生,从而发挥抗肝纤维化作用。临症运用应当注意邪正变化。若正气不足,应扶正祛邪,或先补后攻,或攻补兼施。总之当随证治之。气虚者可参入黄芪、党参、茯苓、白术;血虚者可配伍阿胶等养血之品,阴虚可加入生地、白芍,阳虚可加入仙灵脾等。同时应注意中病即止。

案⑲

马××,女,50岁,教师。患慢性乙型肝炎病史12年,病情时有反复。ALT 80~100 U/L,HBsAg(＋),HBcAb(＋);血红蛋白(Hb):84 g/L。自觉头昏乏力,寐差梦多,胁痛时如针刺,纳食不馨。诊时查见面色萎黄,唇甲色淡,舌淡边有瘀斑,苔薄,脉细涩。ALT 56 U/L。证属血虚血瘀,治予养血化瘀法。药用全当归 30 g,川芎 15 g,炒白芍 30 g,熟地 20 g,炒白术 30 g,炙黄芪 30 g,枸杞子 15 g,阿胶 20 g(烊化冲服),丹参 30 g,生山楂 30 g,陈皮 10 g,佛手 10 g,炒谷麦芽各 15 g,郁金 15 g,元胡 15 g。上方连服 30 剂后,胁痛明显减轻,食欲转佳,守方继服 60 天,诸症皆消,纳可便调,面色红润,舌淡红苔薄,脉缓有力,查 Hb:112 g/L,ALT:42 U/L,嘱常服归脾丸、大黄䗪虫丸以资巩固。

> **按** 肝病日久,肝血不足,血脉失充,运行不畅,而成血虚血瘀之证。临床可见面色无华或萎黄,头晕乏力,肢体麻木,唇甲淡白,舌淡或青或有紫气,苔薄,脉细无力。现代医学认为,早期肝硬化是肝炎后肝纤维化发展的结果,在肝硬化早期,抗肝纤维化、促进肝细胞的修复、改善肝脏的血液循环是治疗的关键,及时有效的正确治疗,可终止病变发展甚或逆转。研究发现,养血活血具有明显的抗肝纤维化样作用,能够改善肝内血流量、清除自由基、丰富肝细胞营养和活化肝细胞、减轻肝细胞的变性和坏死,促进肝细胞的修复再生,以及免疫调节。因此,应在辨证论治的基础上,及时运用养血化瘀之品以提高临床疗效。中医学认为,肝主藏血,血海不足,肝体失养,肝脉失充,血运不畅成瘀。瘀血不去则新血不生,新血不生则血虚不已,故当养血化瘀。药如:当归、川芎、赤芍、白芍、熟地、鸡血藤、黄芪、大枣、阿胶、丹参等。使瘀血去而新血生,新血生则瘀血易祛。又,脾为气血生化之源,故在养血同时,应适当伍入健脾益气之品,脾健则血生,气旺则血足,气充则血行。

案⑳

周×,男,59 岁。1986 年 3 月,外院诊断为肝炎后肝硬化。患者口鼻经常出血,右侧面颊、颈部有蜘蛛痣数枚,肝脾肿大,肝功能异常,舌红苔少,脉细数。辨证为阴虚火旺。治以凉血清火,滋阴柔肝。方选一贯煎加藕节、茜草、旱莲、女贞子等药。连服 52 剂后,蜘蛛痣逐渐消失,口鼻出血停止,肝功能正常。

案㉑

钱×,男,67 岁。1981 年 4 月,西医诊断为慢性肝炎,早期肝硬化,转中医治疗。患者经常感到疲乏,右胁肋刺痛,时有低热,体温常在 37.6℃左右。鼻衄频发,量较多,右耳下有蜘蛛痣3枚,舌质红,苔薄黄,脉细弦。证属肝阴不足,虚火上炎,给予滋阴清肝,凉血止血。方用二至丸合一贯煎加减。处方:南沙参、生地黄、女贞子、旱莲、茜草、藕节、蒲公英各10g,白茅根20g。服药20剂后,鼻衄明显减少,在原方基础上略作加减,继续服用两个多月,鼻血已止,肝功能正常,蜘蛛痣也日渐消失。

> **按** 慢性肝炎、肝硬化发展至后期常可见出血症状,以齿衄、鼻衄较为多见,面颈胸臂亦可见蜘蛛痣。中医学认为,肝藏血、脾统血。"夫血之妄行也,未有不因热之所发,盖血得热则淖溢,血气俱热,血随气上,乃吐衄也"(《济生方》),湿热久蕴伤络,或肝郁气逆化火,迫血妄行,血从上溢,则见鼻衄、齿衄,甚至呕血;血从皮肤肌肉外溢,则见肌衄;血从下溢,则可见便血、尿血。病久迁延、正气渐虚,肝肾阴虚、虚火灼络,络伤血溢;肝病犯脾或劳倦过度,脾气虚弱,统血失职,血溢脉外。《景岳全书》指出:"盖脾统血,脾气虚则不能收摄,脾化血,脾气虚则不能运化,是皆血无所主,因而脱陷妄行。"治疗当随症治之。肝炎者,可用龙胆泻肝、栀子清肝汤之类;阴虚火旺者,宜用滋阴清肝饮;血热者,又宜用犀角地黄汤;气不摄血者,归脾汤之辈。
>
> 蜘蛛痣,类似中医文献中"红点""红纹""红缕""赤痕"等记载,其临床意义正如陈士铎所说:"初起之时,何以知是气鼓与血鼓也?吾辨之于面矣。凡面色淡黄而有红点或红纹者,是血鼓也。"《寓意草》亦称:"面色萎黄有蟹爪纹络……将成血蛊之候也。"其形成机理,中医认为,本病多由于肝脾血瘀、瘀血阻滞于孙络,隧道不通,则头面颈胸可见红点、赤缕。治疗一般宜活血化瘀,谢老临床多用《罗氏会约医镜》化瘀汤(当归、熟地黄、白芍、肉桂、川芎、桃仁、红花)加减,软坚破瘀。而如属热入营血而引起的蜘蛛痣,谢老多采用清营凉血、活血之法加以治疗,药用生地黄、白茅根、藕节、茜草、牡丹皮、红花等;如见肝肾阴伤者,谢老则改用滋养肝肾、凉血化瘀之法,方用一贯煎合《古今医鉴》消瘀饮(当归、芍药、生地黄、桃仁、红花、苏木、大黄、芒硝、甘草)加减,以滋肝肾、养阴血、化瘀血。
>
> 上二案,诊断为慢性肝炎肝硬化,临床均可同见齿鼻出血及蜘蛛痣。对于此复杂病情,谢老教诲后学,临床治疗应参合辨证综合考虑。辨证均属肝肾阴虚,阴虚火旺,虚火上炎,治当滋养肝阴,凉血止血,谢老选方

二至丸与一贯煎合方加减。一贯煎方出《续名医类案》,药由北沙参、麦冬、当归、生地、枸杞、川楝子等组成,功效为滋阴疏肝,主治肝肾阴虚之证;二至丸出自《扶寿精方》,药由女贞子、旱莲草组成,功效为补肾养肝、滋阴止血,为治疗肝肾阴虚之常用方剂。出血明显者,配合藕节、茜草、白茅根以凉血止血。由于方证合拍,故临床收效满意,不仅出血停止,蜘蛛痣亦日渐消失。

◎ 肝脾肿大案 1 则

刘×,男,36 岁。1988 年 5 月 7 日初诊。患者既往患慢性肝炎 1 年,常感右胁疼痛,脘腹胀闷,近 2 个月病情加重,肝区轻度压痛,舌苔腻,边有紫色,脉弦细。肝功能:谷丙转氨酶 53 U/L。表面抗原:阳性。B 超检查:肝上界在 6 肋,肝肋下 36 cm。诊断:肝肿大。此乃肝气郁久,气滞血瘀,瘀血停聚而成。治以行气散瘀,消癥化积。用散瘀消痞汤,水煎服。另用大黄䗪虫丸、逍遥丸,早晚分服。前后共服中药 65 剂,治疗 3 个月,肝功能复查谷丙转氨酶 30 U/L。表面抗原阴性。B 超复查:肝肿大消失而愈。

按 本例患者久患肝炎,常感右胁疼痛,且肝脏增大,当属中医学"胁痛""积聚""癥瘕""痞块"之范畴。《灵枢·五邪》云:"邪在肝,则两胁中痛。"谢老认为,本病乃肝气郁结,气滞血瘀,瘀血停聚所致。故当行气散瘀,消癥化积。谢老自创散瘀化痞汤,药由炙鳖甲 30 g(先煎)、穿山甲 10 g(先煎)、延胡索 10 g、牡蛎 30 g(先煎)、红花 10 g、赤白芍各 15 g、三棱 10 g、䗪虫 10 g、木香 8 g、柴胡 6 g、丹参 20 g、陈皮 10 g 等组成。谢老临床使用本方时,常随症加减,如:体虚者加党参、黄芪各 15 g,益气扶正;乙肝病毒阳性者,加大青叶、白花蛇舌草各 20 g,清热解毒;食欲不振者加麦芽、神曲各 15 g,以健脾开胃;谷丙转氨酶增高者,加五味子 10 g;若出现肝硬化伴腹水者,可加大腹皮、槟榔、猪苓、茯苓皮、泽泻各 10 g,行气利水。临床只要坚持服用,各项化验指标、肝脾肿大均可一定程度地好转。

◎ 胆囊炎、胆石症案 8 则

案 1

丁×，女，40 岁。因右上腹阵发性剧痛伴有呕吐，于 1980 年 7 月 3 日住院。经检查，诊断为胆囊炎、胆石症。邀中医会诊：右胁下刀割样疼痛，恶心欲呕，寒热往来，口苦食少，大便 3 日未解，尿黄，舌质红，苔薄黄，脉弦稍数。辨证为肝胆失疏，气机阻滞，不通则痛。宜疏肝利胆，行气止痛。药用柴胡疏肝散去川芎，加金钱草 20 g，延胡索、生大黄（后入）、郁金各 10 g，黄芩 5 g，6 剂而愈。

> **按** 本例患者诊断为胆囊炎、胆石症，诊时症见胁痛剧烈，恶心呕吐，寒热往来，便秘尿赤，苔薄黄、脉弦稍数，谢老辨证认为此为肝胆失疏，气机阻滞，郁而化热，不通则痛。治宜疏肝理气，清解郁热，行气止痛。谢老方选柴胡疏肝散加味。柴胡疏肝散出自《证治准绳》，药由陈皮、柴胡、川芎、枳壳、芍药、甘草、香附组成，具有疏肝解郁、行气止痛之功效。加金钱草利胆排石；延胡索、郁金行气止痛；黄芩清热，与柴胡相合，和解少阳，治寒热往来；生大黄通腑泄下，具有"痛随利减"之效。诸药相伍，疏利肝胆之气，解郁止痛，方证合拍，故痛止病愈。

案 2

郁×，女，51 岁。1983 年 9 月 5 日初诊。患者右上腹间歇性疼痛 4 个多月，疼痛向右肩背放射，服消炎利胆片未效，近 1 个月来疼痛日益加重，经泰州某医院 B 超检查，胆囊内有大小不等强光团，约绿豆大小伴声影，提示胆囊炎、胆结石，建议手术治疗。患者不愿手术，来我院门诊求服中药。症见右胁下胆囊区胀痛，痛引肩背，阵发性剧痛，痛时坐卧不安，头汗淋漓，口苦欲呕，嗳气少食，溲赤便燥，舌苔腻黄，脉弦。证属肝胆湿热，气机郁滞不通。治拟利胆排石，通里攻下。处方：郁金 15 g，金钱草 30 g，海金沙 30 g（布包），鸡内金、炒枳实、生大黄（后入）、玄明粉（冲服）、延胡索各 10 g，木香、柴胡各 8 g。服药 5 剂，大便泻下 20 余次，泻物稀薄秽浊，如坏猪肝色，胆囊部剧痛显减，欲进饮食。又守原方服 20 剂，疼痛已解，大便泻下多数，并排出结石 20 余粒，形如小黄豆大，患者诸症俱除。嘱其 B 超复查，结石已不明显，囊壁欠光。后以此方去大黄、玄明粉,又服药 10 余剂,后以"胆石冲剂"(自拟方)、逍遥丸巩固,随访 2 年未发。

> **按** 本例患者诊断胆囊结石,以右上腹疼痛为主要临床表现,伴口苦、便干,结合舌苔腻黄,脉弦,谢老辨证认为证属肝胆湿热,气机郁滞不通,治予利胆排石,通里攻下之法。药用郁金、金钱草、海金沙、鸡内金利胆排石,其中郁金苦寒清泄,入肝胆经,能疏肝利胆,清利湿热,谢老尤善配合金钱草用于治疗肝胆疾病。《本草纲目》曾谓:"郁金治血气心腹痛"。现代药理研究证实,郁金中含有挥发油,能溶解胆固醇,促进胆汁分泌和胆囊收缩。方中配炒枳实、生大黄、玄明粉行气通腑,痛随利减;延胡索、木香、柴胡疏肝理气止痛,全方共奏利胆通腑排石之效,用药精当,故能收效快捷,石去痛止。

案 **3**

唐×,男,30 岁。住院号为 791569。患者右上腹阵阵剧痛,于 1979 年 10 月 1 日住院。入院后,经检查诊断为胆石症、胆囊炎。中医会诊:患者胃脘偏右阵阵剧痛,痛处摸到如乒乓球大小的肿块,拒按,伴有畏寒高热,体温 39.5℃,巩膜、皮肤黄染,呕吐黄苔水,食欲不振,大便五、六日未解,尿赤,舌苔厚腻微黄,脉弦数。辨证:乃湿热蕴结肝胆,以致肝胆失疏,气机郁滞而痛。治拟疏肝行气,利胆排石。用胆道排石汤加减。处方:木香 6 g,金钱草 20 g,郁金 9 g,枳壳 9 g,黄芩 9 g,延胡索 9 g,海金沙 20 g,柴胡 6 g,大黄 15 g(后入),玄明粉 20 g(冲服)。服药 4 剂,大便日泻数次,疼痛减轻,身热已退。又按遵义医学院"总攻"方案总攻 3 次,共服药 16 剂,疼痛基本解除,肿块消失,于 10 月 16 日出院。

> **按** 中医学认为肝胆互为表里,胆位于右胁,附于肝之短叶之间,为"中清之腑",贮藏与排泄胆汁,其以通降下行为顺。凡情志不畅、饮食不节、过食油腻等,均可导致肝胆气滞,湿热壅阻,肝失疏泄,胆失通降,使胆汁排泄不畅,不通而痛。本例诊断胆囊炎、胆石症,结合所见诸症,舌苔厚腻微黄、脉弦数,谢老认为此乃湿热蕴结肝胆,肝胆失于疏泄,胆石阻滞所致,治当疏肝行气,利胆排石。方中木香辛香能行、味苦能泄,走三焦和胆经,能疏理肝胆和三焦气机,行气止痛;配伍郁金、枳壳、延胡索、柴胡

疏肝行气止痛;金钱草、海金沙利胆排石;黄芩、大黄清胆通腑,使湿热从大肠而泄。全方相伍疏肝利胆、行气止痛,临床获效满意。

案④

患者,女,17岁,学生。于1984年11月8日就诊。右上腹阵发性剧烈疼痛,经某院B超检查,胆囊内见3枚强光团,大小分别约为8 mm×8 mm,14 mm×6 mm,10 mm×8 mm,囊壁粗糙,提示:胆囊炎、胆结石。症见发热不恶寒,体温37.8℃,巩膜黄染,胃脘发胀,右胁下阵阵绞痛,拒按。痛时辗转不安,牵引后背,口苦不思食,尿黄便秘,舌苔黄腻,脉弦。证属肝胆失疏,湿热蕴结,久而成石。治以疏肝利胆,排石止痛。处方:茵陈15 g(后下),柴胡5 g,黄芩6 g,金铃子、延胡索、郁金、生大黄(后入)、芒硝(冲)各10 g,金钱草、海金沙(包)各30 g,木香6 g。上方共服23剂,另服胆石冲剂(本院制)20袋,每次1袋,日服2次,先后3次排出结石3枚,大小如B超所示,诸症平息,复查B超结石阴影消失。

按 本例患者诊断为胆石症、胆绞痛,症见身热、黄疸、胁痛、尿黄便秘、舌苔黄腻、脉弦,辨证肝胆湿热、煎熬胆汁成石,肝胆失于疏泄,故治当清利肝胆湿热、行气通腑排石。方中柴胡疏肝行气,茵陈清利肝胆退黄,黄芩清肝胆湿热,延胡索、川楝子疏肝泄热、行气止痛,郁金行气开郁止痛,大黄、芒硝通腑泄热使"痛随利减",金钱草、海金沙利胆排石,木香行气导滞,诸药相伍,共奏疏肝利胆、排石止痛之功,故收效满意。

案⑤

杨×,男,49岁。2009年4月初诊。患者右胁疼痛,阵阵痛剧,腹胀嗳气,纳差,大便干燥,舌苔白腻,脉弦。B超示:胆结石、胆囊炎。辨证:湿热蕴结肝胆,结石阻滞而痛。治以通腑排石。用三金合大承气汤加减。药用金钱草30 g,鸡内金20 g,郁金10 g,厚朴10 g,大黄10 g(后下),芒硝10 g,枳实10 g,木香8 g,服药3剂,大便泻下多次,疼痛顿减。

按 本例患者诊断为胆石症,右胁下剧痛阵作,谢老从湿热蕴结,结石阻滞,不通则痛入手,治用通腑排石,方用大承气汤加味三金,旨在腑气得通,郁闭得疏,"痛随利减"。"痛随利减"是临床治疗实证疼痛的重要法则之一。曾经有人把"利"字解释为下法。根据临床体会,"利"字在这里含有多种治法,它具有通利疏导之意,可以概括汗、下、消诸法。如疼痛属实证者,按其病位可分为三类,即表实痛、里实痛、气血瘀阻疼痛。痛在表,可用汗法疏解而愈,如麻黄汤治外感风寒之头痛身痛。痛在里者,可用下法疏导通利而愈,如大承气汤治阳明腑实证之腹痛。痛因气血瘀滞者,可用疏导行气活血之法而愈,如血府逐瘀汤治疗瘀血内阻之头疼、胸痛等。由此可知,"利"并非只指下法,凡能散表邪、祛里邪、疏通气血的治疗方法,都在"利"的范畴之中,若拘泥于下法,未免失之于偏。金元名医王好古云:"汗而通导之,利也;下而通导之,亦利也;散气行血皆通导而利之也。故经曰:'诸痛为实,痛随利减'"。"古人所谓痛则不通,通则不痛,其大要也。"(《疡科纲要》)

案❻

张××,女,32岁,农民。右上腹阵发性疼痛2天。患者昨天进食油腻食物后,自觉右上腹疼痛,时有加剧,遂来我院门诊,查右上腹及胆囊区有压痛,痛引背后,腹肌稍紧张,巩膜、皮肤不黄染,肝脾未扪及,无寒热,胃脘胀闷,嗳气纳呆,大便干燥,月经正常,舌苔白腻,脉弦细。B超见胆囊颈部位有一枚蚕豆大小的结石光团,伴有声影。胆囊壁毛糙。提示:胆囊结石、胆囊炎。辨证:肝胆失疏,结石内阻,气机闭阻,不通则痛。治法:疏肝行气,利胆排石。金钱草30 g,海金沙30 g,鸡内金15 g,郁金10 g,大黄10 g(后下),黄芩10 g,炒枳壳10 g,芒硝15 g,木香8 g,川楝子10 g,玄胡索15 g,香附15 g。3剂。

药后大便泄泻3次,随后上腹痛明显减轻,守方继服。5剂。三诊:药后无明显腹痛,脘胀亦消,大便正常。B超复查未见明显结石征象。

按 中医学认为,六腑"泻而不藏""动而不静""以通为用",其病理特征是"不通则痛"。因此。谢老紧紧抓住"以通为用"的原则,灵活运用具有清热、利胆、消炎、止痛、通腑、排石等作用的药物,共奏疏肝利胆、开闭止痛、通腑排石之功。药证相合,故收满意疗效。

谢老曾指出:胆囊炎、胆结石属中医"胁痛"范围,多由肝气不舒,饮食不节,脾运失常,湿热内生,肝胆气滞而成。胆附于肝,为六腑之一,与肝同具疏泄,以通降下行为顺。治疗胆囊炎、胆结石,以"通"为基本原则。早期多施疏肝行气。急性发作期重在清热利湿、通腑攻下,可收到"痛随利减"之效,腹泻一次,痛减一分,如能畅泻,痛可大减。缓解期以健脾达肝为主。总之,肝郁者疏之,胆热者清之,里实者泻之,胆石阻滞者排之。

案7

钱××,女,38岁,公务员。右上腹疼痛,阵发性加剧伴有呕吐2天。有慢性胆囊炎病史5年,时感右上腹不适。前受凉旧疾复发。寒热往来,右上腹疼痛,并呈阵发性加剧,伴恶心呕吐,口苦食少,大便已3日未解,尿黄,舌质红,苔薄黄,脉弦稍数。B超检查:胆囊壁水肿,内有花生米粒大小的结石2枚,提示胆囊炎,胆石症。辨证:肝胆失疏,气机阻滞,不通则痛。治拟疏肝利胆,行气止痛。柴胡疏肝散加减。柴胡6g,枳壳10g,香附10g,陈皮6g,延胡索10g,川楝子10g,郁金10g,金钱草30g,鸡内金15g,黄芩5g,白芍6g,生大黄15g(后下),甘草6g。7剂。

药后寒热已退,呕吐缓解,疼痛明显减轻,大便日行3次。守方生军改熟大黄15g,7剂。三诊:右上腹疼痛已无,纳可二便调,B超示胆囊壁稍毛糙,仅探及结石一枚。

按 胆附于肝,与肝同具疏泄功能,以通降下行为顺,凡情志不畅,肝胆气郁,或湿热蕴结,胆失疏泄,症可见右胁痛,口苦,食少,或兼黄疸,苔薄白或微黄,脉弦细。次宜疏肝利胆,行气止痛,谢老常用柴胡疏肝散佐以利胆排石之药,多可获效。

谢老曾指出:胆附于肝,为六腑之一,与肝同具疏泄,以通降为顺。如肝气郁结,胆失疏泄,气机阻滞,不通则痛。本例胆石疼痛,用柴胡疏肝散加减,其效颇佳。本方具有疏肝行气、活血止痛之功。临床应用较少,凡肝胆、脾胃、妇女月经等肝郁气滞而引起的多种病症,用之颇有良效。治疗胆结石,以"通"为基本原则,腹泻一次,痛减一分,如能畅泻,痛可大减,如不腹泻,疼痛难减。

案8

仲×,女,27岁,农民。因右上腹阵阵剧痛,于1990年8月2日来院肝胆病科就诊。查右上腹及胆区有压痛,痛引背后,腹肌稍紧张,巩膜、皮肤不黄染,肝脾未扪及。胃脘胀闷,嗳气纳呆,大便干燥,月经正常,舌苔白腻,脉弦细。B超检查:肝右前叶探及1枚黄豆大小的结石光团,伴有声影。诊断:肝内胆管结石(肝郁气滞型)。辨证:此乃肝胆失疏,结石内阻,气滞于中。治以利胆排石。给予胆石冲剂,每次服1包,每日服3次。服至20包,排出黄豆大的结石1枚,呈棕褐色,自觉疼痛显减,胸宽气畅,欲思饮食。继服15包,疼痛告愈。B超复查:结石光团消失。

按 本例患者诊断为肝内胆管结石,临床以右上腹疼痛为主要症状,结合舌脉,谢老认为此乃肝胆失疏,结石内阻,气滞于中。治疗当疏肝利胆排石,予胆石冲剂。胆石冲剂是根据谢老验方生产的院内制剂,药由金钱草、海金沙、鸡内金、大黄、黄芩、枳壳、芒硝、木香等组成,具有清热利胆、消炎止痛、通腑排石的作用。谢老曾用此方治疗66例胆结石患者,并进行统计分析,临床总有效率87.9%,其中以气滞型疗效最好,总有效率为94.1%。排石率达31.8%。胆石冲剂的研制,是谢老根据六腑"泻而不藏""动而不静""以通为用"的生理特点,以及"不通则痛"的病理特征,紧紧抓住"以通为用"的治疗原则,经过大量临床实践而复筛选出来的有效方药。谢老认为,临床治疗胆石症,当以"以通为用"为基本原则,体现在急性期的治疗过程中,不失时机地加用通里攻下及活血化瘀药等,临床常可收到"痛随利减"的效果。谢老认为,泻下通腑是治疗胆绞痛必不可少之大法,腹泻一次,痛减一分,如能畅泻,痛可大减,如不腹泻,则疼痛难减。而且在使用排石攻泻药时,谢老认为,大黄和芒硝必须同时使用,临床观察单用大黄,或单用芒硝,其泻下之力均不如两者合用,每次大黄用量10～15 g,芒硝用量15～20 g。谢老通过临床观察,认为体壮证实而病急者,治疗初始即可投用大剂量之排石药,如金钱草、海金沙,其用量一般均需30 g以上,否则影响疗效。如脘腹痛甚者,可加重木香、郁金的用量;热毒重者加金银花、蒲公英等;高热渴饮、脉洪数者加石膏、知母等。

总结:关于胆囊炎、胆石症的论治,谢老结合临床体会,将本病常分为早期、急性发作期、缓解期3个阶段。

谢老认为早期多属肝郁气滞,肝胆失疏,气机不畅为患。治疗重点在于疏理肝气,常用柴胡疏肝散加减。有呕吐者加黄连、半夏;痛剧加延胡索;便秘加大黄;胆囊壁模糊加郁金;结石形成者加金钱草。

急性发作期,谢老认为此阶段多属湿热为患,其治疗重在清利、通腑,使病邪从二便而去。该期谢老临床又进一步细分为湿热、血瘀、脓毒 3 个类型。① 湿热型发病急,病起即见右胁上腹阵阵剧痛,或绞痛,痛向肩背部放射,坐卧不安,汗出淋漓,寒战高热,目肤可出现黄疸,恶心呕吐,食欲不思,溲赤,便结,舌苔黄腻,脉弦数等,病机热毒邪盛,治疗重在排石,用排石汤合大柴胡汤加减。常可收到疼痛顿减之效。若胀痛较甚,重用木香;剧痛不减,可加沉香。② 瘀血型以右胁刺痛或绞痛为特点,痛位固定,可触及包块,拒按,口苦作干,尿赤,舌质发紫,或舌边有青紫瘀点,脉沉弦或细涩等。病因热毒瘀郁,治宜化瘀排石,常用排石汤合膈下逐瘀汤加减。若见黄疸湿热者,可加茵陈、黄芩;刺痛不减,加琥珀末 3 g。③ 热毒化火型多为胆囊炎、胆石症并发坏疽性胆囊炎、胆囊积脓、胆囊穿孔、急性梗阻性化脓性胆管炎,胆道梗阻感染严重,常可出现中毒性休克等全身症状。此为热毒内陷,邪势鸱张,津枯邪盛,治疗应清热解毒、凉血宣窍,方选清营汤、犀角地黄汤加减。腑实者加大黄、芒硝;有动风之象者,可加羚羊角、玳瑁等;至宝丹、安宫牛黄丸、神犀丹等均可选用。若昏迷气促,汗出肢冷,面色苍白,血压下降,脉微细弱等气阴耗伤、正气虚败之脱证,急予生脉散或参附龙牡汤回阳救急,以固其脱。凡遇脓毒型,临床均应积极抢救、手术治疗为宜。

胆囊炎、胆石症经过清热利湿,行气化瘀,攻下排石,或手术后炎症消退,进入缓解期,常表现为肝脾两伤,正虚邪留证候。治宜健脾达肝。方选香砂六君子汤合丹栀逍遥散加减,旨在补而不滞,疏而不伐,使肝脾得调,疾病向愈。若胁痛未消,或有刺痛感,可适当加入川楝子、延胡索、香附等;如舌光红少苔,脉弦细数,右胁隐痛不已,表现为肝阴虚者,可用一贯煎加减。

◎ 肝脓肿案 2 则

案❶

肖×,女,39 岁。1989 年 12 月 28 日初诊。3 周来,患者胃脘及右胁肋胀痛,恶寒发热,饮食减少,前医以感冒、胃病治疗 1 周,疼痛有增无减,胁肋膨满,按之痛剧。血常规:白细胞 13×10^9/L,中性粒细胞 71%,淋巴细胞 29%。B 超检查发现肝左叶的腹侧探及 61 mm×31 mm 的低回声区,边界清楚,后壁回声稍增强。确诊为肝左叶脓肿,建议手术治疗。患者畏惧手术,要求中医治疗。症见患者形体较瘦,面色晦滞,精神萎靡,食纳极差,发热两旬有余,体温 38.2℃,右侧胸胁满痛拒按,动则更甚,脘腹发胀,胸闷气短,口干少饮,小便黄,大便不畅,舌苔黄腻,脉弦数。此乃湿热壅结肝脏,气血瘀阻成痈。治以清肝泄热,散瘀消痈排脓。处方:柴胡 8 g,金银花、蒲公英各 20 g,连翘 15 g,黄芩、天花粉、桃仁、当归、川楝子各 10 g,生大黄 8 g(后下),薏苡仁 30 g。另用小金片,每日 3 次,每次服 4 片。服药 3 剂,大便已畅,腹胀好转,体温下降至 37.5℃,胃纳稍增,胁痛依然。原方去生大黄继服 5 剂后,身热已除,疼痛未平。仍守上方服至 17 剂,胁痛隐约,纳谷增香,精神转爽,黄腻苔渐退,脉弦不数。B 超复查:肝左叶的浅层探及 27 mm×12 mm 的低回声团,为肝脓肿恢复期。为巩固疗效,上方继投 5 剂,后以益胃汤加减善后,一切症状消失,肝区已无压痛。B 超复查:肝脓肿消失。

案❷

唐×,男,44 岁。患者劳累受凉,突然畏冷发热,肝区疼痛,在当地医院治疗两周,疼痛未减,体温未降,病情加剧。于 1990 年 11 月 27 日来我科就诊。症见:胸膺及右胁肋处胀痛,肋下触有包块,拒按,畏寒发热,不思饮食,溲黄,便干,面容痛苦,精神萎靡,舌苔腻黄,脉弦数。查体:体温 38.4℃。血常规:白细胞 $23×10^9$/L,中性粒细胞 89%,淋巴细胞 10%,嗜酸性粒细胞 1%。B 超示肝左叶探及 43 mm×53 mm 的液性暗区,后壁效应增强,内见粗大的漂浮光点,肝右叶的后上方探及 82 mm×60 mm 低回声光团,后壁效应增强,并探及 27 mm×30 mm 的液性暗区,胆囊壁欠光,提示:肝内占位(肝脓肿性质待定)。辨证:肝火内郁,湿热壅结,气血瘀阻成痈。治以清肝泄热,散瘀消痈,排脓。处方:柴胡 8 g,赤芍 15 g,金钱草 30 g,黄芩、制乳香、制没药、延胡索、栀子、生大黄(后下)各 10 g,丹参、连翘、蒲公英、薏苡仁各 20 g。另用小金片,每次 4 片,每日 3 次。服药 3 剂后,大便溏泻数次,右胁胀痛减轻,精神转佳。原方继进 6 剂后,疼痛日减,食纳增加,体温正常。B 超复查:肝左前叶探及 25 mm×47 mm 低回声光斑,肝右后叶探及 64 mm×61 mm 的低回声光团,后壁效应增强,提示肝脓肿。原方去大黄,又进 10 剂。血常规:白细胞正常。B 超复查:肝右后叶探及 42 mm×47 mm 的低回声光团,边界清楚,后壁回声增强,提示肝脓肿恢复期。为巩固疗效,上方又投 10 剂,一切症状消除,肝区已无压痛。B 超复查:肝脓肿消失痊愈,共服中药 29 剂。

按 上两例患者均诊断为肝脓肿。肝脓肿，是一种肝脏感染性疾病，多由金黄色葡萄球菌、大肠杆菌等细菌侵犯所致。肝脓肿隶属中医学之"肝痈"范畴。中医学认为外感寒热、饮食不节或不洁、精神不遂、跌仆闪挫等诸多因素均可使肝失条达、疏泄失常，肝气郁结，湿热内蕴，气血壅阻，聚而热腐成脓。治当清肝泄热，散瘀消痈排脓。谢老临床多喜用柴胡清肝汤加减。柴胡清肝汤出自《医宗金鉴》，原方药由川芎、当归、白芍、生地黄、柴胡、黄芩、栀子、天花粉、防风、牛蒡子、连翘、甘草等组成。谢老以原方为基础，减地黄、当归、川芎、防风、牛蒡子、甘草，而加入乳香、没药、桃仁、大黄活血散瘀，通腑攻下；复加大剂量金银花、蒲公英、薏苡仁以清热解毒，散瘀消痈排脓；川楝子疏肝泄热，薏苡仁排脓消痈、解毒散结而成基本方，诸药相合，全方共奏清肝泻火、理气解郁、散瘀消痈、攘除湿热之效。谢老在具体临床运用中，常随症加减，如：偏于肝火重者加龙胆草8 g，牡丹皮10 g；偏于湿痰者去黄芩、栀子，加苍术、制半夏、陈皮各10 g；食欲不振加麦芽、神曲各15 g；脓已成者加败酱草、冬瓜仁各15 g等。

○ 肝下垂1则

游×，男，56岁，教师。1988年6月7日初诊。患者患肝炎病1年余，近2个月来胃脘胀闷，右胁下似有物阻，轻度压痛，劳累加重，屡用葡醛内酯、肝必复、逍遥丸、柴胡疏肝汤等不效，胁痛脘胀反甚，伴有头昏乏力，食欲差，面色萎黄，舌苔白边红，脉细。肝功能检查正常。B超检查示：肝上界第7肋，肝肋下31 cm。诊断为肝下垂。证属脾胃虚弱，肝血不足，气虚下陷。治以益气补肝。处方：黄芪、党参、熟地黄各15 g，白芍、白术、升麻、当归、炙甘草各10 g，柴胡8 g，红枣10枚。共服药40剂，诸症消除。B超复查：肝下垂恢复正常。后以补中益气丸巩固疗效。

按 本例患者久患肝炎，症见脘胁疼痛，他医迭用疏肝理气之品未效，查示肝脏下垂，谢老遂改从脾胃虚弱、气虚下陷入手，投以益气升提之法，方用举元煎加味。举元煎方出明代张景岳《景岳全书》，药由黄芪、人参、白术、升麻、甘草等组成，功用为益气举陷。因虑及患者尚有肝血不足之征，遂配伍熟地、白芍、当归以补养肝血，合大枣助党参、白术、甘草健脾益气，诸药相伍，使气虚得补，肝血充足，则诸症尽愈。

◎ 急性胰腺炎案 1 则

凌×，女，32 岁，农民。1980 年 9 月 27 日急诊入院。昨晚 10 点左右，突感左上腹疼痛，并阵发加剧，痛时放射至左肩，伴呕吐。查体：体温 38.6℃，急性病容，表情痛苦，腹肌稍紧张，左上腹压痛，无反跳痛，巩膜无黄染，白细胞 $18.11×10^9/L$，中性粒细胞 82%，尿淀粉酶 256 U，血淀粉酶 256 U（温氏法）。西医诊断：急性胰腺炎（水肿型），给予青霉素、链霉素、阿托品等治疗。邀中医会诊，症见其左侧胁肋疼痛，痛引胸肩，呕吐三四次，不思饮食，发热不恶寒，小便短赤，苔厚腻而黄，脉弦数。辨证：湿热郁蒸，脾胃气滞。治以清热通便，理气止痛。处方：柴胡 10 g，黄芩 10 g，黄连 2 g，大黄 10 g（后下），番泻叶 15 g，木香 6 g，郁金 10 g，炒枳实 10 g，玄胡索 10 g。连服 4 剂，大便连泻四五次，疼痛减轻，呕吐止，体温 37.8℃，进食少量，苔白腻，脉弦稍数。仍宗原方去黄连、番泻叶，服 2 剂，体温正常，左胁疼痛消失，食纳日增，精神转佳，唯胃脘部稍有胀感，时嗳气，苔白，脉弦。拟理气健脾调治。处方：柴胡 5 g，黄芩 5 g，白芍 9 g，茯苓 9 g，青陈皮各 9 g。服 2 剂，诸症消失。复查：尿淀粉酶 16 U，血淀粉酶 32 U。于 1980 年 10 月 4 日痊愈出院。

> **按** 急性胰腺炎临床主要表现为剧烈的上腹痛及放射性痛，伴有呕恶、腹胀、便秘等。在中医学文献中早有类似的症状记载。如《金匮要略》："按之心下满痛者，此为实，当下之，宜大柴胡汤。"《伤寒论》："结胸热实，脉沉而紧，心下痛，按之石硬者，大陷胸汤主之。"本例按照中医"不通则痛，通则不痛""痛随利减"的治法，仿大柴胡汤意，取得满意的疗效。

◎ 心悸案 2 则

案 1

游×，女，51 岁。5 个月前患病毒性心肌炎，经治疗已愈。近 2 周又反复感冒，口干，口渴，心跳气短，汗多，手心灼热，夜难入睡，舌红少苔，脉细微弱。心电图示：ST 段改变。辨证：由于汗出过多，汗为心之液，此为心阴虚损。治宜滋阴增液，养心安神。处方：北沙参、麦冬、五味子、酸枣仁、远志、茯神各 10 g，生地黄 20 g，连翘 10 g。连服 12 剂，症状消失，身体康复。

按 本例患者心悸病于多汗之后，中医学认为，心在液为汗，《素问·宣明五气》说："五脏化液，心为汗"，心气、心血为汗液化生之源，"汗血同源"，出汗过多，耗散津液，心失所养，故发心悸。阴液亏损，虚火内生，扰动心神，故而手心发热，夜难入寐。舌红少苔、脉细微弱为心阴不足之征。故治当滋阴增液，养心安神。方中五味子酸甘温，归肺、心、肾经，具有收敛固涩、益气生津、补肾宁心之功，善于止汗、安神。合沙参、麦冬、生地养阴生津；伍酸枣仁、远志安神宁心，连翘清心。全方相伍，滋阴增液，使热清神安，故心宁悸平而病愈。

案❷

丁×，女，19岁。1991年4月8日就诊。1个月前夜晚放学回家，途中突受异物惊吓，嗣后常感心悸易惊，神思不定，虚烦不眠，梦中惊叫，伴胸闷气短，四肢无力，面色无华，舌淡，脉沉细。心脏听诊心律不齐，心电图检查为窦性心动过速。此乃素体虚弱，加受惊吓，心气虚怯，阴血暗耗，心神失宁而为惊悸。治以益气镇惊，宁心安神。用孔圣枕中丹加味：石菖蒲10 g，远志10 g，龟甲20 g（先煎），龙骨30 g（先煎），黄芪10 g，熟地黄15 g，炒酸枣仁10 g，茯神20 g，每日1剂，水煎服。服5剂后，惊悸好转，继以原方6剂，诸症悉平。

按 中医学认为，心藏神，心在志为喜。"愁忧恐惧俱伤心"（《灵枢·邪气脏腑病形》）。"惊则心无所依，神无所归，虑无所定，故气乱矣"（《素问·举痛论》）。本例患者病因惊吓，症见心悸虚烦、不眠多梦，伴胸闷气短、面色无华、四肢无力、舌淡、脉沉细，脉症合参，谢老辨证认为此乃惊吓伤心，心气虚怯，阴血暗耗，心神失养所致，当益气养心、宁心安神镇惊。谢老临床习用孔圣枕中丹加味。孔圣枕中丹方出《备急千金要方》，药由龟甲、龙骨、远志、菖蒲等组成，功用为补肾宁心、益智安神。方中配黄芪、熟地益心气、养心血，伍茯神宁心安神，枣仁养血安神。全方共奏益气养血、宁心安神之功，令心之气血得养，神有所归，故而其惊得镇，疾自平矣。

◎ 胸痹案 3 则

案❶

丁×，男，46 岁。素有胃痛疾，近六七天来，又觉胸部闷痛，时轻时重，受寒则痛甚，痛引后背，嗳气不出，伴有咳痰，食纳欠佳，舌苔滑腻，脉沉弦。辨证：病由阴寒痰湿，痹阻胸阳，以致胸阳不振，气机失调，而成胸痛。治拟辛温通阳，豁痰理气。处方：薏苡仁、薤白、干姜、陈皮、茯苓各 10 g，制附片、桂枝、檀香各 6 g，服药 9 剂，胸部闷痛已除。

> **按** 胸痹之名，始于《黄帝内经》："肺大则多饮，善病胸痹。"(《灵枢·本脏》)；《金匮要略》则谓："胸痹之病，喘息咳唾，胸背痛，短气，寸口脉沉而迟，关上小紧数。"其病机多因胸阳不振、阴寒之邪上乘，阻滞气机所致。本例患者胸部闷痛，受寒痛甚，痛引后背，舌苔滑腻，脉沉弦，谢老辨证认为病由阴寒痰湿、痹阻胸阳所致，故治当予辛温通阳、豁痰理气。谢老根据《金匮要略》之"胸痹，缓急者，薏苡附子散主之"，方用薏苡仁除湿通痹，配合附子、桂枝、干姜、薤白温化痰浊，通阳宣痹；檀香辛温芳香散寒行气止痛；茯苓、陈皮健脾和胃渗湿。全方相伍，温阳化湿泄浊、行气止痛，使寒去痰化，胸阳得宣，故胸痛自止。

案❷

王×，男，68 岁，退休干部。1990 年 8 月 19 日初诊。患者有冠心病史 20 余年，平素常服速效救心丸、异山梨酯等药，1 个月前因受凉出现阵发性心前区疼痛，憋闷气促，每次发作 2～5 分钟，发作间隙不定，每因情绪波动或劳累而作，含服硝酸甘油后症状缓解。症见四肢欠温，痛时头额出冷汗，恶心，痰涎多，不能食，舌淡胖嫩，苔白厚腻，脉细结代。心电图提示：心房纤维颤动，室性早搏。治疗拟健脾化湿、温通心阳，以平胃散合瓜蒌薤白半夏汤。处方：苍术 10 g，厚朴 10 g，陈皮 10 g，瓜蒌 10 g，薤白 15 g，半夏 10 g，桂枝 6 g，郁金 10 g，丹参 15 g，甘草 6 g，生姜 3 片。3 剂后，胸痛减轻，呕止思食，效不更方。继服 4 剂，精神爽，期前收缩消失。宗原方加减治疗 10 日以巩固疗效。

按 患者花甲之年，阳气已虚，久患心病，心阳不振，寒湿外袭，阻遏胸阳，故胸痛不已。用平胃散以化湿健脾，配以温通心阳之瓜蒌薤白半夏汤，使寒湿自散，气机调畅，心脉得通。

案③

患者，女，32岁。既往有"冠心病"病史数年，时有胸中闷痛，向左肩背及左臂内侧放射，睡眠不安而多梦，睡梦中常因憋气而惊醒，醒后需他人重拳捶击胸背数下，胸闷始能缓解，兼见心烦，大便干，舌质暗，苔薄白腻，脉弦细、节律欠调。辨证：心脉瘀阻，兼夹痰湿。治法：活血通脉，佐以行气化痰。方用旋覆花汤加减，主要药物组成为茯苓、杏仁、生薏苡仁、茜草、红花、旋覆花等。1周后复诊，胸闷痛明显减轻，发作次数亦减少，睡眠中偶有憋醒，但无须他人捶打便能自动缓解，大便已调，舌脉同前。仍用前方酌加丹参、浙贝母。10日后三诊，效果明显，带药归乡，未再复诊。

按 本例患者胸中闷痛反复发作，脉症合参，谢老从痰瘀痹阻立意，治拟活血通脉，行气化痰，方选旋覆花汤加减。旋覆花汤方出汉代张仲景《金匮要略》，具有祛瘀活血，理气通络之功效，主治血瘀胸痛。药由旋覆花、新绛、葱等组成。新绛现多用茜草。方中配茯苓、苡仁祛湿泄浊，以绝生痰之源，杏仁、浙贝母宣肃肺气，化痰；配伍红花、丹参以增活血通络之力。全方共奏活血化痰之功。方证相合，故能收效迅捷，胸痛缓解。

○ 失眠案9则

案①

黄×，男，31岁，教师。初诊时间：1979年9月18日。3年前曾患遗精之疾，经治疗已愈，现感失眠多梦，头晕，耳鸣，手心热，夜间盗汗，口干，腰酸腿软，食纳欠佳，舌红，苔少，脉细稍数。此系肾阴不足，不能滋养脑髓，故头晕、耳鸣；腰为肾之府，肾阴亏虚，则腰膝酸软；阴虚火旺，则口干、手心灼热等。治拟滋养肾阴。处方：知母10 g，黄柏10 g，生熟地黄各15 g，泽泻10 g，茯神10 g，牡丹皮10 g，怀山药10 g，煅龙骨20 g（先煎），炙远志10 g。共服药

9 剂,诸症均减。

> **按** 中医学认为,肾为先天之本,肾主藏精,为脏腑之本,寓元阴元阳。肾阳充足,则脏腑形体官窍得以滋润濡养,从而功能健旺而又不至于过亢,精神内守;若肾阴不足,抑制、宁静、滋润等作用减退,脏腑功能虚性亢奋,精神虚性躁动,而病虚热性症证。本例患者临床可见失眠多梦,头晕,耳鸣,手心热,盗汗,腰酸腿软,舌红,苔少,脉细稍数。据症当属肾阴不足,阴虚火旺所致。治宜滋肾阴,降虚火。谢老多用知柏地黄丸加减。知柏地黄丸方出《医方考》,实为六味地黄丸加味黄柏、知母而成。具有滋阴降火之效。主要用于治疗肝肾不足、虚火上炎之证。本方用于阴虚火旺所致的腰酸遗精、头晕、盗汗、手足心热等症,颇为有效。临床运用时,若于滋阴药中少量加入肉桂一味,为导龙归海、引火归原之法,则配伍更见精当。

案2

庞×,男,38 岁,工人。1994 年 3 月 9 日初诊。患者 2 个月来夜不能寐,服安定等药仍不能入睡,甚或彻夜不寐,头昏不思饮食。追问病史,患者有胃溃疡病史,2 个月前因饮酒过量出现恶心呕吐,胃痛发作,先后服用甲氧氯普胺、西咪替丁及中药等均未见效。刻下症:头昏失眠,脘腹胀满,恶心,口淡无味,神疲无力,大便稀溏,舌苔白厚腻,脉滑。治宜健脾化湿、和胃安神,以平胃散加味。处方:苍术 10 g,白术 10 g,厚朴 10 g,陈皮 10 g,甘草 6 g,半夏 10 g,枳壳 10 g,炙远志 10 g,神曲 10 g,茯苓 10 g,竹茹 10 g,大枣 4 枚,生姜 3 片,水煎服,每晚临睡前服 1 剂。连进 6 剂,呕恶止,腹胀除,饮食增,夜寐达 7 小时以上。后以香砂六君子汤调理 10 天,病愈。

> **按** 本例为饮食所伤,脾胃升降失职,湿浊中阻,上扰神明,神不守舍而致不寐,先用平胃散化湿和胃以治其标,再以香砂六君治其本。切中病机,故获捷效。

案3

赵××,男,35 岁,公务员。失眠、盗汗 2 个月。患者近 2 个月来,入睡困难,每睡即梦,寐中出汗,醒后汗止,刻下:尚伴头晕耳鸣,手足心热,腰酸腿软,口干,食纳欠佳。舌红、苔少,脉细稍数。3 年前曾患遗精,经治疗已愈。辨证:肾阴亏虚,不能上济于心,以致心火独亢,心神被扰,故有失眠梦多;肾阴不足,脑髓失于滋养,故头晕耳鸣;腰为肾之府,肾阴亏虚,腰腑失养,则腰膝酸软;阴虚火旺,则口干、手足心热。治法:滋阴清热。选方:知柏地黄汤加减。知母 10 g,黄柏 10 g,生熟地各 15 g,泽泻 10 g,朱茯神 10 g,酸枣仁 10 g,丹皮 10 g,怀山药 10 g,煅龙牡各 20 g(先煎),炙远志 10 g。5 剂。

药后症状明显减轻,能入睡,夜汗减少,效不更方。5 剂。药后寐可、汗止,余症亦消。嘱口服知柏地黄丸月余,8 粒/次,3 次/日。

按 肾为作强之官,主藏精。阴精亏虚,虚火内生,相火妄动,故临床常可见五心烦热,遗精盗汗,颧红,腰膝酸软,头晕耳鸣;肾水不能制约心火,心火独亢,心神不宁,又可见失眠多梦,烦躁不安。舌质红,脉细数,一派阴虚火旺之象。治当滋阴降火。知柏地黄丸对阴虚火旺所致的腰酸遗精,头晕,盗汗,手足心热等证,疗效确切。谢老教导,若于滋阴药中加入肉桂一味,为导龙归海,引火归原之法,组方则更见精当。

谢老曾指出:祖国医学谓睡眠本乎于阴,为心神所主,神安则能寐,神不安则不得寐。夜眠盗汗,乃心血暗耗,心神被扰,阴不济阳,而夜汗自出。在治疗上,除案中所用知柏地黄汤外,还可用朱砂安神丸合当归六黄汤加减,壮水制火,镇心安神,滋阴清热,使火得清而神自安,火不扰,则阴液内守而汗可止。

案④

张××,女,36 岁,教师。夜不能寐 3 个月。3 个月前,夫妇因事争吵后,感情怀不畅,胸脘胀痛,继之夜不能寐,甚则通宵不眠。服用安定等,仅能睡 1～2 小时,食纳不下,嗳气频作,舌红苔白,脉弦。辨证:情志不遂,肝气郁结,郁而化火,上扰心神,心神不宁而失眠。治法:疏肝解郁,调畅气分。选方:逍遥散加减。柴胡 8 g,白芍 10 g,茯苓 10 g,当归 10 g,薄荷 5 g(后下),制香附 10 g,木香 6 g,绿萼梅 10 g,青皮 10 g,陈皮 6 g,白术 10 g,山栀 10 g,夜交藤 15 g,川连 2 g。5 剂。

药后,胸脘宽舒,夜能入睡 3 小时左右,但眠之易醒,多梦善惊,上方减川连,加生龙骨、牡蛎各 20 g(先煎)。5 剂。药后来院告知,失眠已愈。

按 《内经》云:"百病皆生于气。"朱丹溪谓:"气血冲和,万病不生,一有怫郁,诸病生焉,故人身诸病,多生于郁。"肝为刚藏,性喜条达,该患缘由情志不舒,遂使肝气郁结,肝脉布胸胁,经脉气滞而胀痛;肝藏血,主疏泄,肝气久滞,神明受扰,心神不宁。故治遵《内经》"疏其血气,令其条达"之训,投以逍遥散加减,发其郁遏之气,又随证加入夜交藤、龙骨、牡蛎等,以宁其心神。气机畅达,诸证自减。

谢老曾指出:不寐的原因很多,如心脾血亏,心肾不交,心胆气虚以及胃中不和等均可影响心神而导致不寐。但临床从气而得者,不乏所见。《内经》有"百病皆生于气"的论述。盖心主神明,肝主疏泄,两者关系密切,在生理上,心主神明之正常,可表现为精神焕发,肝气舒展,不郁不亢。如情志不畅,或郁怒,皆可扰动神明,使神失藏。临床除郁闷不乐外,可伴见心神不宁之失眠病变。本例失眠系由情志不畅、肝气郁结所致。选用逍遥散加减,发其郁遏之气,令气机畅达,则诸症消失。

案⑤

钱××,男,46岁,公务员。夜不能寐1个月。患者1个月前,因弟兄争吵,后感脘胁胀痛,腹胀便溏,不能入睡,彻夜不眠,自服安定等镇静催眠药,收效甚微,稍睡即醒。刻下见:倦怠疲乏,纳食无味,口干少饮,舌淡苔白,脉象弦缓。辨证:情志不舒,肝气乘脾,脾气虚弱,心神失养,而致失眠。治法:疏肝健脾,宁心安神。处方:柴胡8g,白芍10g,枳实10g,甘草6g,佛手10g,木香6g,太子参10g,炒白术10g,茯苓10g,夜交藤15g。7剂。

药后夜能入睡3～4小时,胸脘胀痛减轻,大便转调,食纳增加。守方继进10剂。三诊:药尽诸症皆失,睡寐正常。

按 《内经》云:"百病皆生于气。"精神抑郁,情志失调,致使气机郁滞。若肝郁乘脾,脾失健运,或思虑过度,气机不畅,以致气血化源不足,不能养心安神,故致不寐。此失眠实因气而得。谢老每治此病,常以四逆、四君子加味,以疏肝理脾,条达肝气,使气机疏通,脾气得健,失眠自愈。

谢老曾指出:本例不寐,系因情志不畅,肝郁脾虚而致。肝藏血,血舍魂,由于情志不舒,气郁化火,皆可使魂不能藏,从而发生不寐,脾藏意,主思,思虑过度则气结,气机不畅,必然影响脾运功能,致气血化源不足,不能养心安神,亦致不寐。心藏神,劳心过度,易耗血伤阴,心神失养而不寐。本例与心、肝、脾三脏最为密切,所以案中用疏肝理脾、条达肝气的方法而获愈。

案⑥

李×,女,46岁。素有慢性胃炎病史,经常胃脘胀痛,嗳气恶心,食后脘腹胀满,夜眠不安,大便不爽,苔腻,脉弦。此乃脾运失健,气滞中焦,以致胃气不和,升降失常,睡卧不安。治以健脾和胃,行气止痛,使胃和则夜卧得安。用香砂平胃合保和丸加减。木香8g,砂仁4g(后下),炒苍术10g,厚朴10g,神曲15g,麦芽15g,半夏10g,陈皮10g,茯苓神各10g。服药5剂,大便通畅,胃脘不胀,疼痛亦除,夜能入睡,继服3剂,以巩固疗效。

按 《素问·逆调论》曰:"胃不和则卧不安。"《内经》又载:"腹满胀,不欲食,食则呕,不得卧。"指饮食不当,脾胃功能失调可以影响睡眠。按五行生克来说,脾为心之子(火生土,土为心之子),又脾胃相表里,统主水谷运化,脾运失健,宿食停滞,或肠胃积热,胃失和降,子病及母,就会影响心神,造成心神不宁而出现失眠。张景岳云:"卧不安,反复不宁之谓。今人有过于饱食或病胀满者,卧必不安,此皆胃气不和之故。"《医学心悟》云:"有胃不和卧不安者,胃中胀闷疼痛,此食积也,保和汤主之。"本例患者宿患胃病,脘胀腹满,夜眠不安,谢老遵先贤之说,辨证认为病因脾运失健,气滞中焦,以致胃气不和,升降失常,睡卧不安,故治从健脾和胃、行气止痛入手,方用香砂平胃合保和丸加减,使胃气和降,夜卧得安。

案⑦

孔×,女,42岁,工人。患者有癫病史,近来夜不能眠,服镇静剂未效,病情日重,有时彻夜不睡,心烦不安,苔白,脉细滑。证属痰涎扰心所致。治以化痰安神。药用生代赭石15g(先煎),生龙牡各30g(先煎),茯神、酸枣仁、半夏、远志各10g,黄连3g,服药12剂,睡眠正常。

按 本例患者失眠，见苔白脉细滑，谢老辨证为痰浊扰心，治病求本，予化痰安神之法。方选安魂汤加减。安魂汤方出张锡纯氏《医学衷中参西录》，药由龙眼肉、酸枣仁、生龙骨、生牡蛎、清半夏、茯苓、生赭石组成，功效为化痰镇静、养心安神。方中代赭石味苦性寒、质重沉降，重镇潜阳、宁心安神，张氏云其"以导引心阳下潜，使之归藏于阴，以成瞌睡之功也"，合龙骨、牡蛎、茯神安神助眠，半夏、远志化痰消涎；酸枣仁收敛心气，黄连清心，全方共奏化痰安神助眠之功。由于药证相符，故获效满意。

案8

陈×，女，34 岁，1979 年 3 月 14 日初诊。3 个月前，曾因分娩一男婴死亡，情怀不舒，胸脘胀痛，进而夜不能寐，甚则通宵不眠。经服西药镇静剂，中药朱砂安神丸、柏子养心丸等，见效不显，食纳不下，嗳气频作，舌红苔白，脉弦。证属情志不遂，肝气郁结，心神不宁而失眠。治遵《内经》"疏其血气，令其条达"的原则，投以逍遥散加减，疏肝解郁，调畅充分。处方：柴胡 8 g，白芍 10 g，茯苓 10 g，当归 10 g，薄荷 5 g，制香附 10 g，木香 6 g，绿萼梅 10 g，青皮 10 g，陈皮 10 g，白术 10 g，山栀 10 g，夜交藤 15 g。服药 3 剂，胸脘宽舒，夜寐安宁，通宵不眠之象已消除。但眠之易醒，多梦善惊，守原方继进 5 剂，失眠告愈。

按 中医学认为，肝为刚脏，禀春木之性，主疏泄，性喜条达。"血脉和利，精神乃居"（《灵枢·平人绝谷》）肝主疏泄，畅达气机，和调气血，对情志活动发挥调节作用。肝失疏泄，气机郁结，则可导致情志活动异常。又心藏神，主精神活动。肝心母子相生，肝气失于条达，母病及子，则易致心神不宁，而致不寐。本例患者缘由情志不舒，而致肝气郁结，肝脉布于胸胁，气机郁滞，经脉不通，故而胀痛；肝藏血，心藏神，肝失疏泄，肝气郁滞日久，魂不归肝，病及于心，肝血不能养心，神藏不安，心神不宁。故治当疏泄肝气，畅达气机。谢老选方逍遥散加减。逍遥散方出《太平惠民和剂局方》，功用为疏肝解郁、养血健脾。方中柴胡疏肝解郁，使肝条达；当归血中之药，养血活血；白芍柔肝缓急，养血敛阴；白术、茯苓、甘草健脾益气，实土御木；薄荷疏散郁遏之气，透达肝经郁热；合香附、木香、绿萼梅、青皮、陈皮、柴胡理气通滞；伍山栀清热、夜交藤助眠。全方相伍，"疏其血气，令其条达"，肝郁得解、心神得宁，故病愈。

案⑨

单×,男,40岁,1978年7月26日初诊。曾因弟兄吵架,遂致脘胁滞痛,腹胀便溏,夜不能眠,几乎通宵达旦,彻夜不眠,屡服镇静催眠药,收效甚微。时已月余,倦怠疲乏,纳食无味,口干少饮,舌淡苔白,脉象弦缓。证属情志不舒,肝气乘脾,脾气虚弱,心神失养,而致失眠。治以疏肝健脾,宁心安神。处方:柴胡8g,白芍10g,枳实10g,甘草6g,佛手10g,木香6g,太子参10g,炒白术10g,茯苓10g,夜交藤15g。服药5剂,夜能入睡4小时之多,胸脘舒畅,大便成形,食纳增加。守原方继进5剂,药尽病除,未再复发。

> **按** "百病皆生于气"(《内经》),朱丹溪又云:"气血冲和,万病不生,一有怫郁,诸病生焉,故人身诸病,多生于郁。"情志不遂,气机易郁,郁久不解,气病及血,诸病由生。肝主藏血,主疏泄,性喜条达,体阴而用阳。情志不畅,肝木失于条达,气机郁结,横逆乘脾,脾土受戕,运化失健,生化乏源,而成肝郁血虚脾弱。
>
> 本例病起于兄弟吵架,情志不遂,肝气郁结,而生失眠,伴见腹胀便溏。谢老认为,本病乃由郁怒伤肝,肝气郁结,脾气虚弱,心神失养所致。治应疏肝健脾,宁心安神。方选四逆散、四君子汤加味。四逆散方出《伤寒论》,药由柴胡、枳实、白芍、甘草组成,具有透邪郁、疏肝理脾之效;四君子汤方出《太平惠民和剂局方》,药用人参、白术、茯苓、甘草,具有益气健脾的作用。二方合用,再合以佛手、木香理气通滞,夜交藤助眠。全方共奏疏肝理脾、条达肝气之效,如是,气机疏通,脾气得健,故失眠自愈。

◎ 多寐嗜睡案 2 则

案①

孙×,男,39岁,教师。患者由于思虑劳心过度,引起多寐、健忘,头昏身倦,苔白,脉细。治以安神益志,宁心化痰。用《千金方》孔圣枕中丹之意。处方:石菖蒲15g,远志10g,花龙骨20g(先煎),党参10g,黄芪15g,山药15g。服药10剂,健忘,头昏身倦,苔白,脉细。治以安神益志,宁心化痰。服药10剂,健忘、多寐已除。

按 中医学认为,思伤脾,思则气结,脾伤运化失司,痰湿内生,气滞痰凝,闭阻清窍,是故健忘多寐,身重困倦。谢老临床多予益智化痰之法。常用孔圣枕中丹加减。孔圣枕中丹出自《备急千金要方》卷十四,药由远志、菖蒲、龟板、龙骨组成,具有补益心肾、益智安神的作用。石菖蒲入心经、开心窍,辛温芳香,具有安神益智、聪耳明目之功,合远志交通心肾、化痰定志,以增安神益智之力,伍党参、黄芪、山药健脾益气,龙骨宁心安神。全方共奏安神益志、宁心化痰之效,故药至病所,健忘多寐皆除。

案❷

李××,女,63岁,农民。神乏嗜睡1周。近1周来,自觉精神疲惫,嗜卧,不分昼夜,伴头昏眼花,四肢无力,微言易汗,纳谷不馨,面部及下肢轻度浮肿,舌淡苔白,脉细弱。辨证:气虚神失所养。治法:益气健脾。方用异功散加减。处方:炙黄芪30g,党参20g,薏苡仁15g,茯苓10g,白术10g,炙升麻15g,桔梗10g,陈皮6g,山药10g,甘草10g,大枣10枚。10剂。

药后精神渐振,纳谷稍增,守方加麦谷芽各15g,焦楂曲各15g,继服。15剂。三诊:药后诸症皆消,嘱常服补中益气丸。

按 《脾胃论》云:"脾胃之虚,怠惰嗜卧",《丹溪心法》则云:"脾胃受湿,沉困无力,怠惰好卧",《血证论》谓:"身体沉生是,倦怠嗜卧者,乃脾经有湿"。本例患者嗜睡嗜卧,伴头昏目花,四肢乏力,易汗懒言,面肢浮肿,舌淡苔白,脉缓弱,辨证当属脾虚湿困,故谢老治予益气健脾、升阳祛湿,方用异功散加味。异功散出自《小儿药证直诀》,药由四君子汤合陈皮组成,具有益气健脾、行气化滞之功效。方中黄芪、党参、白术、茯苓、山药、甘草、大枣益气健脾;薏苡仁健脾祛湿,合白术、茯苓以增消肿之力;陈皮行气化滞;焦楂曲消食化积。诸药相伍,共奏健脾祛湿之功,使脾气得健,湿邪得祛,故嗜睡浮肿皆失,而病愈。

谢老曾指出:嗜睡,又称多寐,古代医籍称为嗜卧或多卧。《灵枢·寒热病篇》说:"阳气盛则瞋目,阴气盛则瞑目。"说明多寐系阳虚阴盛所致。后世医家如李东垣说:"脾气虚则怠惰嗜卧。"朱丹溪指出:"脾胃受湿,湿困乏力,怠惰嗜卧。"可见嗜睡主要由于脾虚湿盛所引起。本例嗜睡根据症情,乃阳虚阴盛,脾气虚弱为患,用异功散加味而愈。方药对症,如湿重者,可用平胃散加减,以燥湿健脾。

◎ 哈欠案1则

张×,男,52岁。2005年12月初诊。患者1个月前因劳动过度,出现胃脘嘈杂不舒,气短懒言,经上消化道钡餐检查,诊为慢性胃炎。服用胃药后,胃病好转,又出现哈欠连声,频频不断,自服偏方治疗3天未效,神疲乏力,食欲欠香,舌苔白,脉细缓。病由劳累过度,伤及脾胃,中气不足,清阳不升所致。治以益气升阳、健脾补中。处方:升麻10 g,柴胡6 g,党参10 g,黄芪15 g,炒白术10 g,大枣12枚,山药15 g,陈皮10 g,炙甘草8 g。共服中药15剂,哈欠已平。

按 疲倦欲睡或乍醒时,张口舒气,称为哈欠,一般属正常生理现象。若不拘时间,又不在困倦之时,频频哈欠,则属病理表现。《灵枢·九针》:"肾主欠"。《金匮要略·腹满寒疝宿食病脉证并治》云:"中寒家喜欠"。谢老认为,本症的发生,多由于精神疲乏,劳累过度,损及脾气,以致阴盛阳衰,阳不胜阴,脾虚不运,升降失常,精气无从生化,而清气不得上达清窍而成。《内经》云:"阳入于阴则欠"。虚弱久病见哈欠,为阳气渐衰之征。谢老根据清阳不升、脾胃虚弱、阴盛阳衰的病理因素,临床常予以益气升阳、调补脾胃为法治之。选方多用李杲之补中益气汤加减。补中益气汤方出《内外伤辨惑论》,功用补中益气、升阳举陷。方中党参、黄芪、甘草甘温入脾,补益中气、升阳举陷。药理研究表明,党参、黄芪能提高机体抗病能力;大枣补脾益胃,《本经》载:"安中养脾,助十二经平胃气,通九窍,补少气,少津液,身中不足,大惊,四肢重,和百药"。白术益气健脾、助脾运化,以资气血生化之源;当归补养营血,且血为气府,可使所补之气有所依附;升麻、柴胡升阳举陷,助益气之品升提下陷之中气,陈皮理气和胃,使诸药补而不滞。诸药合用,使脾胃得健,中焦脾胃之气得以补益,以使下陷之中气得以升提,精充气足,则哈欠自平。临床运用时,谢老常随症加减。若食纳减少,加谷麦芽、神曲、砂仁醒脾开胃;寐差,加茯神、酸枣仁、夜交藤镇静安神;血虚明显者,加白芍、熟地补血调血;恶心呕吐者,加制半夏、藿香、生姜和胃止呕。

○ 夜游案 1 则

李×,男,12岁。1955 年 9 月 12 日就诊。近 2 个月来,患者常于半夜熟睡后,梦中惊叫数声,随后起床外出,四处走动,持续 5～10 分钟,再又安睡,翌日醒后不知夜间所为,每隔四五天发作一次。曾服多种镇静药不效。症见患者面色发黄,食纳不香,头晕心悸,舌淡红,苔薄白,脉细稍滑。此乃心血亏虚,神魂不藏所致。治以养心安神,祛痰通窍。用孔圣枕中丹加淮小麦 30 g,胆南星 20 g,当归 10 g,甘草 5 g,大枣 20 枚。服药 5 剂,夜游已控制,食欲增进,仍诉头晕心悸。守原方继服 5 剂,症状消失,睡眠安然。

按 梦游一病最早载于《内经》,称"梦游行"。中医学认为,心主血、藏神,肝藏血,血舍魂,"心者,五脏六腑之大主也,精神之所舍也"(《灵枢·口问》)。"随神往来者谓之魂"(《灵枢·本神》)。"魂之为言,如梦寐恍惚,变幻游行之境,皆是也"(《类经·藏象类》)。心肝血充,神魂得养,魂随神往,魂有年舍,故能神志睡眠正常;反之,心肝血虚,神魂失却血之滋养,则见失眠多梦,甚或梦游幻觉。本例病发梦游,平时症见面色萎黄,食纳不香,头晕心悸,舌淡红,苔薄白,脉细稍滑。脉症相合,谢老认为证属心血亏虚,神魂不藏,故治当养心安神,佐心祛痰通窍。方用孔圣枕中丹加味。孔圣枕中丹方出《备要千金要方》,药由龟甲、龙骨、远志、菖蒲等组成,功用为补肾宁心,益智安神、化痰开窍。方中配伍淮小麦、胆南星、当归、甘草、大枣养血安魂、化痰醒脑。诸药相合,心肝得养,魂魄得安,方精药当,夜游病愈。

○ 头痛案 4 则

案❶

朱×,女,36 岁。1979 年 10 月 25 日就诊。自诉素有左侧偏头痛病史,昨日头痛又发,痛连左眼目及项背,怕冷恶风,鼻塞,身酸,舌苔薄白,脉浮。头为诸阳之会,风寒侵袭,循经上扰巅顶,阻遏清阳,其痛乃作。治以疏风解表。处方:川芎、白芷、蔓荆子、桔梗各 10 g,荆芥、防风、羌活各 6 g,甘草 3 g,生姜3 片。服药 1 剂,头痛减轻。原方又服 2 剂,诸症告愈。

按 本例患者素患偏头痛，时有复发。诊时见头痛病及左眼项背，伴恶风鼻塞、身酸，舌苔薄白、脉浮，证属风寒外袭，直犯巅顶，"伤于风者，上先受之"（《素问·太阴阳明论》），清阳之气受阻，清窍壅滞，而发头痛。故治当疏风散寒止痛，谢老常用川芎茶调散加减。方中川芎辛温香窜，秉性升散，《本草汇言》谓其能"上行头目"，活血行气，祛风止痛，为"诸经头痛之要药"。《药品化义》："夫芎劳也，气香上行，能升清阳之气，居上部功多……主治风寒头痛，三焦风热，头面游风，血虚头晕，用之升解"。又《本经》谓"川芎主中风入脑，头痛"。临床不论风寒、风热、风湿、血虚等头痛，皆可配伍用之。李杲谓"头痛须用川芎，如不愈加各引经药"。荆芥、防风、羌活、白芷、蔓荆子疏风止痛。全方相伍，共奏疏风活血止痛之功，故能获效迅速。

案②

王×，女，38岁，工人。1991年3月8日初诊。患者左侧头部间断性疼痛4年余，曾服过氟桂利嗪、索米痛片、硫必利及谷维素等药，未见明显好转，头痛以左侧耳尖上部为主，严重时涉及耳根。伴口苦咽干、便结，面赤，舌红苔腻，脉弦。证属肝胆湿热之邪循经上冲所致。治以清热利湿，泻肝通络止痛，用龙胆泻肝汤加减：龙胆草10 g，栀子10 g，黄芩10 g，泽泻10 g，川芎10 g，木通10 g，金银花15 g，石菖蒲6 g，生大黄6 g。水煎服，每日2次。4日后复诊，症状大为减轻，发作时间较短。原方再进5剂，头痛告愈，随访半年未再发作。

按 《灵枢·经脉》云："胆足少阳之脉……下耳后……其支者：从耳后入耳中，出走耳前……"且肝胆互为表里，本例头痛部位以左侧耳尖上部为主，甚涉及耳根，当为胆经循行之处，诊时症尚伴见口苦咽干，便结，面赤，舌红苔腻，脉弦，脉症合参，证属肝胆湿热之邪循经上冲清窍所致，治宜清利肝胆湿热，谢老选方龙胆泻肝汤加减。龙胆泻肝汤方出《医方集解》，具有清泻肝胆实火，清利肝经湿热之功效。方中龙胆草泻肝胆实火，利肝胆湿热，泻火除湿，黄芩、栀子燥湿清热，助龙胆泻火除湿；泽泻、木通渗湿清热；柴胡疏泄肝胆之气；银花清热解毒；石菖蒲化痰泄浊；生大黄泻火通便，引热下行；川芎为头痛要药，通络止痛。全方共奏清热利湿、泻肝通络止痛之功，方证相合，故能药至病所，头痛自愈。

案③

吴××,女,30岁,工人。头痛2天。患者性情素急,常因小事生气郁闷,自觉经常胁肋胀痛。近2日来,因争吵大怒后,头痛又作,并有烘热感,两目红赤、胀痛,口苦而干,食纳减少,脘胁胀闷,小便黄赤。舌苔黄腻,脉弦有力。辨证:怒则气上,怒伤肝,肝气化火,火性上炎,上扰清空,故见头痛、目赤等证,肝火犯胃,胃失和降,故见脘胁胀闷、纳减。治法:清泻肝胆。选方:龙胆泻肝汤加减。龙胆草6g,生地15g,生山栀5g,黄芩5g,柴胡5g,丹皮10g,菊花10g,夏枯草10g,川楝子10g。3剂。

药后,头痛减轻,胁痛消失,目赤胀痛不显,食纳增加。原方再进。4剂。药后诸证消失。嘱调情志。

> **按** 肝为刚藏,为将军之官,性喜条达,与胆互为表里。肝气郁结,久而化火,所谓"气有余便是火"。火性炎上,故可见头晕胀痛,面红目赤,口苦,耳聋,甚则吐衄。治当据《内经》"实者泻之"之训,泻肝泄胆,苦寒直折,方如龙胆泻肝汤。临床运用,便秘者,加入生大黄;若有出血现象,则可加二至、白茅根凉血散血。
>
> 谢老曾指出:头为诸阳之会。六腑清阳之气,五脏阴精之血,皆上注于头。又脑为髓海,不任受邪,若六淫外侵,七情内伤,皆使经络不畅,郁塞空窍,其痛乃作。本案因情志不和,郁而化火,上扰清空所致,此属肝胆实火之证,故用苦寒直折之龙胆泻肝汤加减而愈,辨证思路准确,用药恰当,而获效迅速。

案④

陈×,女,31岁。1993年3月2日初诊。患者头痛2年,病初一侧太阳穴处及耳尖上疼痛,继而两太阳穴处皆痛,时轻时重,每因情志刺激诱发,经期头亦痛甚。曾经祛风止痛中药及针灸治疗,其效不显,舌苔薄白稍厚,脉弦数。脑电图检查:为血管神经性头痛。此乃风邪侵袭少阳经脉,上扰清空而致头痛。治以疏风散邪,和解少阳。给予小柴胡汤加川芎10g,白芷10g,当归10g,服5剂,头痛减半。服至12剂,头痛乃愈。

按 本例头痛，以太阳穴及耳尖上疼痛为甚，且因情志刺激而诱发，舌苔薄白稍厚，脉弦数。脉症合参，本病当属少阳头痛。乃邪犯少阳，少阳经气不利所致，故治当和解少阳。方用小柴胡汤加味。小柴胡汤方出《伤寒论》，药由柴胡、黄芩、人参、甘草、半夏、生姜、大枣等组成，功用为和解少阳。方中柴胡透泄少阳之邪、疏泄气机之郁滞；黄芩清泄少阳之热；人参、大枣、甘草、半夏、生姜益气健脾、和胃降逆。配伍川芎为头痛要药，白芷辛散温通，长于止痛；当归活血养血合川芎调经。诸药相合，和解少阳，使邪气得解，枢机得利，经气得通，故头痛自愈。

○ 眩晕案2则

案❶

袁×，女，34岁，农民。患宫外孕治愈出院，于1980年3月3日就诊。自诉出院后，常感头昏眼花，视物模糊，心跳气短，夜眠不实，身倦乏力面黄，纳少，时有肢麻，舌淡少苔，脉象细弱。乃病后营血亏虚，心肝失养。治以益气补血。处方：川芎、全当归、制首乌、黄芪、陈皮、柏子仁、夜交藤、炙远志、炙甘草各10 g，生熟地黄各15 g，白芍12 g，红枣6枚。服药5剂，头昏眼花好转。宗原方又服6剂，诸症消失，后以八珍丸服之。

按 本案病后体虚，症见头昏眼花、心悸眠差、身倦乏力、面色萎黄、纳少、气短、肢麻，舌淡少苔，脉象细弱。谢老认为此系病后气血不足，故治予益气养血，方用四物汤、当归补血汤加味。方中黄芪补气，旨在促进阴血之生长；当归、川芎、地黄、芍药补血而不滞血，芪归相合，阳生阴长，川芎一药不仅有行气活血、调经止痛之功，且有补益气血之效。如《日华子诸家本草》谓"川芎治一切气，一切劳损，一切血，补五劳，壮筋骨，调众脉"；《汤液本草》亦谓"川芎补肝血"。配伍制首乌、红枣养血；柏子仁、夜交藤、远志宁心安神助眠；陈皮行气和胃，使阴血生而不碍胃。诸药相伍，使气血得充，从而诸症得减。

案❷

刘×,女,58岁。1996年7月6日初诊。患者有心脏病史十余年,3个月前头昏心慌加重送乡卫生院治疗,诊断为高血压病、冠心病,住院治疗半月余,略有好转,带药回家继服。今日病情又作,视其形体肥胖,面色萎黄,神疲懒言,苔白腻,脉滑数。询之头重昏蒙,口淡不渴,食少纳呆。此乃湿困中焦,脾阳不升。治宜燥湿温脾。处方:苍术10g,白术10g,陈皮10g,厚朴10g,藿香10g,半夏10g,白蔻仁4g(后入),茯苓10g,甘草6g,生姜4片。嘱忌食生冷瓜果。服药4剂,头重头昏减轻,白腻苔渐退,饮食增多。宗原方加减再进4剂,眩晕未作,精神较佳。

按 本例患者头昏间作,见症头重昏蒙、形体肥胖,神疲懒言,食少纳呆,苔白腻,脉滑数。经云"因于湿,首如裹"。脾胃居中焦,为升降之枢纽,湿邪阻遏清阳,所以出现头重、昏蒙、神疲懒言、纳呆,此乃虚中夹实之征。治当祛湿化痰。谢老投以平胃二陈汤,旨在除湿运脾,使痰祛浊化、清阳上升,故而昏止病愈。

◎ 耳鸣耳聋案1则

许×,女,35岁,工人。患者患耳鸣、耳聋、眩晕3个月,1个月前因繁劳突然加剧,发现两侧耳鸣,听力减退,自觉房屋转动,站立不稳,头晕发重,胸脘痞满,纳呆泛恶,苔厚腻,脉濡。某医院诊为内耳眩晕病。证属湿浊上扰清空,耳窍阻遏。治用石菖蒲15g,灵磁石、龙齿各20g(先煎),茯苓、半夏、苍术、白术各10g,厚朴6g。共服药15剂,耳鸣消失,听力恢复。

按 本例主诉眩晕、耳鸣、耳聋,伴见头重,胸脘痞满,纳呆泛恶,结合舌苔厚腻,脉濡,谢老从湿浊内阻、上扰清空入手,予化湿泄浊、定眩开窍之法,药用石菖蒲化痰开窍,聪耳醒神;配磁石、龙齿安神定眩;茯苓、半夏、苍术、白术、厚朴行气祛湿化痰。全方共奏祛湿化浊、开窍聪耳定眩之功。药证相符,故收效颇为迅速,共治2周即耳聪晕除。

◎ 气厥案4则

案❶

杨×,女,38岁。1978年6月3日就诊。10天前因夫妻俩吵架突然昏厥,不省人事,经当地医生针灸苏醒。此后一遇情志不畅,即昏倒不省人事,四肢厥冷。血压98/75 mmHg,发病前觉心胸闷乱,气闭欲绝,旋即倒地,约半小时方醒,醒后胸胁胀满,纳谷不香,时而悲哭,手足发麻,溲赤便调,舌红苔薄黄,脉细弦。病由仇怒伤肝,肝气郁结,气机逆乱,上壅心胸,蒙蔽神识,而致气厥昏倒。治宜疏肝解郁,行气开窍。处方:郁金、石菖蒲、乌药、枳实、制香附、青陈皮、白芍各10 g,木香6 g,沉香3 g,柴胡6 g。服药9剂,病未再发,后以逍遥丸调理巩固之。

> **按** 本例厥证,乃因情志不遂,肝气郁结、气机逆乱、升降乖戾所致,常因情志不畅而反复发作,谢老认为治当疏肝解郁,行气开窍为法。方多用四逆散、五磨饮子加郁金治之。五磨饮子行气降逆,宽胸散结;四逆散疏肝行气;伍青陈皮以行肝脾气滞;郁金辛苦寒,归肝、胆、心、肺经,乃血中气药,既能活血祛瘀以止痛,又能疏肝理气以解郁,善治气滞血瘀之证,《本草备用》谓:"郁金行气,散肝郁"。全方共奏疏肝行气开郁之功,药证合拍,故收效满意。

案❷

张×,女,44岁。因和邻居吵架,突发昏厥不省人事,四肢僵冷,口噤不吐沫,血压78/68 mmHg,苔白,脉弦。此由愤怒伤肝,气机逆乱,上壅心胸,蔽塞神明。治以疏肝解郁,行气宣窍。药用:石菖蒲15 g,乌药10 g,沉香3 g,檀香6 g,木香8 g,槟榔、制香附、青皮各10 g,服后病愈,后以逍遥丸调理巩固。

> **按** 本例气厥,病因情志不遂、郁怒伤肝、肝气郁结、气机逆乱所致,治予疏肝解郁,行气开窍,谢老方用五磨饮子加味。乌药、沉香、木香、槟榔合制香附、檀香、青皮行气降逆散结;石菖蒲辛苦温,入心胃经,具有开窍豁痰、醒神益智之效。《重庆堂随笔》载:"石菖蒲舒心气,畅心神,怡心情,

益心志,妙药也。"谢老认为,石菖蒲临床不仅有豁痰之功,更有开气郁、畅心神和苏昏厥的作用,临床凡遇情志内伤、气怒成厥之证,习以石菖蒲配伍疏肝理气解郁之品,确能收桴鼓之效。

案❸

李×,女,24岁,农民,已婚。1983年7月31日初诊。患者半月前夫妇吵架后,当即胸脘气憋如塞,旋即昏倒不知,手足发冷,口噤牙闭。经针灸苏醒。以后如此郁怒昏仆两次,来院求治。症见手足厥冷,面色发白,胸脘塞闷,两胁发胀,食欲不香,时而悲哭,舌苔薄白,脉沉弦。此乃郁怒伤肝,气机逆乱,心胸壅阻,神明蔽塞,发而为厥。治以疏肝解郁、行气宣窍。用正气天香散加柴胡6 g,郁金10 g,沉香4 g。服药6剂,未再昏厥,后以逍遥丸调理之。

按 本例患者病起于情志不遂,肝气郁结,郁而化火,肝火上炎,气血郁滞,以致气血不相顺接发为厥证。《素问·生气通天论》云:"大怒则形气绝,而血菀于上,使人薄厥。"来诊时症见手足厥冷,面色发白,胸脘闷塞,两胁发胀,时而悲哭,舌苔薄白,脉沉弦。谢老认为此乃郁怒伤肝,气机逆乱,心胸壅阻,神明蔽塞,发而为厥。治宜疏肝解郁,行气宣窍。方选正气天香散加减。方中乌药、香附、陈皮、苏叶合柴胡、郁金、沉香行气疏肝,解郁开窍。诸药相伍,使肝气得疏,窍闭得宣,气机顺接,故气厥霍然。

案❹

卜×,女,28岁。1980年5月12日,患者因爱人骤病身亡,日夜悲哭不止,次日突然悲哭昏倒,不知人事,牙关紧闭,四肢逆冷,急送来医院急诊。经西医抢救,人事稍知,但神糊不语,转来中医治疗。症见神志模糊,呼叫不语,手足欠温,诊脉沉弦。病由肝气逆乱,上壅心胸,蒙蔽神识,而致气厥昏倒。给予解郁开窍、疏肝行气之法,用五磨饮子加味。处方:石菖蒲9 g,广郁金9 g,远志9 g,檀香5 g,广木香5 g,沉香5 g,台乌药9 g,花槟榔5 g,炒枳壳9 g,制香附9 g,化橘红9 g。2剂,水煎服。

复诊:服药后,手足转温,神志渐清,喂橘子水已知吞咽,唯不能言语,继以疏肝解郁、豁痰开窍之法。处方:广木香6 g,檀香6 g,沉香5 g,制香附

10 g,台乌药 10 g,远志 10 g,郁金 10 g,石菖蒲 9 g,制南星 9 g,清半夏 9 g。每日 1 剂,连服 10 剂。

三诊:服药后,已能喂进流质饮食,呼之已能点头,心欲言而口不得语,表情呆钝,神思迷惘,目视不瞬,不时流泪,形似痴哑。此系肝气郁滞未畅,积于心胸,痰阻廉泉,以致不语。改用苏合香丸,另以五磨饮子加减煎汤送服,服至第二丸即能开口说话,诸症随之消失,自己能持碗进食。后以逍遥丸加减,调理善后。

> **按** 气厥是临床急症之一,属厥证病中的一种,临床以突然昏倒、意识不清、四肢厥逆、移时逐渐苏醒为其主要特征,病情严重者也可有一厥不复的危险。张景岳曾谓:"厥逆之证,危证也,盖厥者尽也,逆者乱也,即气血败乱之谓也。"强调厥证的严重性。治疗应采取中西医积极抢救措施,不能延误时机。
>
> 本例乃属气厥之实证,初起使用疏肝理气解郁之五磨饮子,加入石菖蒲、郁金开窍之品,服后意识虽渐清,而十余日来一直不语,后改用苏合香丸,以五磨饮子煎汤送服,服三丸即开口说话。考苏合香丸乃温性急救回苏的常用丸剂,治疗痰湿秽浊阻塞气机的气厥、痰厥等证,有显著疗效。因其为温开之剂,故与安宫牛黄丸等凉开剂不同,临床上必须明辨。

◎ 中风案 3 则

案①

丁×,男,54 岁。住院号为 761351。患中风昏迷不语,于 1976 年 7 月 19 日急诊入院,血压 210/125 mmHg,体温 39.7℃。西医给予抢救,邀中医会诊,症见昏迷不知,喉间痰鸣,高热面赤,呼吸气粗,舌苔腻黄,脉滑数。证属中风中脏之阳闭。此乃肝阳暴涨,阳亢风动,气血上逆,痰火壅盛,清窍闭塞,给予涤痰开窍。处方:郁金 12 g,石菖蒲、法半夏、天竺黄、贝母、双钩藤、黄芩、炒枳实、化橘红各 10 g,2 剂,水煎鼻饲,另用至宝丹 1 粒化开和服。服后次日神志渐醒,各症好转,血压降至正常,出现左侧肢体偏瘫,口眼㖞斜,语言謇涩,头痛,便干,体温 37.8℃,改用平肝、涤痰、通络之法。处方:

天麻 10 g,石决明 20 g(先煎),郁金 12 g,菊花、法半夏、怀牛膝、路路通、黄芩、玄明粉(冲)各 10 g。服 2 剂,腑气已通,身热已退。后以通经活络的方药,服药 37 剂,肢体已能活动,搀扶能下地迈步,出院回家疗养,随访已能缓步行走。

> **按** 本例系中风中脏之闭,据证,谢老认为此系肝阳暴涨,阳亢风动,痰火壅盛,闭塞清窍所致,治予涤痰开窍,选用郁金解郁化痰开窍,认为郁金辛散苦泄,具有清心开窍解郁之功,凡由肝阳化风、痰浊壅阻清窍引起的中风昏迷、舌强不语者,谢老每每用之;配伍石菖蒲、枳实、法半夏、天竺黄、贝母、橘红以行气化痰;钩藤平肝息风,并合用至宝丹,药后神志渐醒,但留偏瘫,二诊遂改用平肝涤痰通络之法,仍用郁金开郁化痰开窍,合天麻、半夏、石决明、菊花平肝化痰;玄明粉通腑泄痰;路路通活血通络;黄芩清热。药后腑通热退,继以通经活络之品调理善后。

案②

董×,女,53 岁。患者因高血压中风昏迷不语,急诊入院,西医给予降压、输液等。邀中医会诊,患者口噤牙闭,喉中痰鸣,呼吸气粗,大便数日未解,苔厚腻黄,脉滑数。血压 175/100 mmHg。此乃肝阳暴涨,阳亢风动,气血上逆,痰火壅盛,清窍闭塞。给予涤痰开窍法,用石菖蒲 15 g,郁金、竹沥、半夏、天竺黄、黄芩、贝母、橘红、生大黄(后下)、远志各 10 g。水煎鼻饲,每次约 200 ml,日服 4 次。共服药 2 剂,热退腑通,神志清醒,血压降至 150/90 mmHg。

> **按** 本案为中风中脏腑重症,中医会诊时见患者口噤牙闭,喉中痰鸣,呼吸气粗,大便数日未解,苔厚腻黄,脉滑数。谢老辨证认为,病因肝阳暴涨,阳亢风动,气血上逆,痰火壅盛,清窍闭塞所致,急当涤痰开窍法治之。方中石菖蒲涤痰、开窍、醒神,《本经》云:"石菖蒲开心孔,通九窍,出声音",郁金清心解郁开窍,二药相合化痰开窍醒神力增;竹沥、竺黄、半夏、贝母、远志、橘红化痰定惊;生大黄通腑泄攻下,使痰从大肠排出。全方共奏豁痰启窍之功,获效满意。

案❸

董×,女,43 岁。就诊于姜堰市张甸医院,住院号为 761003。因"高血压中风昏迷失语"于 1976 年 7 月 4 日急诊入院。入院后,经中西医积极抢救,神志苏醒,后遗左侧偏瘫,上下肢不能活动,语言謇涩,口眼㖞斜,头痛,大便燥结,舌苔黄腻,两脉弦滑有力。血压 160/98 mmHg。此系肝阳暴涨,风火相扇,湿痰阻滞。经用平肝息风豁痰等法,治疗 3 天,语言渐清,血压正常,头痛亦除,唯偏瘫未愈,肢体活动不灵,脉转弦细。乃邪在经络,络脉痹阻,用和营通络、活血祛瘀之法。处方:川芎、秦艽、天麻、化橘红、怀牛膝、络石藤、路路通、芍药各 10 g,防风、白芷各 6 g,每日煎服 1 剂,另以小活络丹(成药)每次 1 丸,日服 2 次。服药 10 剂,肢体活动显著好转,自动要求出院,回家继服中药 20 余剂。半年后随访,已能带拐缓步行走。

按 本例中风偏枯,《灵枢·刺节真邪》:"虚邪偏客于身半,其入深,内居荣卫,荣卫稍衰,则真气去,邪气独留,发为偏枯"。谢老辨证认为,本病乃邪在经络,络脉痹阻,故肢体活动不能,治用和营通络、活血祛瘀之法。方中川芎活血行气通络;配络石藤、路路通、牛膝、芍药养血和营通络,旨在"治风先治血、血行风自灭";天麻、橘红息风化痰;秦艽、防风、白芷祛风散邪。全方相伍共奏祛风活血、化痰和营通络之功。

○ 癫痫案 2 则

案❶

缪×,女,24 岁,未婚。1983 年 9 月 6 日就诊。患者患癫痫病 1 年余,初起数月一发,近 2 个月发作频繁,日发数次,发时昏倒仆地,不省人事,面色苍白,牙关紧闭,口吐涎沫,手足抽搐,目睛上视,口中有怪叫声,数分钟后,渐渐苏醒,醒后精神萎靡,胸闷不舒,头昏无力,食欲不振,记忆力减退。西药服过苯巴比妥、苯妥英钠等,未能控制,血压 120/78 mmHg。舌淡苔白,脉象弦滑。证属肝风内动,痰气互结,清窍阻塞,心神被蒙。治以化痰宣窍,息风定痫。处方:石菖蒲 10 g,郁金 12 g,生白矾 1 g,全蝎 2 g,法半夏、化橘红、茯神、远志、制南星、双钩藤各 10 g,大黄 8 g(后入)。服药 5 剂,发作次数减少,3～4 天发一次。原方又服 5 剂,痫病控制未发,食欲增加,精神转好。继服原方 10 剂,隔日服

1 剂,病告痊愈。随访半年未发。

> **按** 本例患者诊断为癫痫,且病情反复发作。本病多因先天禀赋不足或异常,加之后天情志失调、饮食不节、跌仆损伤等导致脏腑功能失调,风火痰瘀闭塞清窍,积痰内伏,偶遇诱因触动,而致气机逆乱、元神失控而发病。朱震亨《丹溪心法·痫》中指出:"无非痰涎壅塞,迷闷孔窍",治疗主张"大率行痰为主。"谢老临床多从肝风内动,痰气互结,清窍阻塞,心神被蒙立论,治多予化痰宣窍,息风定痫。常以郁金为主药,认为郁金辛散苦泄性寒,归心肝经,能清心解郁开窍。《本草纲目》谓:"郁金治失心风癫,痰血络聚心窍,同明矾丸。"谢老综合研究《摄生众妙方》郁金丹,以及《医方考》白金丸,参以法半夏、竹沥、胆南星、钩藤、僵蚕、全蝎,增强化痰息风止痉之效,凡由痰热闭阻心窍之神志痴呆、喜怒无常,以及抽搐吐涎、癫痫惊狂者,均可用之清心解郁,化痰止抽。

案 2

孔×,女,27 岁。半年前因受意外惊吓而致昏厥,手足抽掣,历时 10 分钟始苏,嗣后每隔数日即发作一次,发时昏仆不省人事,口吐白沫,甚则小便失禁,醒后如常人,舌苔薄腻,脉弦滑。病由惊恐伤及肝肾,脏气不平,而致风动火升,痰火上扰神明,痫疾以作。治以化痰、息风、定痫。药用石菖蒲 10 g,生明矾 1 g,胆南星 10 g,全蝎 3 g,竹沥 10 g,半夏 10 g,郁金 10 g。服药 18 剂,痫病未发,遂停药观察,半年未复发。

> **按** 本例诊断为癫痫,乃因惊恐伤及肝肾,导致风动火升,痰火上扰所致,故治疗当以化痰息风定痫为法。谢老认为,石菖蒲辛开苦燥温通,芳香走窜,豁痰开窍,《本草纲目》尝谓:"石菖蒲治惊痫";郁金辛散苦泄性寒,清心解郁开窍,菖蒲、郁金相伍解郁豁痰开窍,善治气郁痰蒙神昏之证,谢老临床凡见痰浊蒙窍之神志痴呆、抽搐吐涎、癫痫惊狂者,每每用之以清心解郁,化痰止搐。方中合生明矾、胆南星、竹沥、半夏泄痰开窍;全蝎息风。全方共奏化痰、息风、开窍定痫之功,用药精当,故获效满意。

◎ 癫狂案 2 则

案①

谢×,男,37 岁。患者因愤怒后导致精神失常,语言错乱,骂詈不避亲疏,夜间奔走打人,经某医院诊断为精神分裂症。邀谢老诊治。给予泻火逐痰、宁心安神之法。药用生代赭石 40 g,生大黄、芒硝、黄芩、石菖蒲、远志、郁金、茯神各 10 g,沉香 3 g。服药 3 剂,泻出黑色水便颇多,精神好转,夜能安眠,继以原方出入。共服药 15 剂,狂病未发。

> **按** 本例病属癫狂之证,其病在心肝,多由肝气郁结,郁久化火,火灼津液,凝聚成痰,痰火互结,上扰心窍所致。谢老据症治予泻火逐痰,宁心安神之法。组方以大剂量代赭石为主药,认为代赭石入心、肝二经,生用降火,具有涤痰镇心、平止癫狂之能,其重坠之力,可引上焦痰火下行,并借以开郁启闭。方中配大黄、芒硝攻下通腑,使痰热从大肠而泄;石菖蒲、远志、郁金化痰开窍;茯神安神,黄芩清热,沉香行气开结。

案②

谢×,男,37 岁,农民。于 1980 年 8 月 12 日初诊。患者于两年前因与邻居吵架受责,引起情志不遂,经常烦躁多怒,继则精神失常,语言错乱,多怪多虑,甚则目直怒詈,不避亲疏,不听规劝,曾去某精神病医院诊断为"精神分裂症"。经诸法治疗,仅能安静一时,数日后仍然发作,发时力大逾常,于 1 年前发作时,曾拆毁住房,火烧草堆,经常夜闹不眠,东跑西奔,凶狂欲杀,给药抛弃,邀余诊治。患者形体壮实,面赤气粗,周身呼痛,口中秽臭,善食易饥,喉有痰声,咯吐不尽,便燥溲赤,舌质紫黯,苔黄,脉象细滑。辨证:属"狂症"。病由情志不遂,肝气郁结,久郁化火,火灼津,凝聚成痰,痰火互结,上扰心窍而致精神失常;病延日久,舌质紫黯,乃内有瘀血,郁于心包。治拟活血化瘀,泻火逐痰,宁心安神为主。仿王清任癫狂梦醒汤之意合礞石滚痰丸加减。处方:青礞石 15 g(先煎),生大黄 10 g(后入),黄芩、石菖蒲、远志、桃仁、红花、赤芍、胆南星、郁金、茯神各 9 g,柴胡 5 g。本方连服 10 剂,泻出黑色黏液粪便颇多,咯痰减少,精神好转,入夜稍能安眠。又按原方加减,服 15 剂,凶狂已消,共服药 25 剂。随访半年未发,现已能参加一般劳动。

按 精神分裂症,是由各种原因引起的大脑功能失调的疾病,属于中医学"癫狂"的范围。癫狂的病因病机主要责之气、火、痰三者。《内经》云:"诸躁狂越,皆属于火。"《难经》云:"重阴者癫,重阳者狂。"本例系阳盛痰火上扰,病久痰浊留滞,影响气血运行,导致瘀血内阻而发病。文献有"瘀血于内,而喜妄如狂。"瘀血内蓄,可致久病缠绵不愈,或产生癫狂,性情变化等神经系统或若干精神症状。清代王清任在《医林改错》中明确指出:"癫狂一症,乃气血凝滞脑气,与脏腑之气不接,如同做梦一样。治用癫狂梦醒汤。"谢老根据这一机理,结合"久病必有瘀""怪病必有瘀的论说立法,采用王清任的癫狂梦醒汤合礞石滚痰丸加减,痰瘀同治,获得较满意的疗效。中医认为心主血,主神明,用活血化瘀药物有调整血家之作用。

郁病案 2 则

案 ❶

张××,女,35 岁,工人。精神抑郁不畅 5 天。近 5 天来,因琐事与丈夫争吵后,即感精神抑郁不舒,神志恍惚,终日沉默不语,胸闷胁胀,泛恶,食纳减少,舌苔薄腻,脉弦细。辨证:气机郁滞不畅。治法:开郁理气。选方:五花饮。厚朴花 10 g,佛手花 10 g,绿梅花 10 g,玫瑰花 10 g,代代花 10 g。5 剂。

药后心胸舒畅,纳谷稍增,上方继进。5 剂。随访半年,病未复发。

按 郁症多因五志过激,七情所伤,气机阻滞不伸,经络壅遏所致。临床症状以"胀"为主的病证,多类似现代医学之神经官能症疾病。谢老自拟五花饮治之,每获良效。方中厚朴花芳香化浊,理气宽中;玫瑰花舒肝和血;代代花开胃止呕,宽胸解闷;佛手花理气健胃;绿梅花疏肝解郁,和胃化痰。全方性味和平清淡,理气不伤阴,宣通不滋腻,清火不伤中。对郁症尚未出现肾阴亏虚者,尤为适宜。

谢老曾指出:情志因素所致的疾病,称为郁症。《内经》将郁病分为木郁、火郁、土郁、金郁、水郁五种。郁病成因,总不离乎七情所伤,从而逐渐引起五脏气机不和,而成郁病。本例所述之病,符合郁证范围,用五花饮理气解郁而收效。五花饮药简价廉,疗效可靠,确有疏肝解郁、理气化痰、宽胸和胃之功效。

案❷

赵×,女,31岁。1987年7月27日初诊。患者因夫妻不睦引起精神抑郁,神志恍惚,胸闷胁胀,恶心不出,终日沉默不语,饮食减少,舌苔薄腻,脉弦细。服他药治疗2周,效不满意。遂改予五花饮原方,煎服5剂,症状改善,继服5剂,配合思想疏导,郁结顿开,诸症消除而愈。

> **按** 本例病因情志不遂,而患郁症。郁症之病,多因五志过激,七情所伤,气机阻滞不伸所致。故临床除心境郁闷、意志消沉外,尚可见胁肋支满,小腹胀痛,胸脘痞闷,纳谷不香,嗳气频频,甚则悲忧善哭,或精神恍惚,女子月事不行等症状。临床治疗此病谢老多用轻扬升散之品以开郁理气,宽胸化痰,自创五花饮。方中厚朴花芳香化浊,行气开胸;代代花理气解闷;佛手花理气化痰;绿梅花疏肝解郁,和胃化痰;旋覆花降气消痰。全方性味和平、清淡,具有理气不伤阴、宣通不滋腻、清火不伤中的特点,对郁症患者颇为合适。在应用时,谢老常随症加减。如兼有痰热者,加贝母、瓜蒌皮、黄芩各10 g,清热化痰;咽喉红痛加射干、青黛各10 g,清热利咽;胁胀加柴胡6 g,川楝子10 g,疏肝理气;如气郁化火,性燥易怒,口苦而干,加牡丹皮、栀子、龙胆草各10 g,清泻肝火;若精神恍惚,心神不宁,悲忧善哭,合甘麦大枣汤同用,养心安神。诸药相合,郁结顿开,诸症消除。

○ 手颤案1则

孙×,女,65岁,退休职工。1984年6月10日初诊。患者原有高血压病,经治疗已控制。1年前,两手颤抖,手指发麻,曾在某医院治疗,给予安定、谷维素、氯丙嗪等药治疗,病情一度好转。3个月前,因劳累手颤抖加重,继服上药未效。诊见两手呈有节律颤抖,左手颤甚,手指端发麻,握力减退,不能持物,伴有头摇,心悸,面色㿠白,说话声颤,舌质偏红、苔白,脉细。血压150/82 mmHg;血常规:血红蛋白20 g/L。证候分析:系阴血不足,心肝血亏,虚风内动,筋脉失养所致。治以养血息风。处方:熟地黄、白芍各20 g,当归15 g,川芎、天麻、钩藤各10 g。服药9剂,两手颤抖明显减轻,手能持物,语言正常,唯手麻、头摇未减。守原方加地龙10 g,全蝎3 g,连服10剂,手颤头摇完全消失,余症亦瘥。追访1年未复发。

按 肝藏血、主筋,肝血不足,不能濡养筋脉,以致虚风内动,即所谓血虚生风,治疗以四物汤为主。方中熟地黄滋阴补血,当归养肝和血,白芍和营理血,川芎行气活血,四药合用,具有养血濡筋之功。四物汤配合天麻、钩藤、地龙舒筋通络平肝,全蝎镇痉息风。药证相符,故取效迅速。

◎ 面抽案 1 则

李×,男,42岁。1978年11月16日初诊。2个月前,患左侧口眼㖞斜,经针、药治疗已愈,但后遗面部抽动。诊见面颊、嘴角、眼睑、鼻翼常不自主地向一侧频繁抽搐颤动,患部皮肤麻木,伴头晕目眩,服用西药镇静剂未见明显好转,舌红苔白,脉象沉细。此乃血虚络脉失濡,虚风内动。治以养血通络,祛风止抽。处方:熟地黄、白芍各20g,川芎、地龙各10g,蜈蚣2条,当归、僵蚕各15g。服药5剂,头晕目眩已减,面抽依然,舌脉同上,仍守原方加入全蝎3g,鸡血藤20g。又服2剂,面抽次数大减,但患部皮肤仍感麻木。继服上方半月,抽搐已止,麻木感消失。3个月后随访未复发。

按 本例患者面瘫后,由于阴血不足,虚风内动,络脉失养,营卫不和,故出现筋脉拘挛抽颤、肌肤麻木等症,因而养血祛风乃当务之急,故选用四物汤以补血养肝。用熟地黄滋阴养血,当归补血养肝,白芍和营养肝,川芎活血行滞,方中加入僵蚕、全蝎、蜈蚣之类,用以达到缓攻搜剔,使风祛邪除而收全功。

◎ 淋证案 6 则

案 1

顾×,女,42岁,农民,住姜堰市张甸公社前彭大队。初诊时间:1978年8月6日。主诉:小便发黄,尿时涩痛不爽,大便干燥,兼有心烦、舌痛,口渴欲饮,舌尖红,苔黄,脉数。乃心热下移小肠,湿热不解,而致小便发黄、尿痛等。治拟清心火、利小便之法。处方:生地黄15g,木通5g,川黄连25g,生甘草6g,竹叶20片,飞滑石10g(布包),大黄6g(后入),车前草2颗。2剂。8月8日复诊,服药后,小便已利,尿痛减轻,大便不燥,渴饮减少,舌痛亦好转。治宗原方去大黄,连服6剂,诸症消失而愈。

按 中医学认为，小肠主受盛化物、泌别清浊、主液。小肠功能正常，则能分清泌浊，清者，由小肠吸收，由脾转输至全身，灌溉四傍；浊者，其食物残渣下送大肠经魄门排出体外，其水液经由三焦下渗膀胱成尿排出。小肠泌别清浊功能失常，则清浊不分，二便失常。心与小肠通过经脉络属互为表里。心火亢盛，移热于小肠，可使泌浊功能失常，从而出现排尿异常，小便短赤疼痛。本例患者排尿疼痛，伴见心烦，口渴，舌尖红苔黄，脉数，谢老认为，此乃心热下移小肠，湿热不解所致。治当清心利尿。选方导赤散加减。导赤散方出《小儿药证直诀》，药由生地黄、木通、生甘草、淡竹叶等组成。方中生地甘凉而润，凉血滋阴以制心火；木通苦寒清心导赤；竹叶清心除烦，导心火下行；生草梢清热解毒止淋，诚如《医宗金鉴》所云："赤色属心，导赤者，导心经之热从小便而出……故名导赤散"。再配黄连清心泻火，滑石、车前草利尿通淋，大黄通腑。全方相伍，共奏清心利尿养阴之功。

案②

封×，女，24岁，农民。初诊时间：1978年7月9日。主诉：昨日起尿频，尿急，尿痛，尿时有灼热感，尿出不畅，小腹胀痛，伴有头昏，口干，舌苔腻微黄，脉数。此乃湿热蕴结下焦，以致膀胱气化不利，证属热淋。治拟清热利湿通淋。处方：木通5 g，飞滑石10 g（布包），瞿麦10 g，萹蓄10 g，甘草梢6 g，茯苓10 g，泽泻6 g，车前子10 g，黄柏10 g，2剂煎服。7月13日复诊，服药后，尿频、尿痛均好转，小腹胀满已除，仍守原意进之。又服药2剂而愈。

按 中医学认为，"膀胱者，州都之官，津液藏焉"，膀胱主贮藏与排泄尿液，其功能发挥，与肾有关。若因外感湿热，或饮食不节、积湿生热，或情志失调，气火郁于膀胱，致湿热蕴结膀胱，膀胱气化不利，而发热淋，临床可见排尿灼热刺痛。本例患者诊断为热淋，证属湿热蕴结下焦，以致膀胱气化不利所致。治当清热泻火，利湿通淋，谢老临床多选用八正散加减。八正散方出《太平惠民和剂局方》，药由车前子、瞿麦、萹蓄、滑石、山栀、甘草、木通、大黄等组成，具有清热泻火、利水通淋之效，为治疗热淋之代表方。方中滑石清热利湿，利水通淋；木通清心利湿；车前子、瞿麦、萹蓄清热利水通淋，栀子清热泻火，大黄荡涤邪热，通利肠腑，甘草调和诸药。全方共奏清热利湿通淋之功，方证相合，故收效满意。

案③

张×,女,37 岁。1978 年 7 月 25 日诊。患者患热淋已 4 个多月,近因受凉而诱发,症见小便频数,溲时不爽,尿道涩痛,小腹胀满时痛,伴有带下,腰酸腿软,纳少乏力,小便黄,大便干,苔腻微黄,诊脉濡数。查尿常规:蛋白(+),脓细胞(++),红细胞(+)。此乃脾肾两虚,湿热下注膀胱,气化失司,水道不利。治以清热利湿,通淋。用易黄汤加味:山药、黄柏、芡实、甘草、石韦各 10 g,车前子(布包)、萹蓄、生地黄各 15 g,白果 10 个(去壳),生大黄 8 g(后入)。服药 3 剂,尿频,尿痛好转,小便通利,仍守原方进治。服 12 剂后,诸症消失,查尿常规已正常。

按 本例诊断为热淋,症见尿痛,伴有带下,腰酸腿软,纳少乏力,苔腻微黄、脉濡数,脉证合参,谢老辨证当属脾肾两虚,湿热下注,膀胱气化失司。故治当清热利湿通淋、健脾益肾。谢老方选易黄汤加味。易黄汤方出《傅青主女科》,本为脾虚湿热带下所设,药由山药、芡实、黄柏、车前子、白果组成。具有健脾益肾,清热除湿之功。用于本证颇为契中病机。方中山药、芡实健脾益肾;黄柏、车前,配合石韦、萹蓄清热利湿;生地凉血清热;生大黄,荡涤邪热,亦治"小便淋沥"(《本草纲目》)。诸药相合,清热利尿通淋,辅以健脾益肾,攻补兼施,故而收效满意。

案④

凌×,男,29 岁,工人。1990 年 11 月 10 日初诊。患者昨日起突然寒战高热,周身不适,头痛,胸闷,恶心泛吐,口干,腰部酸痛,小便频数,昼夜 20 余次,尿时涩痛,舌红苔薄黄,脉象弦数。体温:39.2℃;血常规:白细胞增高;尿常规:上皮细胞 0～2 个,红细胞(++),白细胞(+++),蛋白(+)。诊断为急性肾盂肾炎。此乃湿热之邪,蕴结于焦,兼感外邪。治以解表利湿清热。处方:桑叶 10 g,菊花 10 g,金银花 10 g,连翘 10 g,木通 10 g,滑石 10 g(布包),淡竹叶 10 g,山栀 10 g,车前子 10 g(布包),半夏 10 g,生甘草 10 g。服药 2 剂,体温降至 38.0℃,高热虽减,但转为寒热往来发作,改用小柴胡汤加黄柏 10 g,石韦 10 g,萹蓄 10 g,连服 5 剂,寒热解,诸症消,小便化验正常。

按 本例患者诊断为急性肾盂肾炎，初诊时症见寒战高热、排尿涩痛，舌红苔薄黄、脉象弦数，脉症合参，证属湿热下注于膀胱，兼有表邪，治予解表利湿清热之法，药后体温虽降，但有寒热往来之势，谢老认为，此时表热虽减，但有邪传少阳之虑，故急投小柴胡汤，以和解少阳，通利枢机，祛邪外出，再配伍黄柏、石韦、萹蓄清热利湿通淋，诸药相合，和解清泄，扶正祛邪，利尿通淋，方证相合，寒热解、诸症消，故病自愈。

案⑤

张××，女，37岁，工人。排尿次频、疼痛3天。患有慢性泌尿系感染4个多月，时感排尿不适，常自服抗生素，症状缓解。近3天来，因受凉，症状再次发作，诊见小便频数，溲时不爽，尿道涩痛，小腹胀满时痛，伴有带下，腰酸腿软，纳少乏力，小便黄，大便干，舌红、苔腻微黄，脉濡数。尿常规：脓细胞（＋＋＋），红细胞（＋）。辨证：脾肾两虚，湿热下注膀胱，气化失司，水道不利。治法：清热利湿通淋。易黄汤加味。山药10 g，黄柏10 g，芡实10 g，甘草梢10 g，石韦10 g，车前子15 g（布包），萹蓄15 g，生地黄15 g，白果10个（去壳），生大黄8 g（后入）。3剂。

药后，尿频好转，尿痛减轻，小便通利。守原方进治。5剂。三诊：排尿通畅，无明显疼痛，尿检：脓细胞（±），红细胞（－）。6剂。四诊：药后诸证消失。尿常规正常。嘱平时增加饮水量。随访1年，病未复发。

按 易黄汤出自《傅青主女科》，由山药、芡实、黄柏、车前子、白果五味药组成，具有健脾除湿，清热止带之功，原为脾虚湿热带下而设。谢老临床运用，灵活加减，治疗泌尿生殖系统诸证，每收良效。本例患者脾肾两虚，加之湿热下注膀胱，气化失司，水道不利。故投易黄汤清热除湿，酌加通淋之品，双管齐下，而收佳效。

谢老曾指出：本例尿频、尿痛，此属"淋证"范围。多由湿热蕴结膀胱所致。膀胱为州都之官，津液储藏之所，如湿热内结，气化失司，水道不利，遂发为淋证。治疗此症当以清热利湿、通淋之法。本案用易黄汤加味而愈。凡下焦湿热引起的症状，用之有一定的效果。本例亦可用八正散加减利湿通淋。

案❻

刘×,女,31 岁,因慢性尿路感染 3 个月伴气短、小便坠胀,小便频数。初诊。患者 3 个月前因疲劳等导致尿路感染,在当地医院按"急性膀胱炎"治疗后好转,后间断服用抗生素及中药三金片等,症状时好时坏。一日来,患者不时感到气短,气不够用,小腹坠胀,小便频数,尤以夜间为甚,几乎每两小时起夜一次,严重影响睡眠,遂加大抗生素用量并服中药三金片及中药汤剂等,效果不显,后经人介绍求医。刻诊:面色淡红,善太息,小便频急,自诉白天不敢喝水,几乎每小时小便一次,夜间两小时必须起床,饮食可,大便正常,舌质淡,舌苔薄白,脉沉。尿常规示白细胞(＋＋)。诊为慢性泌尿系感染。证属大气下陷,中气不升,治宜益气升阳,方用《医学衷中参西录》中升陷汤加减。处方:生黄芪 20 g,知母 10 g,白术 15 g,炒山药 20 g,柴胡 6 g,桔梗 10 g,升麻 5 g,生麻黄 5 g,石韦 20 g,生地黄 20 g,茯苓 15 g,土茯苓 20 g,仙鹤草 30 g,黄柏 10 g,砂仁 5 g(后下),生姜 2 片,大枣 6 枚,7 剂。水煎服,每日 2 次。嘱禁食生冷、油腻之品。服药 20 剂后,气短消失,无明显小腹坠胀,精神、体力较前好转,夜尿减为 2 次,白天小便正常,无尿频感,尿常规检查无异常,症状全部消失。

按 本例患者泌尿系感染病史明显,属于中医之淋证,医治一般遵《诸病源候论》之病机:"诸淋者,肾虚而膀胱热也。清热泻火、利水通淋乃为常法,八正散为其代表。但部分患者过用苦寒药物及抗生素,导致症状反复;医遇之,又复用前法,终致苦寒伤正,变为虚证或正虚邪恋。该患者病已 3 个月,又见气短,气不够用,且小腹坠胀,小便频数,证已由实变虚,苦寒伤阳导致中焦脾气不足,脾虚无以上输精气于胸中,亦使宗气不足,而见气短、气不够用,气机下陷,膀胱气化失常;但临证表现无湿热下注之象,亦不能拘泥于尿检阳性,治疗当另辟蹊径。

此患者表现亦合张锡纯《医学衷中参西录》升陷汤所言病证,当以益气升阳为主,以升陷汤加减而取效。该患者用药除升陷汤之意外,更配少许生麻黄以宣通上焦、缩尿止遗;生地黄榆清热凉血、收敛止血;土茯苓清热解毒,配石韦以清热通淋,一并清除余邪。另外,石韦还有引药入膀胱经,交通上下之用;如《本草崇原》所言:"石韦助肺肾之精气,上下相交,水精上濡,则上窍外窍皆通,肺气下化,则水道行而小便利矣。"仙鹤草有收敛止血、补益强壮之功,现代研究表明其有提高免疫力作用,本患者病史较长,尿常规检查有白细胞,用之可以扶助正气、提高清邪之力之效。

◎ 水肿案 3 则

案 ❶

袁×,男,12 岁。住院号 78876。因急性肾炎周身浮肿于 1978 年 6 月 7 日入院。尿常规:尿蛋白(＋＋),脓细胞 5～6 个,红细胞 0～2 个,颗粒管型 0～1 个。血常规:白细胞 $15.6×10^9/L$,中性粒细胞 85%,淋巴细胞 15%。西医予双氢克尿噻、泼尼松等治疗。邀中医会诊。症见全身浮肿,腹大胀满,发热不思食,舌苔黄腻,脉象细数。辨证:湿热蕴结脾胃,三焦气化失宣,水湿淫溢肌肤。治拟利湿消肿。处方:薏苡仁 15 g,商陆、大腹皮、槟榔、苍术、猪苓、茯苓、黑丑、防己各 10 g,赤小豆 30 g(先煎)。服药 14 剂,尿量增多,浮肿渐消,食纳增加。又宗原方加减,连服 8 剂,浮肿全消,尿蛋白化验正常,于 6 月 30 日出院。

> **按** 患儿急性肾炎水肿,当属中医阳水范畴。诊见患儿全身浮肿,腹大胀满,发热不思食,舌苔黄腻,脉象细数,谢老辨证认为系湿热蕴结、三焦气化失司、水湿泛溢肌肤所致。治当急则治其标,予利水消肿。方用疏凿饮子加减。方中商陆通利二便,黑丑通利小便、排泄水湿;薏苡仁、茯苓、苍术、猪苓、赤小豆、防己健脾渗湿通利小便;大腹皮、槟榔下气行水。全方逐水消肿,使湿去肿消。本方使用时当中病即止,以防正气受损,反致疾病迁延难愈。

案 ❷

陈×,女,18 岁。1982 年 5 月 7 日就诊。1 周来,患者发热身痛,无汗,眼睑浮肿,继则遍及颜面及下肢,晨起较甚,伴有咳嗽,纳呆,舌质红,苔薄腻,脉浮数。体温 38.5℃,血压 120/75 mmHg。尿常规:蛋白(＋＋),红细胞少许,颗粒管型少许。X 线透视:肺纹理增粗。此乃风邪犯肺,通调失司,卫气壅遏所致。治以疏风解表,宣肺利水。用宣痹汤加减:防己、杏仁、滑石、连翘、栀子、半夏、晚蚕砂各 10 g,麻黄、生姜皮各 5 g,薏苡仁 20 g,赤小豆 30 g。先后调服 17 剂,汗出肿消。后以胃苓汤加减,巩固疗效。

> **按** 中医学认为,肺为五脏六腑之华盖,主宣发肃降、通调水道,为"水上之源"。肺之宣发肃降失常,水道失于通调,易致津液代谢异常,而生浮肿。本例患者起病急骤,诊断为风水肿,羌由风邪犯肺,肺失宣肃,通调

水道失司,水液输布失常,溢于肌肤而致。《景岳全书·肿胀》有云:"凡外感毒风,邪留肌肤,则亦能忽然浮肿"。治当疏风解表,宣肺利水。谢老习用宣痹汤加减。宣痹汤出自清代吴瑭《温病条辨·中焦篇》,由防己、杏仁、滑石、连翘、栀子、薏苡仁、半夏、晚蚕砂、赤小豆皮等药组成,宣通化湿、健脾利水,合麻黄、姜皮,旨在增强解表宣肺、祛风消肿之力。诸药相合,宣肺利水,故而收效迅速,汗出肿消,后以胃苓汤健脾利湿,以期标本兼顾。

案❸

杨×,男,39岁,农民。患者患慢性肾炎2年余。近因周身浮肿、尿少,于1978年11月12日住院。入院后,尿液检查:蛋白(＋＋＋),上皮细胞0～1个,脓细胞2～3个,颗粒管型0～2个。血压:142/98 mmHg,经检查后,诊断为慢性肾炎。邀中医会诊,症见面及全身浮肿,尤以腹部及下肢肿甚,精神萎靡,食纳不振,头晕眼花,腰部酸痛,面色㿠白,体倦乏力,大便调,小便短少,苔白,舌边稍有紫气,脉沉弦。辨证:脾肾阳虚,水湿内停,夹有瘀滞。治拟健脾温肾,佐以活血散瘀。处方:制附片6 g(先煎),桂枝6 g,黄芪9 g,泽泻9 g,茯苓皮、炒白术、车前子、防己、红花、丹参、牛膝、淫羊藿各9 g,前后共服药20余剂,症状消失。复查尿蛋白(－)。于12月4日出院,共住院23天。出院后嘱患者服"三红一仁汤"调理善后(三红一仁汤:即红糖、红枣、红小豆、花生仁各120 g,煮熟服之,每隔5天服一次,连服1～2个月)。

按 慢性肾炎,中医称为"慢性水肿"。本例已迁延日久,屡经反复,正气渐伤,肺、脾、肾三脏失职,肺失通调,脾失转输,肾失开阖,水湿潴留,泛滥肌肤而成水肿。湿为阴邪,最易阻遏气机,伤人阳气,久则阳虚寒盛,寒凝气滞,血行不畅,以致气血瘀滞。根据临床见症,本例患者系久病致瘀。因此,在健脾温肾的基础上加用活血化瘀的方药,使瘀滞去,气血通畅,肺、脾、肾三脏功能恢复,水湿循其常道,则症状消除。本病例由于虚实夹杂,以虚为本。在瘀滞消除后,仍以补虚治本为主,以巩固疗效。通过临床实践,慢性肾炎用健脾温肾配合活血化瘀法,对减少尿蛋白、改善肾功能起到一定的作用。

案 ❶

张×,女,29 岁。1980 年 7 月 31 日诊。1 年来患者经常浮肿、腰痛,小便短少。经用补肾药后,浮肿渐消,尿蛋白仍时有出现。尿常规:蛋白(+++)。症见肢困乏力,面色少华,除目胞晨起微肿外,并无明显浮肿,纳谷不香,苔腻微黄,脉弦缓。此乃脾肾两虚,湿热内蕴,精微下渗。治以健脾补肾,利湿清热。用易黄汤加味:山药 10 g,黄柏 10 g,芡实 20 g,车前子 20 g(布包),白果 10 个(去壳),山萸肉、茯苓各 10 g。服药 12 剂,尿蛋白(+),腰痛减,饮食增加。又按原方继服 10 剂,复查尿蛋白阴性。后以六味地黄丸调理巩固。

> **按** 中医学认为,脾主运化,脾主升清,运化失健,水湿输布失常,溢于肌肤则见浮肿;水谷之精微不能正常转输,反而下泄于尿中,则可见蛋白尿。"肾者,主蛰,封藏之本,精之处也"(《素问·六节藏象论》),肾虚失固,藏精不能,流于尿中,则致蛋白尿。本例患者久患浮肿、蛋白尿,诊时症见肢困乏力,面色少华,纳谷不香,苔腻微黄,脉弦缓。脉症合参,乃脾肾两虚,湿热内蕴,精微下渗所致。故治宜双补脾肾、清利湿热,谢老方选易黄汤加味。易黄汤方出《傅青主女科》,本为脾虚湿热带下所设,药由山药、芡实、黄柏、车前子、白果组成,具有健脾益肾、清热除湿之功。方中山药、芡实,合山萸肉、茯苓健脾益肾渗湿;黄柏、车前子清利湿热;白果收敛固涩。全方共奏健脾益肾、清利湿热之功,药至病所,获效满意。

案 ❷

王××,女,22 岁,教师。蛋白尿反复发作 1 年。有慢性肾小球肾炎病史 1 年,经常浮肿、腰痛,尿中蛋白反复不退,常在(+)~(+++)之间波动,小便短少。刻诊:肢困乏力,面色少华,目胞晨起微肿,下肢无明显浮肿,纳谷不香,苔腻微黄,脉弦缓。尿:蛋白(+++),余(-)。辨证:脾肾两虚,湿热内蕴,精微下渗。治法:健脾补肾,利湿清热。选方:易黄汤加味。山药 10 g,黄柏 10 g,芡实 20 g,车前子 20 g(布包),白果 10 个(去壳),山萸肉、茯苓各 10 g。7 剂。

药后自觉肢困乏力减轻,尿检蛋白(++),守方继进。7 剂。三诊:尿检蛋白(+),腰痛明显减轻,饮食增加。原方继服。10 剂。四诊:尿蛋白(-)。

上方再进。5 剂。五诊:尿检正常。嘱口服六味地黄丸,8 粒/次,日服 3 次,以资调理巩固。随访半年,病未复发。

> **按** 易黄汤出自《傅青主女科》,由山药、芡实、黄柏、车前子、白果等组成,主治脾虚带下,具有健脾除湿、清热止带之功。谢老常用此方,灵活加减泌尿生殖系疾病,每收良效。本例患者,尿中蛋白尿反复不愈,且见腰痛、肢倦、面色少华、纳呆等脾肾两虚,湿热内蕴之证,药证相合,故以易黄汤健脾除湿,清下焦之热,配山萸肉补肾精固摄,茯苓淡渗利湿,终获效满意。
>
> 谢老曾指出:蛋白尿为肾炎常见的一种症状表现,尤其是在慢性肾炎水肿消退后,蛋白尿长期不易消失。中医学认为湿热、脾虚、肾气不固、瘀血阻于肾络,皆可引起蛋白尿的形成。本例蛋白尿根据脉证合参,乃湿热未清,脾虚不运。肾藏失职,精气外泄,用易黄汤加味而获得满意的效果。蛋白尿用易黄汤,临床较少见,报道亦不多见,可谓异病同治也。

◎ 乳糜尿案 1 则

许×,男,49 岁。1983 年 5 月 26 日诊。患者患膏淋已半年余,近因劳累发作,服用八正散等方未见好转。症见小便混浊不清,白如米泔,甚则尿下浊块,上有浮油,尿道灼痛,伴有头目昏眩,面黄肢倦,舌苔腻黄,脉象细缓。查乳糜试验阳性反应,血液检查未找到微丝蚴。胸透:两肺清晰。此乃病久脾虚,湿热之邪留恋下焦,清浊互混,脂液外流。治以益气健脾,清热除湿。方用易黄汤加味:山药 10 g,芡实 15 g,黄柏 10 g,车前子 15 g(包煎),白果 12 个(去壳),薏苡仁 15 g,太子参 10 g,川萆薢 10 g,茯苓 10 g。上药连服 12 剂,小便乳白减少。服至 24 剂,小便转清,头昏、肢倦消失,复查乳糜试验阴性,病告愈。

> **按** 乳糜尿属中医学膏淋范畴。隋代巢元方《诸病源候论·诸淋病候》中说:"膏淋者,淋而有肥,状似膏,故谓之膏淋。"又谓:"膏淋者……此肾虚不能制于肥液。"其多因湿热之邪阻塞经隧,水谷精微不能正常输布,下注膀胱,清浊相混,故尿白米泔,甚尿下凝块。本病诊断为膏淋,症尚伴头目昏眩,面黄肢倦,舌苔腻黄,脉象细缓,谢老辨证认为,此乃病久脾虚,湿热之邪留恋下焦,清浊互混,脂液外流所致,故宜益气健脾、清热利湿。谢老灵活运用易黄汤于本患,取其既有利湿清热之功,又有益气健脾去

浊之能,相辅相成。易黄汤出自《傅青主女科》,本为脾虚湿热带下所设,药由山药、芡实、黄柏、车前子、白果组成。方中山药、芡实,合薏苡仁、太子参、茯苓健脾益肾祛湿;草薢分清化浊;黄柏、车前子清热利湿;白果收敛涩精。全方相伍,共奏清热利湿、健脾祛浊之功,使混浊去而脾气固,故诸恙悉退。

乳糜尿一症,临床殊少良法,谢老认为,本病初起热为多,属实,治宜清热利湿;病久则脾肾虚亏,治宜培补脾肾,固摄下元。

谢老曾指出:尿浊与膏淋,症状基本相似,尿浊者,尿道不痛;而膏淋者,尿道疼痛。二者类似现代医学的"乳糜尿"。中医认为,乳糜尿属"膏淋""尿浊"的范围。本病的发生与脾、肾二脏关系密切。早期多属湿热为患,病久脾肾俱虚。在治疗方面,古今医家多用草薢分清饮治之,而本案例用易黄汤加味而愈。易黄汤本为脾虚湿热带下而设,该案用于"膏淋"之证,亦收良效。此属异病同治也,亦说明证之掌握至为关键。

◎ 遗尿案 3 则

案 1

张×,女,18岁。1983年10月30日就诊。患者每晚不自觉遗尿1~2次,醒后方觉,冬天尤甚,曾用羊脂线结扎"三阴交"穴位,以及针灸治疗无效,患者精神倦怠,头昏眼花,面色无华,舌淡苍白,脉象细缓。给予升陷汤加党参、补骨脂、益智仁、桑螵蛸各10g,红枣15枚。连服35剂,遗尿告愈。

按 中医学认为,肾主水,开窍于二阴,尿液的贮存与排泄受肾所主,肾气虚弱,失其固摄,则可见遗尿。又"中气不足,溲便为之变"(《灵枢·口问》),脾气虚弱,中气不足,升举乏力,津液失摄,易致排尿异常。本例患者遗尿日久,"久病必虚",谢老从脾肾不足入手,认为本病系脾肾虚寒,中气不足,气虚下陷所致,治拟升阳举陷,补益脾肾。方用升陷汤加味。升陷汤出自张锡纯《医学衷中参西录》,该方由黄芪、升麻、柴胡、桔梗、知母组成。功能为升阳举陷,适用于大气下陷、气短不足以息等症。方中黄芪合党参补益中气;柴胡、升麻升阳举陷;补骨脂、益智仁、桑螵蛸补肾缩泉。桔梗引药上行。全方共奏补中益气、益肾缩尿、升阳举陷之功,故药至病所,遗尿告愈。

案❷

朱××,女,21岁,未婚,农民。1978年12月18日初诊。其母代诉:女儿自幼遗尿,至今不愈,每夜遗尿2～3次,尿时毫无感觉,冬日尤甚,劳累后,则夜间遗尿增多,被褥潮湿如雨淋,叠经针灸、中药、偏方等诸法治疗无效,苦难告人,常因遗尿而心情抑郁不乐,精神淡漠,食少神倦。患者现已成年,至今月经尚未来潮,平日常诉头昏,腰酸,诊脉沉细而迟,面色无华,精神不振,苔白,舌质稍有紫色。中医辨证:肾气虚弱,膀胱失约,加之久病情志不遂,肝气久郁,耗伤心脾,气血不足,导致瘀血内阻,治以益气补肾、活血通经。用桑螵蛸散合血府逐瘀汤加减。处方:桑螵蛸、益智仁各15 g,党参10 g,黄芪9 g,覆盆子9 g,杜仲9 g,当归12 g,川芎、赤芍、红花、牛膝、菟丝子、制香附各9 g。3剂煎服。二诊:12月21日,诉自服药后,每夜遗尿1次,尿量减少。又宗原方继进3剂,服后遗尿已止。又守原方2剂,巩固疗效。前后服药8剂,遗尿痊愈。嘱患者服猪肾(猪腰子)10天,以调理善后。于12月27日,月经初次来潮。1年后随访,遗尿未发,月经按时来潮。

按 遗尿,系指有正常排尿功能的患者在睡眠时不能自行控制排尿。《内经》云:"上焦脉虚则不纳,下焦脉虚则遗尿"。其病多因肾与膀胱气虚,不能控制小便所致。肾主封藏,开窍于二阴,职司二便,与膀胱互为表里,如肾与膀胱之气俱虚,则不能制约水道而遗尿。本例患者自幼遗尿,病经二十一载,诸法治疗罔效,病情顽固。谢老根据"久病必有瘀"的论说和天癸未至的依据,结合舌质参考,辨证属肾气虚弱,膀胱失约而致遗尿。患者久病不愈,精神抑郁,积忧久虑,心脾两伤,气血不足,瘀血内阻,冲任二脉不通,导致月经不潮。《内经》所谓:"二阳之病发心脾,有不得隐曲,女子不月。"故治疗从益气补肾、活血散瘀通经的方法着手,共服药8剂,治疗二十一载顽固性遗尿痼疾收到意想不到的疗效。

案❸

马×,女,51岁,因间断性腹胀伴下肢浮肿,小便时遗1年余初诊。患者1年前因饮食不规律等原因,渐感腹胀,尤以食后及傍晚明显,同时伴双下肢轻微浮肿,不时有少量小便遗出,自服补中益气丸、肾气丸、多潘立酮等,并间断服用中药汤剂(不详),时好时坏。刻诊:面色偏黄,乏力,腹胀,食后尤甚,食欲尚可,大便偶不成形,小便不时少量遗出,双下肢轻微肿胀,按之轻度凹陷,舌质淡,舌苔白腻,脉沉滑。此属脾虚腹胀,证属脾气不足,中气下陷。治宜健脾益气,升举中阳,佐以利水。方用厚朴生姜半夏人参汤化裁。处方:厚朴20 g,干姜12 g,法半夏15 g,炙黄芪20 g,党参20 g,炒白术15 g,茯苓20 g,益母草20 g,枳壳15 g,桔梗6 g,生麻黄5 g,柴胡6 g,炙甘草10 g,生姜3片,大枣6枚。7剂,水煎服,每日服2次,嘱禁食生冷、油腻之品。二诊:诉服药后,腹胀减轻,下肢浮肿消失,小便遗尿次数减少,余症同前,继前方加减21剂,腹胀、浮肿消失,小便再无遗尿发生,精神体力较前好转,饮食、大便正常。

> **按** 本例乃典型之脾虚腹胀、中气下陷,此前中医辨证应该不出脾虚范围,治疗用药不离健脾益气、理气除满、利水消肿等,但皆未完全解除患者病痛。谢老细考其下肢浮肿、遗尿皆与脾虚、中气下陷有关,脾气虚弱、水湿停留,而见下肢浮肿,小便不时自遗,正符合《灵枢·口问》所云"中气不足,溲便为之变"。治当健脾益气、升举阳气。另此证与《伤寒论》第66条记载"发汗后腹胀满者,厚朴生姜半夏甘草人参汤主之"最为合适,其证当以虚满为主。《张氏医通》说:"脾虚湿盛而胀,单服苓、芍寒凉之品,非但湿热不去,且脾阳更虚,故其胀愈甚。唯厚朴生姜半夏甘草人参汤健脾利气,扶正祛邪,方可愈病"。

本例患者的用药特点在于谨守脾虚之病机,补消结合,在补脾益气、化湿利水的基础上,加少许柴胡以升举清阳,更配生麻黄以宣通上焦,并有缩尿止遗、利水消肿之功。现代药理研究亦表明,麻黄尚有利尿、提高膀胱括约肌张力之作用。该患者病机、病证、方药三者切合,对此类表现,医者遵守《内经》所谓"谨守病机,各司其属"的原则,往往效如桴鼓。

◎ 尿频案3则

案1

许×,男,60岁。1998年4月10日,患者因尿频4个多月前来就诊。经B超检查:前列腺轻度增生,双肾、膀胱正常。数月来,患者尿次频多,量少而急,日轻夜重,每日约20余次,睡眠受扰,伴头昏,腰酸,下肢乏力,舌淡苔薄,脉细缓。诊断为老年性尿频。证属脾肾两虚,中气不足,膀胱失约。治用固肾缩尿汤,益气升阳固涩。处方:熟地黄 30 g,山茱萸、胡桃仁、党参各 20 g,益智仁、覆盆子、炒酸枣仁各 10 g,金樱子 15 g,红枣 10 枚。水煎服,每日 1 剂。服药 8 剂后,尿频减少为十余次,头昏亦好转。原方继服 20 剂,1 个月后,尿频基本正常,后以中成药金匮肾气丸、补中益气丸,继续巩固 2 个月。

> **按** 本例患者诊断为前列腺增生症,以尿频为主要症状,伴见头昏,腰酸腿软,舌淡苔薄,脉细缓。谢老认为,本病多因肾阳不足、宗气下陷、脾气不固、膀胱失约所致。谢老根据老年人脾肾阳虚的特点,结合临床体会,自拟固肾缩尿汤,药由益智仁 10 g,覆盆子 10 g,金樱子 15 g,胡桃仁 30 g,熟地黄 30 g,山萸肉 20 g,淫羊藿 10 g,党参 20 g,炒酸枣仁 10 g,红枣 10 枚等组成。方中用益智仁、覆盆子、胡桃仁、金樱子补肾固精,缩小便,用于肾气不固而致的小便频数、遗尿等证。如《本草拾遗》载:"益智仁益气安神,治夜多小便者"。《本草衍义》载:"覆盆子益肾脏,缩小便。"重用熟地黄、山茱萸大补肾水,涩小便。用党参、红枣益气升阳,提下陷之宗气;淫羊藿能温补脾肾,治老年人小便频数、遗尿等症有显著疗效。加酸枣仁安神定志,有缓解尿频之功能。谢老临床常随症加减:若出现小便失禁,出而不觉,或夜间遗尿,可加桑螵蛸 20 g,升麻 10 g,升阳固涩。诸药相合,共奏固肾缩尿、益气升阳、安神定志之效,药证相符,故收效满意。

案2

陆×,男,44 岁,1979 年 10 月 28 日初诊。1 个月前,患者因发热后出现尿频尿急,一昼夜 20 多次,量少而急不可忍耐,夜间尤甚,睡眠受扰,精神欠佳,头昏纳呆,面色㿠白,小腹坠胀,腰部发酸,苔白脉细弱。辨证:患者素体亏虚,脾气下陷,中气不足,膀胱失约,不能缩尿,而成此证。治以提补中气,投升陷汤加味。处方:黄芪 20 g,柴胡、升麻、知母、茯苓、党参、益智仁、乌药、山药各 10 g,桔梗 8 g,红枣 10 枚。服药 3 剂,收效显著,昼夜尿量减少一半。守原方继进 6 剂,尿次正常。为巩固疗效,又进 3 剂。

按 本例尿频尿急，昼夜小便20余次，伴见面白无神，苔白，脉细弱。脉症合参，谢老辨证为脾虚下陷，脬气不固无疑，故予益气升清之法，选用升陷汤加补脾固涩之品。升陷汤出自张锡纯《医学衷中参西录》，药由黄芪、知母、柴胡、桔梗、升麻等组成，功用益气升散。方中合缩泉丸，益肾固摄，诸药相伍，中气得升，肾气得固，故药至病所，收效显著。

案❸

张××，男，63岁，退休。尿频、尿急4个月。患者近4个月来，排尿次数增加，尿急，每日约20余次，尿量不多，日轻夜重，但无尿痛，伴纳减，头昏腰酸、下肢乏力，大便不调，舌淡苔薄，脉细缓。B超检查：前列腺43 mm×32 mm×21 mm示轻度增生，双肾膀胱未及异常。辨证：脾肾两虚，中气不足，膀胱失约。治法：益气升阳，固肾缩尿。选方：自拟固肾缩尿汤。熟地30 g，山茱萸20 g，胡桃仁20 g，党参20 g，益智仁10 g，覆盆子10 g，仙茅10 g，炒枣仁10 g，金樱子15 g，红枣10枚。7剂。

二诊：药后，尿次减少，每日10次左右。余症亦减，头昏好转，纳一般。原方继服。20剂。三诊：排尿基本正常，嘱常服金匮肾气丸、补中益气丸以资巩固。随访半年，病未加重。

按 老年肾阳不足，中气下陷，脬气不固，膀胱失约，故尿次频多，夜间尤甚。谢老根据老年人脾肾阳虚的特点，自拟固肾缩尿汤治之，收效良好。方中益智仁、覆盆子、胡桃仁、金樱子补肾固精缩泉；重用熟地、山萸肉大补肾水，收涩小便；党参、红枣益气升阳，提下陷之气；仙茅能温补脾肾；枣仁安神定志。全方配伍严谨，选药精当。需要注意的是，老年人体弱多病，难以速效，须坚持守方，方可见功。

谢老曾指出：尿频是老年常见之病。年老阳衰，肾气虚亏，下元不固，膀胱约束失职，水泉不止，而见尿频或遗尿等症。本例尿频，用自拟固肾缩尿汤取得显著效果，该方具有固肾缩尿之功效，符合老年尿频症。本案除用此方外，还可用巩堤丸等。

◎ 小便失禁案 1 则

李×,男,52 岁,农民。1983 年 5 月 30 日初诊。患者 4 个月来自觉周身疲倦,少气懒动,出现小便淋漓失禁不能控制,一有尿意即尿出,昼夜衣裤濡湿,腰腹坠胀,面色少华,纳少乏味,大便溏少,形体较瘦,舌淡苔白,脉缓弱。B 超检查:无前列腺增生症。此属脾肾两虚,肾虚不能固涩,关门失约,脾虚则气陷,遗溺致虚。治以健脾补肾,益气固涩。处方:炙黄芪 20 g,柴胡、升麻、桔梗、知母、党参、补骨脂、山药各 10 g,桑螵蛸 15 g,红枣 10 枚。服药 5 剂,小便稍能控制,腰腹坠胀减轻,饮食增进;宗原方继进 5 剂,小便减少为每日四五次,症状基本消失,但仍倦怠。原方再服 4 剂巩固,后嘱服红枣煨黄芪,以善其后。

按 《明医指掌》云:"小水不禁,出而不觉,赤者为热,白者气虚"。本患者年逾半百,尿失禁已达数月,可知脾肾已虚,大气不足,精气虚衰,致使关门不固,摄纳无权而成此症。揆之证情,当以益气固摄之法。方中重用黄芪益气升阳,加入桑螵蛸、山药固涩缩尿健脾,补骨脂温补肾气,继配红枣煨黄芪培补之品而善后。

◎ 输尿管结石案 2 则

案①

林×,男,52 岁,工人。1986 年 6 月 14 日初诊。1 个月来,患者经常腰部酸痛,劳动后尤甚,伴有尿频、尿急、尿痛,偶有排尿不畅。经某医院检查,诊为前列腺肥大,服复方新诺明、甲硝唑、吡哌酸等疗效不显。昨晚 8 时许,突然左少腹及左肾区剧烈阵痛,辗转不安,小便涩痛,滴沥难出,尿黄夹血。尿常规:红细胞(++),白细胞 0~1 个。腹部平片检查:左侧输尿管下段有一块 1.2 cm×0.9 cm 巨大结石阴影。患者疼痛难忍,2 天未解大便,腹胀,舌苔腻,脉弦数。诊为石淋、血淋。辨证系湿热内蕴下焦,结石阻滞尿路。治以通淋排石,利湿清热。药用八正散、三金汤加减。处方:木通 6 g,生地黄 20 g,瞿麦、滑石、泽泻、黄柏、生大黄(后入)、生甘草各 10 g,金钱草 40 g,海金沙 30 g(布包),乌药 10 g,3 剂,水煎服。二诊,服药 3 剂,便泻 2 次,睡至深夜,会阴部胀痛较剧,向阴茎、龟头处放射,次晨 6 时许,小便排出约花生米大小的 1.2 cm×0.9 cm 巨大结石一块,呈灰黄色,质坚硬。排出后,小便通畅,诸症随之消失。腹部平片复查,已无阳性结石影。

案 2

沈×,男,45 岁,油厂工人。1984 年 10 月 27 日初诊。自诉:1 周前因喝酒后受凉,出现尿频、尿痛,腰部酸痛,昨日上午腰痛加剧,右侧腰痛拒按,疼痛辗转不安,痛向下腹部及髋骨部放射,小便频急,窘迫涩痛,注射阿托品等西药,疼痛不减,表情痛苦。尿常规:蛋白(+),白细胞 0～3 个,红细胞 0～1 个。腹部平片检查:右侧输尿管下段结石,约黄豆大小。大便干燥,舌苔腻黄,脉弦数。诊为石淋。辨证:湿热蕴结下焦,结石阻滞,气机不畅。治以清热利湿、通淋排石。八正散合三金汤加减。处方:滑石 15 g(布包),生地黄、车前子(布包)各 20 g,淡竹叶、冬葵子、石韦、生甘草梢、生大黄(后入)各 10 g,金钱草、海金沙(布包)各 30 g,鸡内金 15 g,3 剂,水煎服。11 月 1 日二诊,服药 3 剂后,腰及少腹痛减轻,唯便燥难下,守原方加芒硝 12 g(冲服),5 剂。11 月 6 日三诊,连服 8 剂后,便泻四五次,感觉右下腹不适,尿道骤然剧痛,下午 1 时许,尿道排出 0.8 cm×0.6 cm 大小表面粗糙结石一块,呈灰黄白色,排出后,疼痛立即缓解,一切症状消失。于 11 月 7 日摄片复查:两侧输尿管及膀胱相应区未见阳性结石阴影,复查尿常规阴性。

按 输尿管结石,属中医"石淋""砂淋""血淋"等病证范畴。其病机不外乎平素多食肥甘酒热之品,或因情志抑郁,气滞不宣,或因肾虚而膀胱气化不行,以致湿热内蕴下焦,日积月累,尿液受湿热煎熬,浊质凝结而成砂石。治法:多宜宣通清利,忌用补法,常用三金汤加减八正散之类,通淋排石。

两例皆属湿热为患,治疗均以清利下焦、通淋排石的药物,经过短期服药,效果满意。如案 1 左侧输尿管结石,服药 3 剂,结石排出。案 2 右侧输尿管结石,服药 8 剂,结石排出。由此可见,中药对泌尿系统结石有一定的效果。方中金钱草清利湿热,利尿而能使结石排出;海金沙善泻小肠、膀胱血分湿热,功擅通利水道,为治淋病尿道疼痛之要药;鸡内金善于消食磨积,近代应用本品以消石、化石,临床证明确有良效;石韦有利水通淋之功,又有止血之效。硝、黄釜底抽薪,清热降火,去结石化源;

滑石是主治石淋要药,近代报道治结石诸方配用滑石一味,疗效颇佳;生地黄滋阴而清虚热,佐少量的木通、车前子等苦寒清热、利湿通淋药,以助结石排出,为此标本兼顾,故收效较显著。

◎ 肾下垂案 1 则

马×,男,43 岁,工人。1986 年 11 月 15 日初诊。患者右侧腰酸痛半年余,时轻时重,劳累后痛甚,时有坠胀,弯腰活动欠灵,伴头昏,腿软,食欲不振,大便正常,小便稍频,舌淡苔白,脉沉细。B 超检查:右肾下垂。此乃肾气不足,气虚下陷。治以益气补肾,投以举元煎加山药、山萸肉、杜仲各 10 g,生熟地黄各 15 g,柴胡 8 g,大枣 10 枚,水煎服。另用金匮肾气丸、补中益气丸,早晚交替服之。进药 40 余剂后,腰痛明显好转,形体日充,B 超复查,肾下垂恢复正常。

按 本例患者诊断为肾下垂,症见腰酸痛,劳作后症状加重,舌淡苔白,脉沉细,谢老辨证认为,此因肾气不足,腰府失养,脾虚不举,肾脏下垂。治宜补肾壮腰,益气升举。谢老临症方选举元煎益气升陷,再配伍地黄、山药、山萸肉、杜仲等补肾气、强腰膝,合用柴胡、大枣以助参、芪升举之力。诸药相伍共奏补肾益脾,升举下陷之功,全方补而不滞,药中肯綮,故获良效。

◎ 蓝尿案 1 则

李×,男,76 岁,退休工人。1982 年 11 月 3 日就诊。半年来,患者小便初起欠清,久置即变为淡蓝色,迭经渗透分利、益肾等法治疗,其效不显。伴有神疲少气,纳呆,面色不华,大便不爽,舌淡,苔薄白润,脉虚弱无力。血及尿常规检查无异常。辨证:患者年老体衰,长期卧床,脾气虚弱,中气不足,脾病及肾。治拟益气补中。处方:党参、焦白术、陈皮、当归、肉苁蓉、升麻、枳壳各 10 g,黄芪 15 g,炙甘草 5 g。连服 10 余剂,溲色渐清,久置亦不变蓝,精神好转,食纳增加。在原方基础上加减,连服百余剂,患者已能下床活动,体力增加,溲色转至正常,病告痊愈,随访 1 年未见复发。

按 考"蓝尿"一症,中医学中鲜见记载,其病因除药物、饮食外,皆由脾胃虚弱所致。盖脾主运化水谷,为后天之本,脾气虚馁,失其升清降浊之能,脾病及肾,水谷精微与糟粕相混,不行其正道,下流膀胱,蓝尿始成。

美国有研究认为,老年患者由于肠道功能减弱,致使色氨酸在胃肠道吸收不全,而被肠道中细菌转化为靛基质,并以尿蓝母形式随尿排出体外,遇空气氧化成靛蓝,从而使尿变成蓝色。这与《内经》中"中气不足,溲便为之变"的观点较为契合。

◎ 阳痿案 4 则

案❶

王×,男,46 岁。患者阳痿半年余,举而不坚,交则即泄,腰酸腿软,手足心热,夜间盗汗,舌光无苔,脉细稍数。此乃肾阴不足所致。治以滋阴益肾。处方:生熟地黄各 20 g,枸杞子、女贞子、五味子、黄精、肉苁蓉、山萸肉、茯苓、杜仲各 10 g,煅龙骨 20 g(先煎),服药 32 剂病愈。

按 中医学认为,肾为先天之本,主藏精,主生殖,开窍于二阴。《素问·六节藏象论》说:"肾者,主蛰,封藏之本,精之处也"。"肾者,作强之官,伎巧出焉"(《素问·灵兰秘典论》)本例患者诊断阳痿,伴腰酸腿软,手足心热,盗汗,舌光无苔,脉细稍数。显属肾阴亏虚,作强不能,故阳痿不勃。治当益肾助强。方中生熟地黄、枸杞子、女贞子、五味子、黄精滋补肾阴。《名医别录》谓"五味子补肾,兼补五脏",《本草正义》载"五味子滋肾阴,功用皆在阴分",《用药心得十讲》谓"五味子补肾固精,收纳肾气",谢老临证治疗肾阴亏虚之证,喜于辨证方中参以五味子,可取相得益彰之效。配合肉苁蓉、山萸肉、杜仲补肾,以阳中求阴;茯苓健脾以后天养先天;煅牡蛎固涩敛精。全方滋肾作强,方证相合,故取效迅速。

案❷

周×,男,28 岁,工人。1990 年 11 月 30 日初诊。患者新婚 2 个多月,因阴茎痿软不举不能同房。追问其病史,患者 5 年来一直在南方某省做工,因居住潮湿，出现阴囊发红微肿，汗出瘙痒，并有下肢酸困，舌苔黄稍腻，脉弦数。此属湿热下注、宗筋弛纵所致。治拟清化湿热。药用龙胆草 10 g，栀子 10 g，泽泻 10 g，牡丹皮 10 g，生地黄 10 g，木通 10 g，萆薢 10 g，黄柏 12 g，苦参 15 g。服药 6 剂病情减轻，继服 10 剂而诸症悉愈。次年春节前患者告之已喜得一子。

> **按** 阳痿一病，病因复杂，非独肾虚可以致痿，因实致痿者临床并非少见。《灵枢·经筋》："足厥阴之筋，……其病……阴器不用，伤于内则不起，伤于寒则阴缩入，伤于热则纵挺不收。"明代王纶《明医杂著》曰："男子阳痿不起……然亦有郁火甚而致痿者。""若因肝经湿热而患者，用龙胆泻肝汤经清肝火，导湿热。"《景岳全书·杂证谟·阳痿》指出："亦有湿热炽盛，以致宗筋弛纵。"本例患者阳痿，伴见阴囊红肿，汗出瘙痒，下肢酸困，舌苔黄稍腻，脉弦数，且有久居潮湿史，脉症合参，证属湿热下注所致，故用龙胆泻肝汤清利湿热，令热清湿祛，阳气通达而起痿也。

案③

刘××，男，41 岁，个体。阳事不举 3 个月，伴呃逆 10 天。患者近 3 月来，阴茎难以勃起，自服市售成药（具体不详），疗效不著。近 10 天来，又增胸闷呃逆，时呃时止，呃声低微，气不接续。刻下尚见：精神萎靡不振，腰膝酸软，下肢欠温。二便尚调。舌淡苔白，脉沉细。辨证：肾虚冲气上逆。治法：温肾降逆。制附片 6 g，肉桂 3 g，山萸肉 10 g，杜仲 10 g，山药 10 g，熟地 10 g，仙灵脾 10 g，菟丝子 10 g，白豆蔻 10 g，降香 10 g，旋覆花 10 g（布包），制半夏 10 g，郁金 10 g。6 剂。

药后呃逆已止，但阳痿依然。宗原方去降香、旋覆，加阳起石 15 g，肉苁蓉 10 g，连服 20 剂，阴茎渐能勃起，后以五子衍宗丸善后调理。随访半年，性生活基本正常。

> **按** 肾者胃之关，为先天之本，藏真阴而寓元阳，宜藏，不宜泄。若固藏失职，肾气失于摄纳，则气上冲胸，挟胃气动膈而成呃逆。肾呃有别于胃呃，《见闻录》曰："胃呃短而促，肾呃缓而迟"，治当从肾，以固其本，肾气得固，呃逆自止。

谢老曾指出：本例为阳痿伴呃逆之证，而阳痿一证，临床以虚证（命门火衰、脾肾阳虚）为多见，而实证（湿热下注）较为少见。正如张景岳说："火衰者十居七八，火盛者仅有之耳"，说明阳痿肾虚者多。此案诊治阳痿，病已日久，乃命门火衰，脾肾阳虚，虚气上逆，致顺降之职失常，而引起呃逆。所以用温肾降逆之法而获愈。凡治阳痿，首辨虚实寒热，虚者宜补，实者宜清。临床宜详细辨之。

案❹

李××，男，32岁，销售。阴茎不能勃起2月余。近2个月来，无明显诱因，阴茎难以勃起，性事不能。刻下见：阳事不举，伴阴囊潮湿，瘙痒味臊，下肢酸困，口苦，尿黄赤，舌苔黄稍腻，脉弦数。既往有长期在南方居住工作史。平素嗜酒。辨证：湿热下注，宗筋弛纵。治法：清化湿热。选方：龙胆泻肝汤加减。龙胆草10 g，山栀10 g，泽泻10 g，丹皮10 g，生地10 g，木通10 g，萆薢10 g，黄柏12 g，苦参15 g。6剂。

药后，阴茎能勃，但欠坚硬，余症减轻，效不更方。10剂。三诊：药后阴茎已能正常勃起，并行房一次。他症亦皆去。嘱戒酒，少食辛辣甘味之品。

按 阳痿一证，起因颇多，有虚有实。谢老认为，阴器乃肝经循行之处。患者久居南方湿地，且喜酒浆，脾湿内蕴，日久化生湿热，蕴结肝经，而致宗筋弛纵。参合脉证，本病当属湿热所致，故采用清化湿热法，获效显著。

谢老曾指出：阳痿一病，《内经》称为"阴痿"，《灵枢》谓："阴器不用"。本病多因精气虚损，命门火衰，或思虑惊恐，以及湿热炽盛，壅滞宗筋，宗筋弛纵而致。本例患者，阳痿伴阴囊潮湿，口苦溲赤，用龙胆泻肝汤加减而获效。此例用药精当确切。但本方多属苦寒，易伤脾胃，中病即止，不宜久服。

◎ 暑病案6则

案❶

王×，女，30岁。农民，1978年7月15日就诊。因劳倦中暑，两目昏花，头晕欲倒，脘闷泛吐，面赤气粗身热如火，口渴欲冷饮，体温38.4℃（腋下），头痛如劈,汗出淋漓,手指不时拘挛,舌红苔黄少津,溲赤,脉数。辨证:时值炎夏,暑邪灼伤阳明,津气大伤,有动风之趋势。投以白虎汤加味,清气涤暑,养阴生津。处方:生石膏 30 g(先煎),知母 10 g,甘草 6 g,粳米一撮,太子参、连翘各 15 g,鲜芦根 30 g,西瓜翠衣 1 块,鲜竹叶 20 片。服药 2 剂,高热口渴已解,汗出亦少。原方继服 2 剂告愈。

> **按** 暑邪致病,起病缓、病轻者为"伤暑",发病急、病重者,则为"中暑"。暑为阳邪,其性炎热,易伤津耗气。中暑者,初起即见身热炽盛,口燥烦渴,面赤气粗,舌红苔腻,汗出,脉洪大等,其治疗,谢老常遵循叶天士"夏为热病……以白虎汤为主方"及薛生白"暑月……阳明热灼,宜清宜凉"之训,予清泄暑热、生津止渴,方多选白虎汤加味。方中石膏、知母相须为用,石膏甘辛大寒,清热泻火,除烦止渴,知母苦甘寒,清热泻火,生津润燥止渴;粳米、甘草益胃生津,并缓石膏、知母苦寒重降之性;配伍连翘、芦根、西瓜翠衣、竹叶清热解毒、祛暑生津;太子参益气生津。全方共奏清气涤暑、养阴生津之功,故病愈。

案❷

魏×,女,34 岁,农民。1978 年 7 月 4 日就诊。自诉 2 天前外出中暑。当晚纳凉感寒,昨日高热畏冷,头痛,胸闷,烦躁不安,口渴欲饮,小便短赤,舌红苔薄黄,脉浮数。查体:体温 39.8℃;X 线胸透(一);血常规:白细胞 52×10^9/L,中性粒细胞 54%,淋巴细胞 46%。证属感冒受寒,暑热内伏,复为寒闭所致。治以祛暑解表,清热化湿。用新加香薷饮加味。处方:香薷 10 g,厚朴 6 g,鲜扁豆花 30 g,金银花、连翘各 15 g,加生石膏 40 g(先煎)。服药 2 剂,身出微汗,体温降至 37.9℃。原方又服 2 剂,热退身凉,诸症悉除。

> **按** 本例患者先感暑热,继之受凉感寒,致暑热内伏,寒邪束表,故见高热畏冷,头痛胸闷,烦躁不安,口渴欲饮,舌红苔薄黄、脉浮数。治当祛暑解表、清热化湿。方选新加香薷饮加减。新加香薷饮方出《温病条辨》,药由香薷、厚朴、银花、连翘、鲜扁豆花组成,功效为祛暑解表、清热化湿,主治暑温夹湿,复感外寒之证。香薷为夏月祛暑解表要药,厚朴行气除满,燥湿运脾,扁豆花健脾和中,消暑化湿,银花、连翘清热解毒。因暑热偏盛,故加石膏清热泻火,除烦止渴。全方共奏清暑泄热、解表祛湿之功,故能药至病所,热退身凉,诸症悉除。

案 ③

张×,女,49 岁,工人。1983 年 8 月 13 日初诊。患者昨晚突然胸脘满闷,呕吐 4 次,吐出食物及黄水,饮食不进,恶寒发热,心烦口渴,大便溏,小便短赤,舌苔白腻微黄,脉濡数。查体:体温 38.7℃,血常规:正常。此乃暑邪犯胃,湿滞中焦,浊气上逆所致。治以化浊和胃,清暑解表。投新加香薷饮加味。处方:香薷 10 g,厚朴 5 g,鲜扁豆花 20 g,金银花、连翘各 15 g,加藿香、制半夏、姜竹茹各 10 g。连服 2 剂,呕吐已平,身热亦除,唯胸脘仍闷。按原方再进 3 剂,药尽病除。

按 本例患者病发于夏季,呕吐伴见寒热、心烦口渴、便溏尿赤,舌苔白腻微黄,脉濡数,谢老辨证认为,此乃暑邪夹湿,侵犯人体,湿滞中焦,胃失和降,浊气上逆所致。故当清暑解表、和胃降浊,方用新加香薷饮加味。新加香薷饮方出《温病条辨》,药由香薷、厚朴、银花、连翘、鲜扁豆花组成,功效为祛暑解表、清热化湿。方中香薷芳香质轻,辛温发散,为夏月祛暑解表之要药,厚朴苦辛性温行气除满,燥湿运脾,扁豆花健脾和中,消暑化湿,银花、连翘清热解毒;加藿香以增化湿之力,配伍半夏、竹茹和胃降逆止呕。诸药相伍,使暑热清、湿浊化、胃气降,故热退呕止而病愈。

案 ④

丁×,男,20 岁,工人。1985 年 7 月 29 日诊。5 天前外出中暑,晚间纳凉感寒,当即身热咳嗽,头痛,恶寒,服止咳退热药未效,终日咳嗽频作,咽部发痒,吐痰色白,胸脘痞闷,口渴,纳呆,尿赤,大便 2 日未行,舌苔薄腻微黄,脉濡数。查体:体温 38.6℃;血常规:白细胞 $64×10^9$/L,中性粒细胞 56%,淋巴细胞 44%。胸透:两肺野清晰。辨证:此乃感冒受寒,肺气失宣。治以祛暑化湿,清宣肺气。投新加香薷饮加味。处方:香薷 10 g,厚朴 5 g,鲜扁豆花 20 g,金银花、连翘各 15 g,加桑叶、杏仁、川贝母、炒牛蒡各 10 g,服药 4 剂,咳嗽显减,寒热亦鲜,口干转润。原方去厚朴,再进 3 剂,咳嗽已止。

按 本例患者病发于炎夏,本有中暑,复感寒受冷,症见寒热咳嗽、咽痒痰白,脘痞纳呆,舌苔薄腻微黄,脉濡数。证属暑邪内伏,风寒外束,肺气失于宣肃所致,治当祛暑化湿、宣肺止咳,方选新加香薷饮加味。方中香薷芳香质轻,辛温发散,为夏月祛暑解表之要药,厚朴苦辛性温行气除满,燥湿运脾,扁豆花健脾和中,消暑化湿,银花、连翘清热解毒;配伍桑叶、杏仁、川贝母、牛蒡子清宣肺气,利咽化痰止咳。诸药相伍,使暑湿祛、肺气宣,故能咳止。

案⑤

单×,男,30岁,农民。1980年7月25日诊。主诉:劳动受暑,又进瓜果生冷不洁之物,于今日凌晨3点多钟,突然恶寒发热,随之腹泻稀水如注,昼夜已泻十余次,肛门灼热,口干渴饮,食纳不思,小便短少,舌红苔黄稍腻,脉濡数。查体:体温38.3℃;便常规:黏液(－),白细胞(＋),红细胞(－)。证属暑热泄。治宜祛暑化湿,清热止泻。用新加香薷饮加味。处方:香薷、炒扁豆、金银花、连翘各10 g,厚朴5 g,加六一散(布包)、葛根各10 g,黄连3 g。服药3剂,泄泻减少为四五次,体温降至37.6℃。原方再进2剂,泻止热退。

按 暑为夏季之主气,暑邪致病,多挟湿邪为患。本例先患中暑,继之饮食生冷不洁,寒束于表,湿困于脾,故见寒热、腹泻。舌红苔黄稍腻,脉濡数为暑湿伤中之象。故用新加香薷饮祛暑解表、清热化湿。方中香薷芳香质轻,辛温发散,为夏月祛暑解表之要药,厚朴苦辛性温行气除满,燥湿运脾,扁豆花健脾和中,消暑化湿,银花、连翘清热解毒;加六一散解暑清热,利尿止泻;黄连清热燥湿;葛根疏表升阳止泻。全方共奏祛暑化湿,清热止泻之功,药中病机,故能热清泻止。

案⑥

俞×,男,23岁,工人。1985年8月6日初诊。患者腹泻两天,初为水样便,后转为脓血便,挟有不消化食物,昼夜十余次,里急后重,腹痛下坠,恶心欲吐,脘闷纳呆,发热口渴,溲赤,舌红苔黄腻,脉濡数。查体:体温38.9℃;便常规:黏液(＋＋),脓细胞(＋),红细胞(＋＋＋＋)。证属暑热痢疾。治宜祛暑解表,清热止痢。处方:香薷10 g,鲜扁豆花20 g,厚朴6 g,金银花、连翘各15 g,加马齿苋15 g,木香、黄连各6 g,黄芩10 g。服药3剂,发热渐退,腹痛减轻,下痢减少,昼夜腹泻四五次。守原方去黄芩,再进3剂,服后泻痢止,体温正常,唯饮食不思,口苦,苔腻,改用藿香正气散祛湿和中。服用2剂后,饮食正常,大便化验:阴性。

本例诊断痢疾,病发于夏季,症见身热腹痛,便下脓血,里急后重,恶心欲吐,脘闷纳呆,舌红苔黄腻,脉濡数,辨证当属暑热挟湿,犯于胃肠,邪气与气血搏结,致肠道脂膜血络受伤,传导失司,而发下痢赤白脓血。治当祛暑解表,清热止痢。谢老方选新加香薷饮加减。新加香薷饮方出《温病条辨》,药由香薷、厚朴、银花、连翘、鲜扁豆花组成。香薷为夏月祛暑解表要药,厚朴行气除满,燥湿运脾,扁豆花健脾和中,消暑化湿,银花、连翘清热解毒。合黄连、黄芩、马齿苋、木香清热燥湿、行气化滞。诸药相伍,清暑祛湿,清热止痢,故痢止病愈。

◎ 乙型脑炎案 3 则

案❶

邹×,男,7岁。发热抽搐1天,体温39.2℃。神经系统检查:病理反射存在。脊髓穿刺,脑脊液无色稍混,潘氏反应(+),葡萄糖40~50 mg/dl,细胞数510个,中性粒细胞85%,淋巴细胞15%。诊断:流行性乙型脑炎。于1978年8月10日急诊入院,住院号781343。邀中医会诊,症见高热抽搐,面赤气粗,神识昏迷,项强,烦躁,尿短赤,舌红苔黄,脉数。证属暑热内闭,热陷心包,肝风内动。治以清热息风,镇痉开窍。处方:大青叶20 g,郁金10 g,石菖蒲10 g,石决明10 g(先煎),金银花12 g,钩藤10 g,全蝎2 g,菊花10 g,2剂水煎服。另用紫雪散、羚羊粉各1支,分两次冲服(鼻饲),服药后,体温下降至38.4℃,余症如前。守原方2剂,石菖蒲、郁金各增加至15 g,另用抗热牛黄散(原名安宫牛黄丸)1支,分两次冲服,服后小便两次,体温降至正常,神志清醒,抽搐已平,唯精神不振,咽干口燥,舌红苔少津,脉稍微无力,乃暑邪将尽,余热未清,改用养阴清热、生津益胃法调理善后。

本例患者发热抽搐,诊断为流行性乙型脑炎。本病当属中医学"暑温"之范畴。暑温是感受暑热病邪而引起的一种急性热病。本病多因感受夏暑之季的暑热病邪而致,发病后传变较为迅速,最易伤津耗气,且多闭窍动风之变。谢老临床治疗多从清热息风、镇痉开窍入手,习以郁金、

谢兆丰医案选按

石菖蒲为主,配伍胆南星、竹沥、天竺黄、川贝母、莲子心等。谢老认为,郁金辛散苦泄,性寒,归心、肝经,清心凉血、解郁开窍,为治疗热病神昏的要药。如《本草备要》谓:"郁金辛苦气寒,纯阳之品,其性轻扬,上行入心及包络,兼入肺经,凉心热"。又《温病全书》菖蒲郁金汤以及《温病条辨》安宫牛黄丸、三香汤等方剂,均有配伍郁金用之。石菖蒲辛苦温,归心、胃经,芳香走窜,善于开窍豁痰,醒神益智,亦为热病神昏治疗要药,《温热经纬》中的神犀丹等方剂,亦以石菖蒲宁心通窍。方中郁金、菖蒲泄浊化痰开窍;大青叶、金银花清热解毒;石决明、钩藤、菊花平肝息风;全蝎息风止痉,配合紫雪散、羚羊粉以助清热开窍、息风止痉之力,方证相符,故能很快控制病情,后期虑及暑热易伤津耗气,故继以养阴生津法善后。

案2

单×,女,2岁。发热呕吐3天,体温39.2℃;神经系统检查:病理反射阳性;脑脊液化验:符合乙脑的改变。根据流行季节,诊断为乙型脑炎。于1978年8月7日急诊入院,住院号781329。邀中医会诊,症见高热,头痛,项强,烦躁不安,神志不清,四肢抽动,呼吸气粗,舌红苔黄燥,脉数大。辨证:乃暑热伤气,气营两燔,肝风内动之候。治以清气泄热,凉营解毒,平肝息风。处方:生石膏40g(先煎),知母10g,金银花、连翘、菊花、钩藤(后入)各10g,生石决明(先煎)、大青叶、生地黄各15g,甘草3g,水牛角30g(先煎)。服药4剂,热退神清,抽动已止,又守原方加减6剂,于8月18日病愈出院。

按 本病发于盛夏炎暑之际,诊断为乙型脑炎。本病属中医"暑温"范畴。本病发病急骤,初起即可见壮热、烦渴、汗多、脉洪之气分热盛证候,且病机传变迅速,易伤津耗气,甚有闭窍动风之虑。本例患者,诊时症见高热,项强,烦躁不安,神志不清,四肢抽动,呼吸气粗,舌红苔黄燥,脉数大。此乃暑热伤气,气营两燔,肝风内动之候。"夏暑发自阳明"(叶天士),"暑病首用辛凉"(张凤逵《伤暑全书》),"手太阴暑温,或已经发汗,或未发汗而汗不止,烦渴而喘,脉洪大有力者,白虎汤主之"。谢老治予清气泄热,凉营解毒,平肝息风之法。方用白虎汤加味。方中重用辛甘大寒之石膏清热泻火,除烦止渴,并与苦寒质润之知母相须为用,以增清热除烦、生津止渴之力;银花、连翘、大青叶清热解毒;钩藤、石决明、水牛角清肝息风;生地凉血清营,全方相伍气营两清,平肝息风,故药至病所,热退神清,抽动息止而病愈。

案③

高×,男,3岁。1982年8月2日初诊。患儿10天前以高热惊厥而入院,做腰椎、骨髓穿刺等检查,确诊为乙型脑炎(极重型)。经西医积极抢救后基本脱险,神志清醒,项强消失,抽搐停止,但出现头摇不停、眼球震颤,连续用镇静剂及对症处理十余日无效。转中医诊治。症见神志清晰,体温37.6℃(腋下),每隔四五分钟即头摇、眼球震颤一次,每次持续1~2分钟,口唇干燥,舌红少津,尿黄,便干,脉细稍数。辨证:阴血亏损,筋脉失养,阴虚动风。治以滋阴养血,柔肝息风。用阿胶鸡子黄汤加味。处方:阿胶(烊化)、石决明(先煎)、络石藤各10 g,牡蛎20 g(先煎),炙龟板15 g(先煎),茯神5 g,甘草3 g,鸡子1只,3剂。另用羚羊粉5 g,分两次开水冲服。服药后,体温降至37.2℃(腋下),舌红有津,头摇、眼球震颤减至20分钟一次,乳食有增,大便不干。原方再服5剂后,头摇已止,但眼球震颤未平。原方去络石藤,加菊花、钩藤各10 g,再进5剂。服后已能自行站立和移步,眼球震颤亦止,于8月16日痊愈出院。

> **按** 本例乃乙脑病案,余热未清,阴血亏虚。处方中以阿胶、鸡子黄滋阴养液以息风为主药;白芍、甘草、茯神酸甘化阴,柔肝息风;生地黄滋阴清热;石决明、牡蛎镇摄潜阳;络石藤通络舒筋;更加龟板、羚羊粉,增强滋阴息风之力。

◎ 流行性出血热案2则

案①

孔×,女,50岁。于1981年12月18日入院,住院号811732。患者发热呕吐5天,头、腰、目眶俱痛,体温38.9℃,血压140/100 mmHg,胸透:心肺(-),球结膜充血,右腋下及软腭见有多个出血点。尿常规:尿蛋白(++),脓细胞3~5个,红细胞1~3个,颗粒管型0~1个,大便隐血试验(++);血常规:红细胞数$308×10^{12}$/L,白细胞$12.6×10^9$/L,中性粒细胞80%,血小板$86×10^9$/L。诊断:流行性出血热(发热期)。给予青霉素、辅酶A加糖盐水及对症处理。邀中医会诊,症见高热头痛,面红目赤如醉,恶心泛吐,脘闷,烦躁,口渴多饮,小溲短赤,口腔及腋下肌肤出现瘀点,舌红苔腻黄无津,脉数大。辨证:乃温邪热毒入于气分,燔灼血络,迫血妄行。予以清热解毒、生津止渴之白虎汤加味。处方:生石膏40 g(先煎),知母、山栀各10 g,金银花、连翘、大青叶各15 g,白茅根30 g,甘草5 g。服药3剂后,热退恙减,渴饮未解,大便秘结。原方加大黄10 g(后入)以清腑通下。煎服6剂,渴饮解除,大便通畅,尿量增多,进入多尿期。后以益气补肾法,用生脉散合地黄丸加减,服药数剂,至1982年1月5日,病愈出院。

> **按** 流行性出血热属中医"温疫""冬温时疫"范畴。多由温邪疫毒侵袭机体,伏行血脉,分布三焦,导致经络、脏腑、营、卫、气、血严重受损所成。本病发病急,变化快,类似"伏气温病"。因温为阳邪,其性上炎,燔灼阳明,前人有"温热之邪,首犯太阴,直传少阴,回旋阳明"之说。病初卫分见症不显,常为卫气同病,或气营两燔。本例患者诊时症见高热头痛,面红目赤,恶心泛吐,脘闷,烦躁,口渴多饮,小溲短赤,肌肤瘀点,舌红苔腻黄无津,脉数而大。证当属温邪热毒入于气分,燔灼血络所致。"热者寒之"(《素问·至真要大论》),"土燥火炎,非苦寒之味所能治矣"(《伤寒来苏集·伤寒论注》),故当清热生津。方选白虎汤加味。方中重用石膏清阳明气分大热,并能止渴除烦;合知母清热护津,石膏、知母相须为用,清热除烦、生津止渴之力倍增;配山栀、金银花、连翘、大青叶清热解毒;白茅根凉血止血、清热利尿。二诊配伍大黄旨在通腑泄热,釜底抽薪。全方相伍,共奏清热解毒,生津止渴之功,故临床获效满意。

案❷

陈×,女,47岁,农民,住院号811673。患者因持续高热,全身不适,头痛腰痛、眼眶痛5天,于当地医疗站注射青霉素、链霉素,并予以补液,症状未减。近两日又出现呕吐,尿少,24小时仅排尿一次,尿量约150 ml,色深似浓茶,于1981年12月7日晨急诊入院。入院时检查:体温38.5℃,心率108次/分,呼吸24次/分,血压150/90 mmHg。神清,精神萎靡,呈急性重病容,面、颈、胸部皮肤潮红,球结膜轻度水肿,上腭黏膜有出血点4处,两腋下见线条状抓痕样出血点,颈软,肺呼吸音粗糙,心律齐,无杂音,腹部稍膨隆而软,肝肋下1 cm,质中,脾未及,肾区有叩击痛。实验室检查:尿蛋白(++),红细胞3~5个,颗粒管型1~3个;血红蛋白79 g/L,白细胞13.2×10⁹/L,中性粒细胞86%,血小板108×10⁹/L;大便隐血试验(++);X线检查心肺未见异常。诊断:流行性出血热(少尿期)。经抗感染,纠正水和电解质紊乱,处理急性肾衰竭,一日后,尿量未增,病情日趋加重。

12月8日邀中医会诊。患者发热头痛,面红,目赤痛,泛泛欲吐,脘腹膨胀,腰部酸痛,便结,溲少,上腭黏膜及腋下皮肤见有瘀点,饮食不进,口渴,神萎,舌红,苔黄无津,脉象细数。辨证:为邪毒内陷,津液被灼,热结旁流,气化不利。病情危笃,急投通里攻之加减承气汤,冀其通利转机为佳。处方:生大黄15 g(后入),玄明粉15 g(冲服),厚朴10 g,连翘12 g,麦冬10 g,生甘草6 g。一剂水煎服。

次日复诊,服药后便泻稀薄粪3次,溲2次,尿量约320 ml。唯口渴欲饮,食未思,守原方加北沙参10 g,一剂煎服。

12月10日三诊,药后便泻大量稀粪4次,溲赤4次,尿量增加到1 000 ml左右,腹胀减轻,神情转佳。唯胃脘不适,饮食少思,舌红口干。此乃邪毒渐退,阴液未复,改用养阴益胃法。处方:北沙参、麦冬、玉竹、石斛、陈皮、连翘、白术、白芍、当归各10 g,生地黄15 g,玄明粉9 g(冲服)。服药3剂,瘀点消失,腰痛明显减轻,精神渐振,小便增多,苔黄已退,思进饮食,后以益气养阴加减调治,共服中药16剂,化验正常,诸症消失,于12月24日病愈出院。

> **按** 流行性出血热是一种自然疫源性急性传染病,属于中医学"温疫""疫斑"的范畴。病情复杂多变,以高热、出血、低血压、休克和肾脏损害为主要特征,其中以少尿期最为凶险,变证多端。本例病者为出血热进入少尿期已两天,腹胀如鼓,溲少便结,邪热鸱张,症情险恶。谢老根据溲少、便结危重症情,按"大便行,小便立解"的机理,采用通里攻下的方法而使病情转危为安。

◎ 湿温案1则

许×,女,27岁。1978年7月4日初诊。患者4天来恶寒发热,头痛,脘闷,身重。经医疗站打针、服药治疗,恶寒已解,身热未除,朝轻暮重,脘痞纳呆,舌苔白腻,脉濡数。辨证:此系湿郁肌表,以致卫气不宣。治拟清宣化湿。处方:藿香、薏苡仁、杏仁、赤苓、炒苍术、陈皮、枳壳各10 g,白蔻仁3 g(后入),厚朴5 g。服药6剂,诸症消失。

按 本例患者新病寒热、脘闷身重,舌苔白腻,脉濡数,证属湿郁肌表,卫气不宣,阳气被遏则恶寒;正气奋起抗邪则发热;湿为阴邪,阻遏气机,则身重脘闷。苔白腻,脉濡数为湿邪郁滞化热之征。治当宣表祛湿。方中藿香辛微温、宣表化湿,合杏仁宣利上焦肺气,薏苡仁渗利湿热从下焦而解、白蔻仁行气化湿畅中;赤苓、苍术、厚朴健脾行气祛湿;陈皮、枳壳行气和胃。全方相伍,宣化湿邪,使湿邪从肌表而去,气机得舒,故病自愈。

◎ 痹病案 4 则

案❶

陈×,女,40 岁。患者因劳动汗出当风,致风寒湿邪袭踞,经络痹阻,周身酸痛,尤以肩、膝关节痛重,昼轻夜重,舌苔白腻,脉弦缓。治以散寒化湿,通络止痛。用石菖蒲 12 g,桂枝、防风、羌活、独活各 6 g,川牛膝、川芎、蚕砂各 10 g。服药 5 剂,痹痛已除。

按 本病诊断痹证,乃因汗出当风,风寒湿三邪入络、经络痹阻不通所致,临床见肢节疼痛、昼轻夜重,舌苔白腻,脉弦缓,谢老临床治发散寒化湿,通络止痛。谢老临床喜用石菖蒲配伍他药,认为石菖蒲辛温升散,有祛风除痹、通利关节、缓和拘挛之效,《本草从新》载:"石菖蒲辛苦而温,芳香而散,祛湿除风,逐痰消积"。方中桂枝、防风、羌活、独活、蚕砂散寒祛风除湿;川牛膝、川芎活血通络强膝。方证合拍,药至病所而收桴鼓之效。

案❷

张×,女,20 岁。1976 年 4 月 8 日初诊。自诉 1 个月来周身酸痛,逢关节痛甚,遇天阴加剧,痛处伸屈不得,迈步活动困难,伴有经期腹痛,食纳欠佳,舌苔薄白,两脉弦缓。辨证:风寒湿邪,侵袭经脉,气血痹阻而痛。治以祛风除湿,散寒通络。处方:羌独活、防风、甘草各 6 g,苍术、薏苡仁、威灵仙、当归、川芎、秦艽各 10 g。服药 8 剂,痹痛乃除。

按 本例患者身痛，天阴加重，舌苔薄白，两脉弦缓，谢老辨证认为，此因风寒湿邪，侵袭经脉，气血痹阻，不通则痛。治当祛风除湿，散寒通络。谢老认为，薏苡仁甘淡凉，归脾胃肺经，具有渗湿除痹、舒利筋脉、缓和拘挛之功效。如《本经》云："薏苡仁主筋急拘挛，不可屈伸，久风湿痹"；《金匮要略》则以薏苡仁配麻黄、杏仁、甘草，用于风湿患者一身尽疼、发热、日晡所剧者；《类证治裁》载有薏苡仁汤（组成：薏苡仁、当归、川芎、生姜、桂枝、羌活、独活、防风、白术、草乌、川乌、麻黄），治疗风寒湿痹。方中配羌独活、防风、苍术、威灵仙、秦艽旨在祛风除湿；当归、川芎和血通络。全方共奏祛风湿、通经络、除痹痛之功。方药相符，故收效迅速。

案③

陈×，女，40岁，农民。1980年6月27日就诊。自诉两个月来，四肢酸痛，尤以肩、膝关节痛重，昼轻夜重，关节屈伸不利，迈步欠灵，舌苔白腻，脉象弦缓。此乃寒湿，侵入经脉，气血痹阻。治以散寒除湿，通络止痛。处方：川芎12 g，羌独活、桂枝各6 g，威灵仙、秦艽、川牛膝、络石藤、薏苡仁、川断、路路通各10 g，防风5 g。服药8剂，四肢痹痛已除。

按 《素问·痹论》云："风寒湿三气杂至，合而为痹也"。本例患者四肢酸痛，肩膝关节尤重，屈伸不利，舌苔白腻，脉象弦缓，谢老辨证为寒湿侵入经脉，痹阻不通。治予散寒除湿、通络止痛。方中川芎辛散温通，能"旁通络脉"，具有祛风通络止痛之功，谢老认为，凡风寒湿邪留滞皮肉筋脉所致之痹痛，临床用之均有较好疗效。正如《本经》谓："川芎主寒痹，筋挛缓急"。合桂枝、防风疏散风寒；羌独活、威灵仙、秦艽、薏苡仁祛风湿；络石藤、路路通活血通络；川断、川牛膝益肾强腰膝。全方相伍，共奏祛风湿、通络脉、止痹痛之功，故能药至病所，获效快捷。

案④

宋×，男，32岁。1983年7月18日初诊。患者患风湿性关节炎1年余，近又发作。腕、膝、踝关节红肿热痛，活动加剧，步履艰难，体温38℃，心烦，纳呆，溲赤便干，舌红苔薄黄，脉濡数。实验室检查：白细胞 $11×10^9/L$，血沉

36 mm/h，抗"O"500 U以上，心率快。证属风湿热痹，治以祛风除湿，清热通络。用宣痹汤加减：防己、滑石、连翘、栀子、半夏、晚蚕砂、苍术、黄柏、牛膝、川芎各10 g，薏苡仁、赤小豆各20 g。服药5剂后，发热已退，关节肿痛大减。守原方每日1剂，继服35剂而愈。血沉、白细胞计数、抗"O"均正常。

> **按** 本例患者久患痹证，诊时症见关节红肿热痛，心烦，溲赤便干，舌红苔薄黄，脉濡数，脉症合参，证属风湿热痹，"其热者，阳气多，阴气少，病气胜，阳遭阴，故为痹热"（《素问》），治宜祛风除湿、清热通络。谢老方选宣痹汤加减。宣痹汤出自清代吴瑭《温病条辨·中焦篇》，由防己、杏仁、滑石、连翘、栀子、薏苡仁、半夏、晚蚕砂、赤小豆皮等药组成，具有清热祛湿、通络止痛之功。合苍术、黄柏、川芎以增清热除湿活血通络之力，诸药相合，令风湿热邪悉除而病愈。

◎ 消渴案1则

赵×，男，61岁。患高血压、糖尿病，口渴多饮，日喝两暖瓶水，尚难解渴，伴有腰酸，小便频数，舌红少津，脉沉细稍数。西医给予二甲双胍等药。血压165/95 mmHg，血糖96 mmol/L。证属下消，乃肾阴亏虚，相火妄动。治以滋阴益肾，生津止渴。药用乌梅15 g，生地黄20 g，石斛10 g，山萸肉10 g，山药10 g，五味子10 g，泽泻10 g。服药6剂，口渴显减。继服10剂，血糖降至71 mmol/L，后用六味地黄丸服之。

> **按** 消渴首见于《素问·奇病论》。明代王肯堂《证治准绳·消瘅》认为："渴而多饮为上消（经谓膈消），消谷善饥为中消（经谓消中），渴而便数有膏为下消（经谓肾消）"。消渴病机主要在于阴津亏损，燥热偏盛，阴虚为本，燥热为标。本例患者诊断消渴，口渴多饮，小便频数，舌红少津，脉沉细数。谢老辨证下消，因肾阴亏虚，相火妄动所致。予生滋阴益肾，生津止渴。方中乌梅酸涩平，生津液、止烦渴，多用于虚热消渴；合生地、石斛滋阴清热生津，山萸肉、山药、五味子益肾填精；泽泻引火下泄。全方相伍，共奏生津清热之效。

◎ 口酸案 2 则

案❶

杨×,女,46岁,农民。患者素有肝胃气痛。经中药治疗,胃痛已减。近日来,自觉口内有酸味,牙齿亦感酸浮,脘闷胁胀,嗳气纳少,舌苔薄黄,脉弦有力。证由肝热乘胃所致。胃与脾相表里,脾气上通于口,而出现口酸等证。治拟泻肝和胃。处方:吴茱萸3g,黄连2.5g,山栀5g,黄芩5g,炒枳壳5g,木香5g,甘草5g,茯苓10g。3剂煎服。另用丹栀逍遥丸,早晚各服9g。药尽,口中酸味减少,胁胀亦减轻,食纳增加。宗原方又进4剂,口酸已除。

> **按** 口酸是指口中自觉有酸味,甚者闻之亦有酸气。多因肝胆之热、肝热乘脾或宿食停滞所致。《脉诀》云"肝热口酸",《医学正传》谓"脾胃气弱,木乘土位而口酸"。口酸一症当辨明虚实分清脏腑。属虚者多因脾土不足,脾胃气虚,而属实者或因肝热或因胃实。本例患者素患胃病,口酸而伴脘闷胁胀,脉弦有力,谢老认为此病乃肝气郁结,久而化热,肝热乘胃,脾胃相为表里,脾气上通于口,因而口酸。治以泻肝和脾。谢老常用左金丸加味。方中黄连、吴茱萸、山栀、黄芩清肝泻火;伍以木香、枳壳、茯苓、甘草健脾和胃行气消胀,方证颇为合拍,故能获效满意。若胃有积热,大便秘结者,加大黄通腑。

案❷

冯××,女,44岁,工人。自觉口中发酸味1周。患者素有胃炎病史。常因生气郁闷,症状加重。15天前发怒后,胃痛又作,经外院中药治疗,胃痛已减。但近1周以来,自觉口中发酸味,牙齿酸浮,遂来诊。刻诊:口酸,脘闷胁胀,嗳气纳少,舌苔薄黄,脉弦有力。辨证:肝热乘脾,脾气上通于口,故口酸。治法:泻肝和胃。选方:左金丸加味。吴萸1g,黄连3g,山栀10g,黄芩10g,炒枳壳5g,木香5g,甘草5g,茯苓10g。3剂。

药后,口中酸味减轻,胁胀亦缓,食纳增加。守原方继进4剂。三诊:来院告知,口酸消除。嘱服丹栀逍遥丸以资巩固。随访半年,病未复发。

> **按** 口酸一证,《脉诀》云:"肝热口酸",《医学正传》又云:"脾胃气弱,木乘土位而口酸"。肝气郁结,久而化热,肝热乘脾,脾气上通于口,因而出现口味发酸。总属肝胆之热和肝热乘脾之证。治当泻肝和脾。方选左金丸加味,清肝泻火,降逆止呕。方中以黄连等苦寒泻火为主,少佐辛热之吴萸,既制方中苦寒,又入肝降逆,以使肝胃和调。亦合"实则泻其子"之理。肝火旺,以黄连泻心火,以达到平抑肝木之功。
>
> 谢老曾指出:《灵枢·脉度篇》说:"脾气通于口,脾和则口能知五谷矣"。脾气充盛,运化健旺,则口中味觉正常。若脾气不足,运化失常,则口中味觉出现异常。本例口酸胁胀,从"肝热乘脾"辨治,选用"泻肝和脾"的左金丸加味而收效。案中伴有脘闷、胁胀、嗳气等症,如在方中酌加疏肝理气之品,其效可更捷。

○ 口甜案 2 则

案❶

乔×,女,25岁,农民。患湿热带下已数月,常觉口内发甜,唾涎沫亦有甜味,系湿热蕴结脾胃。脾恶湿,开窍于口,故口味发甜。治拟健脾化湿。处方:佩兰 10 g,厚朴花 6 g,生甘草 5 g,炒苍白术 10 g,黄连 15 g,藿香 10 g,炒薏苡仁 9 g,陈皮 9 g,芡实 9 g。服药 6 剂,口甜基本消失,带下亦减少。

> **按** 口甜亦称"口甘",首见于《黄帝内经·素问》。《素问·奇病论》云:"有病口甘者……此五气之溢也,名曰脾瘅","口甘"实为"脾瘅"之症状。口甘总之与脾热有关。《寿世保元》云:"脾胃湿热口甘"。脾胃气阴两虚,虚热内生亦生口甘。本例患者,谢老从湿热蕴结脾胃入手,患者见症除口甜,伴见带下外,可能尚兼有脘闷纳减,小便短赤,舌苔厚腻或淡黄腻,脉濡滑等。其临床治疗,谢老根据《素问·奇病论》"肥者令人内热,甘者令人中满,故其气上溢,转为消渴。治之以兰,除陈气也"之说,常用佩兰汤取其芳香清化,或用泻黄散(藿香、石膏、栀子、防风、甘草)加减。方中佩兰、藿香相须为用,芳香化湿、醒脾开胃,佩兰尤能去陈腐,清脾经湿热,专治脾瘅,《素问》兰草汤即是佩兰单用煎服;厚朴花、苍白术、炒薏

苡仁、陈皮、芡实健脾行气祛湿；黄连清中焦湿热，全方共奏健脾化湿之功。选方用药颇为精当，故能收效迅速。

案❷

刘×，男，42岁。1982年3月4日初诊。患者1个月来常觉口中发甜，唾涎沫亦有甜味，伴有头昏乏力，肢倦纳减，舌淡苔白腻，脉濡缓。辨证：脾虚失健，浊邪上泛所致。因脾恶湿，开窍于口，故口味发甜。治宜益气健脾，芳香化湿。用六味异功煎加味：党参、白术、茯苓、陈皮、藿香、佩兰各10 g，甘草、干姜各6 g。服药6剂，口甜消失。继服2剂，诸症悉除。

按 本例患者自感口甜，尚伴见头昏乏力，肢倦纳减，舌淡苔白腻，脉濡缓，脉症合参，谢老辨证认为，病由脾气虚弱，运化失健，湿浊内生，上泛于口所致，治病求本，当予益气健脾，芳香化湿。健脾，谢老喜用六味异功散加减。考六味异功煎出自《景岳全书·新方八阵》，由人参、白术、茯苓、甘草、陈皮、干姜等组成，具益气健脾、温中和胃的功能。方中党参、白术、茯苓、甘草健脾益气；陈皮理气和胃，令补而不滞；干姜温中化湿。《素问·奇病论》云："此病名曰脾瘅……治之以兰"。故方中配伍藿香、佩兰芳香化湿。全方共奏益气健脾、芳香化湿之功，方证合拍，故收效迅速。

○ 口苦案1则

钱×，女，36岁，农民。患急性黄疸型肝炎，经住院治疗基本已愈出院。唯口苦未除，食纳乏味，右胁微胀，小便黄，舌尖边红，苔厚腻，脉弦。证属肝胆湿热不净，胆液上溢故口苦。治拟苦寒清利之法。处方：茵陈15 g(后入)，龙胆草6 g，山栀5 g，牡丹皮9 g，黄芩6 g，生地黄15 g，赤芍6 g，泽泻6 g，车前子10 g。服药4剂，口苦清除。

按 口苦为临床常见症状之一，是指口中发苦。《素问·奇病论》云："有病口苦……病名胆瘅……此人者，数谋虑不决，故胆虚气上溢而口为之苦"。口苦，乃"胆瘅"症状之一。口苦多与肝胆郁热有关。《针灸甲乙经·卷九》："夫胆者，中精之府，五脏取决于胆，咽为之使……胆气上溢，而口为之苦"。《灵枢·四时气篇》:"胆液泄则口苦"。肝胆相为表里,故"肝气热,则胆泄口苦筋膜干"(《素问·痿论》)。肝主谋虑,胆主决断,为清净之府。肝取于胆,胆或不决,为之患怒,怒则气逆。胆汁上溢故口苦。肝移热于胆,口亦苦。本例患者急性黄疸肝炎后,出现口苦,舌尖边红,苔厚腻,脉弦,谢老辨证肝胆湿热不净,胆液上溢,治当清泻肝胆湿热,选方龙胆泻肝汤加减。龙胆泻肝汤方出《医方集解》,药由龙胆草、黄芩、栀子、泽泻、木通、车前子、当归、生地黄、柴胡、甘草等组成,具有清泻肝胆实火、清利肝经湿热之效,主要用于治疗肝胆实火上炎及肝经湿热下注。本方以口苦、溺赤、舌红苔黄腻脉弦为辨证要点。由于方证相符,用方4剂,口苦即得以清除。临床若见口苦因心火旺盛而致者,亦可用导赤散合黄连泻心汤之类加减治之,或出现《伤寒论》少阳病"口苦、咽干、目眩"等典型证候者,亦可径予小柴胡汤加减,以和解少阳;临床脾热口苦亦不少见,治又当利湿健脾清热,方选茵陈蒿汤合四苓散之类加减。辨证属痰热内扰者,又当用黄连温胆汤加减;胃热口苦者乃是胃中积热,循经上蒸于口所致,治用清胃散加减,腑气不通者,则用承气汤之类,清胃泻火通腑。

◎ 口辣案1则

张×,女,29岁,农民。经常咳嗽吐黄厚痰。数日来口中麻辣发热,如吃辣椒样,口唇及舌均感麻辣。舌质红,苔微黄,脉弦滑。此乃肺有蕴热,热蒸于口,故口味有辛辣感。肺热累及心脾,则唇舌麻辣。治拟清泄肺热。处方:桑白皮10g,地骨皮10g,黄芩6g,甘草5g,山栀6g,芦根30g。服药4剂,口辣味渐减。宗原方再进3剂而愈。

按 口辣是指自感口内有辛辣之味,或舌体有麻辣之感。中医学认为,肺居上焦,其位最高,与口相近。肺五行属金,其味为辛。肺热壅盛,上蒸于口,可致口味辛辣。本例患者素患咳嗽黄痰,伴见口中、唇舌麻辣发热,舌红苔微黄,脉弦滑,谢老辨证肺有蕴热,热蒸于口而生口辣,肺热累及心脾,则感唇舌麻辣。肺热乃病之根本,治当清肺泻热。谢老方选泻白散加减。方中桑皮专入肺经,善清肺热,合地骨皮助力清降肺火;黄芩、山栀、芦根清肺泄热生津祛痰。方证相符,故能收效快捷。

○ 口咸案 2 则

案①

芦×,男,42岁,工人。口中有咸味已日久。吐涎沫亦发咸,未经治疗。伴有头晕,腰酸,身倦无力,舌淡红,苔稍黑,脉细。证属脾肾两虚,脾气不足,肾气亏弱,阴液上泛,而致口咸等症。治拟补肾健脾。处方:熟地黄15 g,山药9 g,山萸肉9 g,泽泻9 g,牡丹皮9 g,茯苓9 g,党参9 g,甘草5 g。服药8剂,口咸已除,黑苔亦消。又进3剂,诸症渐愈。

> **按** 口咸是指口中自觉有咸味,甚或伴有咸味痰涎排出。中医认为,口有咸味,是病及脾肾,多见于肾虚火旺,或脾虚肝旺。肾五行属水,其味为咸。故口咸与肾有关。或肾阴虚亏,虚火上炎,煎熬肾液而生口咸;或肾阳不足,阳虚不摄,肾液上泛而致口咸。又脾开窍于口,脾虚有湿亦致口咸。《辨舌指南》云:"脾肾虚,留湿亦咸"。《血证论·口舌》:"口咸是脾湿,润下作咸,脾不化水,故咸也"。本例患者口中咸味日久,伴见腰酸身倦乏力,谢老认为此乃脾肾两虚,脾气不足,肾气亏弱,阴液上泛所致,治疗当予补肾健脾为法。方用六味地黄合四君子汤脾肾双补,药证相符,故收桴鼓之效。临床见症阴虚火旺甚者,可用知柏地黄丸滋阴降火、引火下行;若因肾阳不足而致者,则又当用桂附八味丸加减温补肾阳。

案②

李××,女,54岁,工人。口咸反复发作3年余。患者近3年来,口中自觉有咸味,时轻时重,故未治疗。近来症状有所加重,遂来诊。刻下:伴有头晕,腰酸,身倦乏力,舌淡红,苔稍黑,脉细。辨证:脾肾两虚,脾气不足,肾气亏弱,阴液上泛,而致口咸等证。治法:补肾健脾。六味地黄汤合四君子汤。熟地15 g,山药20 g,山萸肉15 g,泽泻10 g,丹皮10 g,茯苓15 g,党参15 g,白术15 g,甘草6 g。7剂。药后口咸减轻,效不更方,守方继进6剂,随访半年,病未见复发加重。

按 口咸,是指未食咸味食物,而自觉口内发咸。多见于肾虚火旺,或脾虚肝旺。《辨舌指南》云:"脾肾虚留湿亦咸"。中医认为,咸为肾味。口有咸味,乃是病及脾肾。病由肾阴不足,虚火上炎,肾液随火上乘而致者,治宜滋阴降火,知柏地黄丸加减,以引火下行;若因肾阳虚而致口咸者,可用桂附八味丸加减,以温补肾阳。

谢老曾指出:口咸多见于肾虚,前人有"口咸属肾虚"之谓。临床常见的有肾阴虚和肾阳虚,或脾肾两虚等。肾阴虚者,虚火上炎,肾液随火上升,出现口咸;肾阳虚者,阳不摄阴,肾液上泛,引起此症。本例病症,属脾肾两虚,用六味地黄合四君汤而治愈。由于辨证准确,用药得当,故收效尚属迅速。

○ 口淡案 2 则

案❶

鲍×,女,34 岁,农民。胃脘嘈杂不适,口中发淡无味,纳谷欠馨,食后脘胀,伴有头昏肢倦,舌淡苔白,脉缓弱。此乃脾胃虚弱,纳运失健,因而引起口淡等症。治拟温补脾胃。处方:党参 9 g,炒白术 9 g,茯苓 9 g,黄芪 9 g,陈皮 9 g,干姜 5 g,木香 5 g,焦楂曲 10 g,甘草 5 g。服药 8 剂,口淡已除,余症亦减。

按 口淡乃指口中味觉降低,自感口内发淡而不能品尝出饮食之滋味,常多伴有纳谷不振,饮食不馨,亦称"口不知味"。人之味觉,与脾胃密切相关。"脾气通于口,脾和则口能知五谷矣"(《灵枢·脉度篇》)。故本症多见于脾胃失于健运。亦见于湿阻中焦。《医学入门》曰:"胃寒则口淡"。寒湿困脾,脾气受伤,清气不升,阴浊之邪上泛口中;或病后脾胃虚弱,运化无权,导致口淡,纳谷不馨。脾胃虚弱者,宜补脾养胃。方用参苓白术散或香砂六君子汤加减;湿阻中焦者,则宜芳香化湿醒脾和胃,方选三仁汤或藿朴夏苓汤出入。本例谢老从脾胃虚弱、纳运失健入手,药用黄芪、党参、白术、茯苓、甘草益气健脾,干姜温中,陈皮、木香、焦楂曲行气和胃、助力消化,全方共奏温补脾肾之功,方证相符,故能迅速收效。

案❷

沈××,女,38岁,农民。口淡乏味半月。近半月来,患者自觉胃脘嘈杂不适,口淡无味,纳谷不馨,进食脘胀加重,大便溏,伴有头昏肢倦,舌淡苔白,脉缓弱。辨证:脾胃虚弱,纳运失健。治法:温补脾胃。参苓白术散加减。党参10 g,炒白术10 g,茯苓10 g,黄芪10 g,陈皮10 g,干姜5 g,木香5 g,焦楂曲10 g,炙甘草5 g。5剂。药后症状减轻,纳谷渐增,守方继进。5剂。三诊:药后口淡消失,余证亦祛。

> **按** 口淡,即口淡无味,饮食不馨。多由脾胃虚寒所致。《医学入门》曰:"胃寒则口淡"。寒湿困脾,脾气受伤,清气不升,阴浊之邪上泛口中;或病后脾胃虚弱,运化无权,导致口淡,纳谷不馨。谢老临证,对因脾胃虚弱所致者,多用参苓白术散加减以补脾养胃;若寒湿偏甚伤脾所致,则多用平胃散加减。
>
> 谢老曾指出:口淡,是指口中淡而无味,往往影响食欲。本症常见于脾胃寒湿和肾气虚弱的病症,而临床常以脾胃寒湿的症候为多见。本例根据脉证参合,符合脾胃虚弱的辨证,用参苓白术散加减。若见畏寒肢冷、腰膝酸软、脉沉细等脾胃阳虚的现象,可用附子理中丸温肾散寒,补气健脾。

◎ 口臭案1则

孙×,女,53岁,服装厂工人。初诊日期:1979年2月12日。自诉10天以来,口中发臭,晨起臭味尤甚,不可近人,口干唇燥,烦渴欲饮,伴有头痛,舌苔黄腻,脉象濡数。证属脾热内伏,日久而口生臭味。治法:泻脾经伏火。处方:防风5 g,生甘草5 g,生石膏30 g(先煎),藿香10 g,佩兰10 g,生栀子5 g,黄芩6 g,黄连15 g。共服药6剂,而口臭消除,余症亦相继消失。

> **按** 中医学认为,脾为仓廪之官、后天之本,主运化,其华在唇,开窍于口,脾经"连舌本、散舌下",脾胃湿热内蕴,伏火郁积,上蒸唇口,则口疮口臭。本例患者以口中发臭、口干唇燥、烦渴欲饮为主症,结合舌苔黄腻、脉象濡数,谢老认为,本病乃脾热久伏所致,治当遵循"火郁发之"之意,方选泻黄散加减。泻黄散方出《小儿药证直诀》,又名泻脾散,药由藿香、山栀、石膏、甘草、防风,具有泄泻脾胃伏火之效,临床以口疮口臭、口燥唇干,舌红脉数为用方依据,全方清散兼施,方证合拍,故能收桴鼓之效。

谢兆丰医案选按

○ 梅核气案 4 则

案 ❶

刘××,女,42岁,农民。咽中不适,如有物阻1周。患者1周来,因和邻居吵架,气怒烦恼,后渐觉咽中不利,似有物阻,吞之不下,吐之不出,急躁时症状则加重。食管钡餐透视未发现器质性病变。咽喉检查也未见异常。刻下:伴胸胁郁闷,嗳气纳呆,舌苔白腻,脉弦。辨证:肝郁不达,气滞痰凝,结于咽喉。治法:疏肝解郁,行气化痰。选方:木香顺气散加味。木香10 g,香附10 g,青陈皮各6 g,厚朴6 g,苍术10 g,枳壳10 g,砂仁3 g(后下),绿萼梅10 g,制半夏10 g,大枣5枚,甘草5 g。7剂。药后咽喉渐畅,胁胀得减,嗳气好转,上方继服。7剂。三诊:药后诸症皆退,咽中畅利,无明显不适。嘱改服逍遥丸,并注意调畅情志。

> **按** 木香顺气散出自《证治准绳·类方》引《医学统旨》方,功能为宽胸解郁、健脾和胃、疏利肝胆、行气畅中。为治疗气病的常用方。举凡气机郁滞而引起的诸疾,谢老皆可投用此方,效如桴鼓。本例证属肝气抑郁,横克脾土,脾胃失健,酿湿生痰,痰气郁结而成。故用木香顺气散疏肝理气,健脾胃,方中加半夏、绿萼梅,化痰解郁,药达病所,诸症皆除。
>
> 谢老曾指出:本例患者咽中如有物阻,此属郁证范围。引起郁证的原因,是由情志不舒,郁怒不解,气机不畅,肝木不达,或谋虑不遂,皆可致郁。《内经》将郁证分为五郁,朱丹溪分为气、血、痰、火、食、湿六郁。关于郁证的治疗,当以疏肝理气为主,正如费伯雄所说:"凡郁病必先气病,气得疏通,郁于何消"。本例用木香顺气散加减而愈。本方功能为宽胸解郁、疏肝理气,为治疗气病的常用方。此外,还可用半夏厚朴汤加减治之。

案 ❷

张××,女,36岁,工人。咽中似有物阻15天。近半个月来,因生气,自觉胸闷,咽喉如阻,吞之不下,吐之不出,每遇情绪急躁则症状加重,时有嗳气,食纳稍减,舌红苔白,两脉沉弦。X线食管钡餐透视,未发现器质性病变。辨证:证属梅核气,乃肝郁气滞,痰气交结咽喉而成。治法:疏肝解郁,行气化痰。选方:柴胡疏肝散合半夏厚朴汤加减。柴胡 5 g,制香附 10 g,白芍 10 g,制半夏 10 g,枳壳 10 g,绿萼梅 10 g,苏梗 10 g,厚朴 6 g,生姜 3 片,红枣 6 枚。5 剂。药后症状显著缓解,纳食增加,胸闷胁胀不显,嘱守方继服 3 剂。药后来院告知,病已痊愈。

按 梅核气乃平素情志不畅,气机郁滞,脾胃失健,酿湿生痰,痰气交阻于咽喉,临床常表现为精神抑郁,喉中如有梅核梗阻,吞之不下,吐之不出,胸中窒闷,嗳气胁痛等。治宜疏肝理气,解郁化痰。谢老常用柴胡疏肝散合半夏厚朴汤加减治之,疗效显著。

谢老曾指出:梅核气,属郁症之类。郁症的原因,多由情志所伤,元代朱丹溪《丹溪心法·六郁》云:"气血冲和,万病不生,一有怫郁,诸病生焉,故人身诸病,多生于郁"。强调了气血郁滞是导致许多疾病的重要病理变化。《金匮要略》在"妇人杂病"篇里,有属于郁症的脏躁及梅核气两种症候。书中谓:"妇人咽中如有炙脔,半夏厚朴汤主之。"正确地观察到这种病症多发于女性,所提出的方药,沿用至今,仍然有效。但本方药多苦温辛燥,仅适宜于气郁痰结,阴亏津少者不宜使用。

案3

朱×,女,37 岁,农民。1978 年 6 月 6 日诊。1 周来,患者因和邻居吵架,气怒烦恼,渐觉咽中不利,似有物阻,吞之不下,吐之不出,性急则加重,伴胸胁郁闷,嗳气纳呆,舌苔白腻,脉小弦。食管钡餐透视未发现器质性病变。咽喉检查无异常。证属肝郁不达,气滞痰凝,结于咽喉。治以疏肝解郁,理气止痛。用木香顺气丸加绿萼梅、制半夏各 10 g,大枣 5 枚,连服 10 剂,咽中畅利,异物感消除。

按 本例患者因争吵动怒,情志不遂,肝气郁结,气机不畅,影响津液敷布,痰湿由生,痰气相互郁结于咽喉,而成梅核。故症随情绪波动而加重,常伴见胸胁郁闷,嗳气纳呆,舌苔白腻,脉小弦。谢老习予疏肝解郁之法,常用木香顺气丸加减。木香顺气丸方出《证治准绳·类方》引《医学统旨》方,由木香、香附、槟榔、青陈皮、厚朴、苍术、枳壳、砂仁、甘草组成,功能为行气开郁化滞。方中加半夏化痰,合绿萼梅平肝和胃,调畅气机。全方共奏行气解郁化痰之功,故药至病所,诸症皆除。

案④

李×,女,31岁。1978年7月27日初诊。患者半月来胸闷,咽喉如阻,情绪急躁则加重,时有嗳气,食纳稍减,舌红苔白,两脉沉弦。经食管钡餐透视,未发现器质性病变。辨证乃肝郁气滞、痰气交结咽喉而成。治宜疏肝解郁,行气化痰。药用柴胡5 g,制香附、白芍、制半夏、枳壳各9 g,绿萼梅、苏梗、厚朴各6 g,生姜3片,红枣6枚,共服药6剂而愈。

按 中医学认为,梅核气多因七情郁结、痰气交阻所致。肝主疏泄、喜条达而恶抑郁,脾主运化转输水津。若情志不遂,肝气郁结、横逆乘土,脾运失司,津液输布失常,聚而成痰,痰气相搏阻于咽喉,吐之不出、咽之不下,而成"炙脔"。肝气犯胃,胃失和降,胃气上逆则嗳气、纳减。故治宜疏肝理气,化痰散结。谢老常选柴胡疏肝散合半夏厚朴汤加减。柴胡疏肝散方出《证治准绳·类方》,药由陈皮、柴胡、川芎、枳壳、芍药、甘草、香附组成,具有疏肝解郁、行气止痛之功效;半夏厚朴汤出自《金匮要略》,药用半夏、厚朴、茯苓、生姜、苏叶等组成,具有行气散结、降逆化痰之效。方证相合,故收效快捷。

◎ 头痛目赤案1则

单×,女,30岁,姜堰市张甸公社人。初诊日期:1978年7月17日。患者性情素急,经常胁肋胀痛,近两日突然头痛发昏,两目赤痛,口苦口干,食纳减少,小便黄赤,舌苔黄腻,脉弦有力。病由情志急怒,怒则伤肝,肝气化火,火性上炎,上扰清窍,故见头痛、目赤等症。治拟清泻肝胆之火。处方:龙胆草6 g,生地黄15 g,生栀子5 g,黄芩5 g,柴胡5 g,牡丹皮10 g,菊花10 g,夏枯草10 g,川楝子10 g。3剂煎服。复诊7月20日,自诉服药3剂,胁痛、目赤已除,头痛发热减轻,食纳增加。宗原方再进2剂,服后诸症消失。

按 中医学认为,"肝者,将军之官,谋虑出焉"。肝为刚脏,主升发,喜条达,以疏通畅达为顺,不宜抑制、郁结。肝在志为怒,开窍于目。《灵枢·脉度》:"肝气通于目";《灵枢·经脉》:"肝足厥阴之脉……布胸胁……连目系"。情志不遂,肝气易失条达而郁结,则见胸胁疼痛作胀;久郁化火,火性上炎,上扰清窍,则可见头痛目赤,口苦口干。所谓"气有余便是火"

也。本例患者,胁肋胀痛,头痛目赤,口苦口干,舌苔黄腻,脉弦数有力,据证谢老认为,病由情志急怒,怒则伤肝,肝气化火,火性上炎所致,治疗当根据《内经》"实者泻之"的治疗原则,予清肝泻胆。方选龙胆泻肝汤以苦寒直折。龙胆泻肝汤方出《医方直解》,药由龙胆草、栀子、黄芩、泽泻、木通、车前子、当归、生地黄、柴胡、生甘草组成,清泻肝胆实炎,清利肝经湿热,主要治疗肝胆实火上炎及肝经湿热下注。本方当以口苦溺赤、舌红苔黄、脉弦数有力为辨证要点。方中合丹皮、菊花、夏枯草、川楝子旨在加强清泄肝火之力。方证相符,故获效满意。

◎ 眼胞下垂案 1 则

邰×,男,35岁,工人。1983年5月31日来诊。双侧上眼胞下垂4个多月,眼胞松弛半掩瞳孔,视物须仰头,伴头昏眼花,神疲肢倦,食欲不振,大便日行2次,舌淡苔白腻,脉虚无力。治宜益气健脾利湿。处方:党参、茯苓、黄芪、炒白术、陈皮、山药、防己各10g,薏苡仁、车前子(包)各15g,甘草8g。服12剂,精神渐佳,食欲增,眼胞下垂减轻。继服10剂,眼胞恢复正常。

按 中医学认为,脾气宜升,脾主运化,在体合肉,"脾主身之肌肉"(《素问·痿论》),若脾失健运,水谷精微生成和转输障碍,肌肤失养,必软弱无力,甚萎废不用。又眼睑属脾,为肉轮,脾气虚衰,脉络失养,肌肉松弛,则可见胞睑下垂,此为睑废。本例尚伴见头昏目花,神疲肢倦,食欲不振,舌淡苔白腻,脉虚无力,证显属脾气虚弱,治当健脾益气。谢老习用异功散加味。方中黄芪、党参、茯苓、白术、山药、甘草健脾益气,举陷升提;合陈皮行气,使补而不滞;防己、薏苡仁、车前子健脾渗湿,全方共奏健脾祛湿、升提中气之功,故能药至病所,获效满意。

◎ 小腿抽筋案 2 则

案❶

赵×,女,49岁,患有肝炎病史2年余。查乙肝"两对半":小三阳。B超检查:肝脾不肿大。平素身体较差,2个月前出现右小腿夜间突然抽筋,每隔数日即发一次,一般在伸腿或翻身时抽筋剧痛,严重时痛不可忍,按摩后方能缓解,次晨起床,迈步欠灵,屈伸不利,服过止痛片,抽筋未减,天冷受冷则发作。食纳正常,二便调,舌苔白,脉细弦。此乃久病体虚,肝血不足,筋脉失养,加之寒凝血瘀,而成此患。治以补血养肝,温经祛寒,通络止痛。处方:当归 10 g,熟地黄 20 g,白芍 15 g,川芎 10 g,木瓜 10 g,怀牛膝 10 g,桂枝 10 g,鸡血藤 15 g,党参 10 g,路路通 10 g,红枣 12 枚。服药 8 剂后,腿抽筋次数减少,剧痛减轻。又按原方继服 13 剂,前后服药 21 剂,转筋未发。

案❷

李×,女,51 岁,居民。1986 年 11 月 12 日初诊。主诉:两小腿抽筋疼痛十余夜,每至半夜两小腿抽搐,剧痛难忍,不能入睡,用双手按揉痛处,稍有缓解,十多天来,隔夜即发,昼日行走不舒,舌淡苍白,诊脉沉细而涩。证属血脉空虚,肝血不足,筋脉失养,而致转筋,治以养血舒筋。处方:当归、白芍各 20 g,熟地黄 30 g,川芎、路路通、川牛膝各 10 g,木瓜 15 g。服药 8 剂,再未转筋,随访 3 个月未发。

按 转筋是以小腿肌肉(腓肠肌)的抽搐拘挛为主要表现的一种症状,俗称小腿肚抽筋,现代医学称为"腓肠肌痉挛"。明代李梴在医学入门中称"脚转筋"。早在《黄帝内经·灵枢·阴阳二十五人》就有"血气皆少则喜转筋"的记载。谢老认为,其病机一为肝血不足,筋脉失养。肝主筋,藏血以荣筋,夜卧则血归于肝而藏,荣筋之血,尤显不足,故于夜间发生筋脉抽搐疼痛;二为下肢受寒,经气不利,使肢体(常见于小腿)肌肉挛急、剧痛、僵硬、屈伸不利等。如《诸病源候论》云:"转筋者,由荣卫气虚,风冷气搏于筋故也。"《素问》又载:"外冒于寒而腠理闭密,阳气郁怫,热内作,热燥于筋,则转筋也"。其发生多于睡中,或伸欠而作。故谢老临床治疗多以补血养肝为法,采用《太平惠民和剂局方》中的四物汤加味。方中当归、川芎、熟地黄、白芍补血养肝;加怀牛膝补肝肾,强筋骨,疏通血脉,引药下行,直达病所;伍桑寄生、续断补肝益肾,养血补血;木瓜味酸,善于舒筋活络,为湿痹筋脉拘挛之要药,长于治小腿转筋;独活、桂枝祛风胜湿,温经祛寒,治手足挛痛;鸡血藤、路路通养血活血通络;甘草配白芍,名为芍药甘草汤,功能缓急止痛,主治腿脚挛急,有镇静、镇痛、松弛平滑肌等作用。诸药合用,共奏补血养肝、舒筋活络、镇痉止痛之效,使阴血充,筋脉健,则转筋自愈。

案 1 见症除肝血不足之外，尚遇寒冷易作，有寒凝血瘀之征，故方中配伍桂枝温经散寒，全方共奏补血养肝、温经祛寒、通络止痛之效；而案 2 径以养血活血通络收功。谢老临床亦常根据兼症加减：若见体虚者，加党参、黄芪益气补虚；小腿发麻或抽搐甚者，加天麻、全蝎、炙蜈蚣息风止痉。

◎ 胫肿案 1 则

陆×，男，39 岁。1979 年 8 月 3 日初诊。患者因经常涉水受湿而引起左下肢突然浮肿，膝下足胫部肿甚，服抗生素未效，肌肉麻木发沉，酸软无力，行走不便，伴有脘闷纳呆，大便少，小便不畅，苔白稍腻，脉象濡缓。辨证：湿邪侵袭经络肌肉，气血不畅，发为本病。治拟利湿通络。处方：薏苡仁 15 g，炒苍白术、茯苓、泽泻、宣木瓜、陈皮、防己、车前子各 10 g，槟榔 6 g。服药 9 剂，足胫肿大已消，已能迈步行走。

按 本例患者以胫部浮肿为主症，伴有肌肉麻木发沉、酸软无力，脘闷纳呆，苔白稍腻，脉象濡缓，结合病史，谢老认为此病多因涉水受湿，湿侵经络肌肉所致，治当祛湿通络。方用薏苡仁健脾利水、渗湿消肿，《食疗本草》谓："薏苡仁去干湿脚气"。合苍白术、茯苓、防己、车前子以增健脾利水之力，使湿从小便而去；木瓜温通、去湿舒筋，治脚气浮肿；陈皮行气和胃。全方相伍，共奏健脾祛湿、利水消肿之功。

◎ 黑苔案 2 则

案 ❶

杨×，男，40 岁。1982 年 8 月 3 日初诊。患左肾囊肿，1 年前已手术切除，术后体质良好，唯舌苔发黑，黑如淡墨，拭之不退，历经数医，迭进清热、化湿、祛痰等剂，未见寸效，反见苔黑加重，舌干少津，口渴不欲饮，伴有腰部酸痛，两腿发凉，食纳欠香，脉象沉细。辨证：左肾切除年久，肾阳不足，肾主水，属少阴，阴寒过盛，真阳不能蒸腾津液，以致舌黑而干。治以温补肾阳。处方：制附片 6 g（先煎），肉桂 3 g，生熟地黄各 15 g，云茯苓 10 g，怀山药 10 g，山萸肉 10 g，泽泻 10 g，淫羊藿 10 g，杜仲 10 g，炒白术 10 g。服药 3 剂，黑苔退

谢兆丰医案选按

至一半,又服 3 剂,黑苔退净。

案2

王×,女,39 岁。于 1984 年 11 月 3 日就诊。患左上肺结核数年,经西医治疗基本已愈。胸透:结核病灶已钙化,唯低热不清,舌苔发黑,转中医治疗。诊见形体较瘦,手足心热,腰膝酸软,头昏无力,口燥咽干,胃纳欠香,大便干结,舌红苔黑,脉细稍数。辨证:乃肺阴不足,久则肾阴亏虚,津液耗伤,以致苔黑等诸症。治以滋阴益肾。处方:生熟地黄各 15 g,山药 10 g,山萸肉、牡丹皮各 10 g,泽泻 10 g,茯苓 10 g,枸杞子 10 g,知母 10 g,麦冬 10 g,怀牛膝 10 g。服药 4 剂,黑苔渐化,头昏腰酸减轻,又服 3 剂,黑苔退净,诸症悉除。

按 以上两例同是黑苔,均用补肾法而愈。案 1 为肾阳不足,而前医从痰饮、火热、湿浊施治,致使肾中真阳极虚,阴寒过盛之状,用温补肾阳法获愈。案 2 为肾阴不足,精血亏虚而致的黑苔,用滋阴补肾法收效。说明黑苔不单纯属痰、属热、属湿等,临床属肾亦不少见。但治疗时肾阴、肾阳又不可不辨。临证必须辨证精确,才能效若桴鼓。

◎ 黄汗案 1 则

李×,女,35 岁。1982 年 7 月 16 日初诊。自诉:去年夏季,因天气炎热,在田间劳动,汗出较多,午后突受暴雨所侵,周身潮湿如水浴,至晚身酸不适,稍有畏寒,10 天后,身肤出现汗色发黄,初起两腋窝黄汗较显,渐至全身汗黄,汗出沾衣染如柏汁,洗之不去,但身目不黄,伴有头昏腰酸,胸闷体倦,口内时而渗水,食欲不振,大便两日一行,小便少,苔白腻微黄,脉沉细。辨证:属黄汗。病由劳累汗出,暴雨浸湿所致。水湿之邪,郁于肌表,阳气不得宣泄,营卫运行受阻,湿热熏蒸,溢于肤外,而为黄汗。治以解肌固表,健脾除湿。仿《金匮要略》芪芍桂酒汤加减。处方:潞党参 10 g,黄芪 15 g,白芍 15 g,桂枝 8 g,薏苡仁 20 g,茯苓 10 g,炒苍术 10 g,泽泻 10 g,怀山药 10 g,牡蛎 30 g(先煎),车前草 2 颗,水煎服。服药 3 剂,身出黄汗减少,头昏腰酸亦好转。原方又进 6 剂,黄汗已除,汗色如常,余症亦瘥,继服 2 剂以巩固之。随访,黄汗再未复发。

按 黄汗是临床较为罕见之症。本病出自《金匮要略·水气》,如原文:"胸中窒,不能食,反聚痛,暮躁不得眠,此为黄汗"。又云:"黄汗之为病,身体肿,发热汗出而渴……汗沾衣,色正如柏汁,脉自沉……以汗入水中浴,其水从汗孔入得之,宜芪芍桂酒汤主之"。本病临床特征是:汗出沾衣,黄如柏汁,同时尚有发热、骨节疼痛、胸中窒、脉沉迟等症。本例患者,根据汗出色黄,沾衣洗之不去,以及胸闷体倦,口中渗水等,故诊断为黄汗。病由汗出雨浸,湿热郁蒸,致使汗液呈黄色。何氏《医碥》说:"寒水遏郁汗液于肌肉,为热所蒸而成黄汗。故治疗以固表和营、健脾除湿之法,用《金匮要略》方加减,共服药11剂,黄汗即除。方中以党参、茯苓、苍术、薏苡仁健脾祛湿,牡蛎固涩止汗。诸药合用,固表和营,祛逐水湿。

◎ 血虚发热案 1 则

吴×,男,48岁,农民。患者夙患"胃痛",经常吐酸,大便色黑,近半月来又增低热,体温在 $37.5\sim38.5℃$ 之间波动。西医诊断为"上消化道出血",治疗后大便转黄而热不降。刻下症:身热神疲,面色苍白,四肢不温,少气懒言,唇白无华,心悸不宁,食纳不香,舌淡苔白,脉沉而细。体温 38℃;肝肋下15 cm,质软;血红蛋白 65 g/L,红细胞 $24×10^{12}$/L,白细胞 $46×10^9$/L。考虑为血虚引起的气虚发热,治以小建中汤合四物汤。处方:炙黄芪 20 g,炒白术10 g,桂枝 6 g,当归 10 g,熟地黄 10 g,炒白芍 15 g,炒党参 15 g,川芎 6 g,陈皮 6 g,炙甘草 10 g。连服 6 剂,神疲略减,心悸稍宁,唯身热不解,面白肢冷如故。细审其因,此乃久病伤阳致阳气衰微。处方:炙黄芪 20 g,炒白术 10 g,当归 10 g,熟地黄 10 g,炒白芍 15 g,炒党参 15 g,川芎 6 g,熟附片 3 g,肉桂 3 g,干姜 3 g,陈皮 6 g,炙甘草 10 g。煎后冷服。2 剂后,四肢转温,身热降至37.5℃。继服 2 剂,身热除。后服归脾汤调理善后,随访半年,未见发热。

◎ 冬季饮冷案 1 则

患者,男性。严冬季节,烦渴饮冷,已十余日,诸治无验,昼夜饮冷二三水瓶的水,若不饮水,即心烦不寐。抓住烦渴饮冷一症,辨为阳明经证,投以大剂白虎加人参汤,次日烦渴顿减,饮水量减少三分之一。连服 5 剂后,烦渴日渐好转。后于原方中加入生地黄、麦冬,继服 5 剂后,烦渴已除。

按 本例如若拘泥固执于"阳明四大症"俱全，岂不坐失卓效之良机乎？要求主症俱全，既非张仲景立方之意，也与临床实践不相符合，应该看到疾病的状态是"动"，而不是"静"。因此，揭示疾病本质的症状只能陆续出现。由于病邪的轻重、体质的强弱，以及患者就诊时机等多种因素的影响，临床表现通常是不完整、不系统、不典型的。要求医者临床时独具慧眼，敏锐地抓住一两个能揭示疾病本质的主要特征，做出确切的判断，选择恰当的方剂。只有这样，才能算是善悟仲景"但见一症便是"之意。

二、妇儿科病证

◎ 月经不调案 3 则

案❶

单×，女，31 岁，农民。1980 年 3 月 6 日初诊。患者婚后数年未育，自月经初潮时，即患痛经，每至经潮，小腹胀痛，痛甚不能起床，量多色红，夹有血块，烦躁易怒，屡经治疗，疼痛不能改善，伴两胁胀痛，食纳欠佳，二便调，舌苔白，脉弦。此乃肝气郁结，瘀血内阻所致。治以疏肝解郁，理气止痛。治以小柴胡汤加当归 10 g，制香附 10 g，延胡索 10 g。服药 21 剂，诸症痊愈。

按 本例诊断痛经，屡经他医治疗，症状未能缓解，诊时伴见烦躁易怒，两胁胀痛，舌苔白，脉弦。脉症合参，谢老辨证认为，证属肝气郁结，气滞血瘀所致。考虑患者痛经病久，屡经治疗，遂更方试投，改以小柴胡汤加味治疗。小柴胡汤方出《伤寒论》，原书和解少阳，用治少阳病。方中柴胡透泄少阳之邪、疏泄气机，黄芩清泄少阳之热，配合参、枣、姜、夏和解少阳，通利枢机。使郁结之肝气得以疏泄，气行则血行，加之配伍当归、香附、延胡索诸药行气活血调经止痛。诸药相合，霍然获效而诸症消失。

案❷

王×，女，23 岁，已婚。于 1981 年 4 月 27 日就诊。主诉：半年来，月经错后十余天，甚至 2 个月一行，行经量少，血色黯红，夹有紫血块，小腹胀痛，伴有两胁发胀,嗳气,纳少,舌苔薄白有瘀点,脉象弦细。乃情志抑郁,肝气不舒,气滞血瘀。治以理气行瘀,活血调经。处方:当归、川芎、制香附、青陈皮、延胡索、乌药、熟地黄、赤白芍各 10 g,柴胡、木香、甘草各 6 g,大枣 3 枚。服药 13 剂,行经正常。后嘱患者每至经前服药 5 剂,连服 2 个经期。

> **按** 本病诊断月经后期。月经后期之病首见于《金匮要略·妇人杂病脉证并治》温经汤条下,谓之为"至期不来",该病一般与肾虚、血虚、血寒、气滞、痰湿有关。本例患者尚伴见经量少色黯,有血块,两胁少腹胀痛,嗳气,舌见瘀点,脉象弦细。证属气滞血瘀。谢老治予理气行瘀,活血调经。方用当归、川芎、熟地、赤白芍养血活血,川芎一药谢老认为其辛散温通,长于活血行气,上行头目,下行血海,为妇科调经之妙品。如《药品化义》所载:"夫芎劳也……以其性温行血海,能通周身血脉,宿血停滞,女人经水不调,一切胎前产后"。配香附、青陈皮、乌药、延胡索、柴胡、木香疏肝理气,旨在气行则血行。诸药相合,共奏行气活血养血之功。

案3

赵××,女,25 岁,教师。月经迟潮 6 个月。患者平素性情抑郁。近半年来,月经经常错后,甚至 2 个月一行,行经量少,血色黯红,夹有紫血块,小腹胀痛,伴有两胁发胀,嗳气,纳少,舌苔薄白有瘀点,脉象弦细。辨证:情志抑郁,肝气不舒,气滞血瘀。治法:理气行瘀,活血调经。处方:当归 10 g,川芎 20 g,制香附 10 g,青陈皮各 10 g,延胡索 10 g,乌药 10 g,熟地 10 g,赤白芍各 10 g,柴胡 6 g,木香 6 g,甘草 6 g,大枣 3 枚。7 剂。

药后,正值月经来潮,量少,血色黯。嘱下次经行前 1 周服药 7 剂。三诊:药后,经行按时,经量较前有增,血色红。嘱患者每至经前,服药 6 剂,连服 3 个经期。

> **按** 月经迟发,或因气血亏虚,或因寒凝气滞血瘀。本例情志内伤,性情抑郁,肝气郁结,络脉不畅,则气滞血阻,冲任不通,经血不得下行。故以柴胡疏肝散合四物汤加减,并重用川芎。川芎辛散温通,长于活血行气,上行头目,下行血海,为妇科调经之妙品。正如《药品化义》所说:"夫芎劳也……以其性温行血海,能通周身血脉,宿血停滞,女人经水不调,一切胎前产后"。

　　谢老曾指出：月经错后，又称"经迟"。本病病机乃气血运行不畅，冲任失调，以致血海不能按时满溢。其病因，有因寒者，有因七情者，有因痰湿者，有因素体虚弱、生化之源不足者。本例系情志所致。木失条达，肝失疏泄，血为气滞，冲任受阻，经水不能按时而下。此例用柴胡疏肝合四物汤加减而收效，方药确切。此外，还可用十味香附（《医学入门》）：香附、陈皮、泽兰叶、黄柏、甘草、当归、川芎、芍药、地黄加减治之。

○ 痛经案 4 则

案❶

　　鲍×，女，17岁。1981年1月16日初诊。患者每至经前小腹胀痛，痛而下坠，胸胁亦感胀痛，经后则痛止，行经量少，色红而微紫，伴有头痛，嗳气，情绪急躁，食纳欠香，舌苔薄白，脉象沉弦。辨证：肝气郁结，气机不利，经行不畅，而致经期腹痛。治拟疏肝行气，调经止痛。处方：乌药9g，木香6g，制香附9g，醋延胡9g，当归9g，川芎9g，柴胡5g，白芍9g，甘草5g。服药5剂，腹痛止。嘱患者每至经前服药5剂。连服3次，经潮，小腹胀痛告愈。

　　按 痛经，首见于《金匮要略·妇人脉证并治》"带下，经水不利，少腹满痛"。其病或因气滞血瘀，或寒湿凝滞，或湿热壅阻等所致。本例患者经前小腹胀痛，平时情绪急躁，舌苔薄白，脉象沉弦，证当属肝气郁结，气血瘀滞，不通则痛。谢老治之，多予疏肝行气调经止痛。方中木香、乌药、香附、延胡、柴胡疏肝行气止痛；当归、川芎、白芍养血活血调经，方证合拍，故经调痛止，获效满意。

案❷

　　李×，女，28岁，工人。1980年7月8日初诊。患者婚后3年未孕，每逢经前少腹冷痛，行经时腹痛增剧，量少色黯红，四肢发冷，伴胃痛泛恶，嗳气纳减，迭用痛经丸及调经药未效，舌苔薄白，脉沉弦。证属寒凝血瘀，胞络失畅之痛经。治以温经散寒，行气止痛。以正气天香散加柴胡6g，当归、延胡索、艾叶各10g。服药9剂后，行经时腹痛已解。嘱患者每逢经前服药5剂，连服3个月。

按 《诸病源候论·妇人杂病诸候》首立"月水来腹痛候",认为"妇人月水来腹痛者,由劳伤气血,以致体虚,受风冷之气,客于胞络,损冲任之脉……其经血虚,受风冷,故月水将来之际,血气动于风冷,风冷与血气相击,故令痛也。"本例患者行经腹痛,经量少色黯红,四肢发冷,舌苔薄白,脉沉弦,辨证当属寒积胞宫,气滞血瘀所致,故治当温经散寒,行气活血,谢老选方正气天香散加减。正气天香散方出《医学纲目》引河间方,药由香附、乌药、陈皮、苏叶、干姜组成,功效为行气温中、调经止痛,主治妇女诸气作痛。方中香附、乌药、陈皮、苏叶,合柴胡、延胡索行气止痛;干姜、艾叶温经散寒止痛;当归养血活血。诸药相合,暖宫散寒,理气活血,故获良效。

案❸

患者,女,23岁,已婚。1981年4月27日初诊。患者每至经前小腹胀痛,经后痛止,平素行经量多色紫红,伴有胸闷胁胀,嗳气纳呆,舌苔薄白,脉沉弦。证属肝郁不舒,血滞不畅。处方:金铃子、延胡索、当归、川芎、白芍、制香附、乌药各10g,柴胡6g,甘草5g。服药6剂,腹痛止。嘱患者每至经前服药5剂,连服3个月。

按 本例患者久患痛经,经前小腹胀痛,经后痛止,伴见胸闷胁胀、嗳气纳呆,舌苔薄白,脉沉弦,脉症合参,谢老辨证为肝气郁结,气滞血瘀,治予疏肝理气,行气活血。方用柴胡疏肝理气,合金铃子、延胡索、香附、乌药以增行气止痛之力,当归、川芎活血止痛,白芍、甘草相合缓急止痛,诸药相合,共奏疏肝行气、活血止痛之功。方证相合,故能肝气条达,气血和畅而痛经自止。

案❹

张××,女,32岁,公务员。行经腹痛反复发作3年。患者近3年来,每值经前,即感少腹冷痛,行经时腹痛增剧,经量少、色黯红,四肢发冷,伴胃痛泛恶,嗳气纳减,迭用痛经丸及调经药未效。今离经行尚有一周。舌苔薄白,脉沉弦。辨证:证属寒凝血瘀、胞络失畅之痛经。治法:温经散寒,行气止痛。选方:正气天香散加味。香附10g,乌药10g,陈皮6g,苏叶10g,干姜10g,

柴胡 6 g，当归 10 g，玄胡 10 g，艾叶 10 g。7 剂。嘱下次经前一周来诊。

二诊：云上药尽后经潮，行经时疼痛较以往有所缓解。守方 7 剂。三诊：二诊药后，少腹冷感及行经腹痛明显减轻。嘱患者每逢经前 7 天服药，连服 3 个月。随访半年，行经未再腹痛。

> **按** 痛经一症，多因寒而致。血得热则行，得寒则凝。寒积胞宫，寒凝血涩，气滞血瘀，胞络不通，故生痛经。正气天香散，系刘河间方，功能为解郁散寒、调气和血。正如清代汪訒庵云："乌药、陈皮入气分而理气，香附、紫苏入血分而行气，引以干姜，使入气分，兼入血分，用诸芳药辛温，以解郁散寒，令气调而血和，则经行有常，自无痛壅之患。"凡痛经因寒凝血瘀所致者，谢老多以此方加味，暖宫散寒，理气活血，用之每获良效。
>
> 谢老曾指出：妇女正值经期前后，发生以小腹疼痛为主者，称"痛经"或"经行腹痛"。根据痛经的性质、部位，辨别寒热虚实。一般得热痛剧者属热，绞痛、得热痛减者属寒，喜按喜揉者属虚，喜按拒揉者属实。小腹胀痛者属气滞，小腹痛甚，块下痛减者属血瘀。治疗此病，实证以理气、活血、温经之法，虚证当以补益气血为主。本案系寒邪凝滞所致的痛经，用正气天香散加味而愈。本方系刘河间方，性皆辛温，为治疗妇女痛经的一首良方。此外，临床亦可用少腹逐瘀汤、温经汤加减治疗。

○ 闭经案 3 则

案①

单×，女，21 岁，未婚，1978 年 6 月 2 日初诊。患者闭经 10 个多月，精神不爽，胸胁脐腹发胀，舌质黯红，苔薄白，脉弦细。证系肝郁不舒，气机失调，血滞不行，冲任不通，以致经闭不行。处方：䗪虫 15 g，桃仁、红花、月季花、香附、柴胡、川芎各 10 g。服 5 剂，月经来潮。

> **按** 闭经一证，有虚实二端。虚者精血不足、冲任不充；实者冲任瘀滞，脉道不通。本例闭经日久，胸胁脐腹作胀，舌质黯红，苔薄白，脉弦细，谢老认为本病为肝郁不舒、气机失调、血滞不行、冲任不通所致，故治当活血散瘀通经。谢老治疗实证之闭经，多习用䗪虫（土鳖虫）。认为本品入肝

经血分,破血消癥,逐瘀通经,对妇女血瘀闭经有独到之处。本品入煎剂时常用量为5～15g,散剂可单用本品,焙干研末吞服,每次1～1.5g,每日服2～3次。方中桃仁、红花、月季花、香附、柴胡、川芎调气和血,以助蟅虫活血通经。临床运用时谢老每每告诫后学,本品系活血化瘀破积之药,若瘀血之症不著,腹无痞块、年老体弱、妇女妊娠、月经过多等切勿使用。

案❷

李×,女,23岁,未婚。1980年7月3日初诊,自诉月经3个多月未来潮,精神不爽,头痛发胀,胸闷胁痛,嗳气,纳呆,食则腹胀,苔白,舌边有紫点,脉弦。此系肝郁不舒,气机失调,血滞不行,冲任不通,以致经闭不行。治宜疏肝行气解郁。药用柴胡、川芎、佛手、炒枳壳各6g,青陈皮、制香附、郁金、赤白芍、当归、益母草、桃仁各9g,月季花5朵。7剂后,月经来潮,胸闷胁痛消失。

按 闭经之病首见于《黄帝内经》。《素问·阴阳别论》:"二阳之病发心脾,有不得隐曲,女子不月"。闭经之病,虚者多因精血匮乏,冲任不充,血海空虚,无血可下;实者多为邪气阻隔,冲任瘀滞,脉道不通,经不得下。本例患者月经数月闭止,伴胸闷胁胀,嗳气纳呆,舌边紫点,脉弦,谢老辨证属肝郁不舒,气滞血瘀,冲任不通,经血不得下行,治予疏肝行气解郁。方选柴胡疏肝散加减。柴胡疏肝散出自《证治准绳》,药由陈皮、柴胡、川芎、枳壳、芍药、甘草、香附组成,方中柴胡条达肝气而疏郁结,香附、郁金疏肝行气开郁,枳壳、佛手、青陈皮理气行滞和胃,芍药、当归、川芎养血活血,桃仁、红花、益母草、月季活血祛瘀行经。全方共奏疏肝行气、活血祛瘀通经之功,故能药至病所,月经复潮。

案❸

钱××,女,23岁,教师。月经3个月未潮。患者自诉月经已3个月未潮,伴精神不爽,头痛发胀,胸闷胁胀,嗳气,纳呆,食则腹胀,苔白,舌边有紫点,脉弦。B超子宫附件检查未见异常。辨证:肝郁不舒,气机失调,气滞血瘀,冲任不通,以致经闭不行。治法:疏肝行气解郁。选方:柴胡疏肝散加味。柴胡6g,川芎10g,佛手10g,炒枳壳10g,青陈皮各9g,制香附10g,郁金

谢兆丰医案选按

10 g,赤白芍各 10 g,当归 10 g,益母草 15 g,桃仁 10 g,月季花 5 g。7 剂。

药后 1 天月经来潮,今天是月经第 5 天。胸闷胁痛减轻。嘱下次月经前 1 周守方继服。三诊:遵嘱服药,月经来潮,目前无明显不适。嘱每次经前服药 5 剂,连用 3 个月。随访半年,经行正常。

按 闭经不外虚实,虚者多属血亏,实者多属瘀滞。若情志内伤,性躁多怒,肝气郁结,络脉不畅,则气滞血阻,冲任不通,经血不得下行。谢老多以柴胡疏肝散加减,以疏肝行气解郁,气行则血行。方中合桃仁、当归、赤芍、益母草等以活血祛瘀通经。由于药证相合,故收桴鼓之效。

谢老曾指出:对闭经之治,临床宜细审病机,分清虚实,虚者宜外,实者宜通,不可一见经闭,而滥用通利之法,以伐生生之气。如《景岳全书》云:"岂知血滞者可通,血枯者不可通也。血既枯矣,而复通之,则枯者愈枯,其与榨干汁者何异?"因此,临症时应详省虚实,谨守病机,灵活辨证,方不至误。本例闭经,根据舌脉症合参,属气滞血瘀,可选用膈下逐瘀汤或血府逐瘀汤二方随证加减。

◎ 经行乳房疼痛案 3 则

案❶

李×,女,28 岁。1980 年 7 月 7 日初诊。自诉经前四五天即感两侧乳房胀痛,胁肋、小腹亦发胀,经量较少,色红兼紫,性情急躁,头痛,小便微黄,苔白,舌边尖红,脉弦细。辨证乃情志内伤,气滞血瘀,阻塞经脉。治宜疏肝调气,活血化瘀。药用柴胡、川芎、红花各 6 g,制香附、赤白芍、炒枳壳、当归、郁金、青陈皮、醋延胡索、乌药各 9 g。共服 10 剂,经前乳房胀痛消失。

按 中医学认为,肝经循胁肋,过乳头,乳头乃足厥阴肝经支络所属,乳房为足阳明经经络循行之所,足少阴肾经入乳内,故有乳头属肝、乳房属胃亦属肾所主之说。故经行乳房胀痛与肝、肾、胃等关系密切。肝体阴用阳,主藏血,性喜条达,主疏泄,若情志不遂,易致肝郁不疏,气机不畅,甚则气病及血,气滞血瘀,不通则痛。本例患者经行乳胀,伴性情急躁,胁肋小腹作胀,舌边尖红,脉弦细,证属肝气郁结,气滞血瘀。故谢老治予疏肝调气,活血化瘀。方用柴胡疏肝散加减。方中柴胡疏肝气而解郁结,香附、郁金、延胡索疏肝行气止痛,枳壳、青陈皮、乌药理气行滞,赤白芍、当归、川芎、红花养血活血祛瘀通经。全方共奏疏肝行气、祛瘀止痛之功,故能药至病所,乳房胀痛消失。

案❷

戴××,女,36岁,工人。经行乳房胀痛反复发作6个月。患者平素性情郁闷。近6个月来,月经延迟,每值行经,则乳房胀痛,痛甚不可近衣,少腹冷感,经量少而色暗,伴胸闷嗳气,每遇情绪急躁则症状加重。舌苔薄白,脉弦细。辨证:肝气郁滞,冲任虚寒,血脉不畅。治法:疏肝理气,散寒祛瘀。正气天香散加味。香附10 g,乌药10 g,陈皮6 g,苏叶10 g,干姜10 g,柴胡6 g,橘叶10 g,赤芍10 g,当归10 g,绿萼梅10 g。嘱其从乳房胀痛之日起服,至行经时停服,连用3个月。后随访半年,经期乳胀未见。

按 正气天香散为辛温理气之剂,药力集中,功专效宏,临床凡属肝郁气滞血瘀引起的多种病证,皆可选用本方灵活加减。本案乳胀肿痛,起于肝气郁结,病发后又有虚寒见症,当属肝郁乳胀无疑,故用正气天香散解郁散寒治其本,伍以柴胡、绿萼梅、橘叶疏肝理气,当归、芍药活血调经,共奏解郁散寒、温通经脉,使肝郁转舒,寒凝得解,经水得下,胀痛乃除。

谢老曾指出:本例经行乳房胀痛,用正气天香散加减而治愈。本方功能为解郁散寒、调气和血,为治疗妇女月经病的良方。凡属肝郁气滞所引起的多种病症,皆可用之。本病有虚有实,治疗当细察病机,实者多胀痛于经前或经期,虚者多痛于行经之后。实者疏肝理气,虚者宜滋肾养肝。此外,在经期还宜调情志,戒急躁,以免重伤肝气。

案❸

印×,女,32岁。1987年7月3日初诊。患者月经错后,每逢行经,则乳房硬肿,腹痛,手不能触,甚至不可近衣,少腹发凉,经水量少色黯,伴胸闷嗳气,情绪急躁则加重,舌苔薄白,脉弦细。证属肝气郁滞,宫寒血阻。治以疏肝理气,散寒祛瘀。服正气天香散加柴胡6 g,橘叶、赤芍、当归、绿萼梅各10 g,嘱其从乳房胀痛起服,至行经时停服。连用3个月,经期乳胀告愈。

按 本例患者月经后期而行,经行乳房胀痛,伴见少腹发凉,经少色黯,胸闷嗳气,且随情绪急躁而加重,舌苔薄白脉弦细。脉症合参,证属肝气郁结,寒积胞宫,血行瘀阻。治当疏肝理气,散寒祛瘀。谢老喜用正气天香散加味治疗。正气天香散方出《医学纲目》引河间方,药由香附、乌药、陈皮、苏叶、干姜组成,功效为行气温中,调经止痛,主治妇女诸气作痛。方中"乌药、陈皮入气分而理气,香附、紫苏入血分而行气,引以干姜,使入气分,兼入血分,用诸芳药辛温,以解郁散寒,令气调而血和,则经行有常,自无痛壅之患"(汪讱庵语)。配伍柴胡、橘叶、绿萼梅疏肝理气解郁;赤芍、当归养血活血、散瘀调经,诸药相伍,共奏解郁散寒、温通经脉之功,使肝郁转舒,寒凝得解,经水得下,故胀痛乃除。

◎ 带下案 6 则

案❶

鲁×,女,40岁。1978年3月21日初诊。3周来带下颇多,色白质稀如豆浆,伴有头昏肢倦,食纳不振,腰部酸痛,下肢微肿,大便溏,小便清长,舌淡,苔白腻,脉象缓弱。辨证:脾虚失运,久之湿注于下焦,而为带下。治拟健脾除湿止带。处方:潞党参、炒苍白术、山药、金樱子、陈皮、茯苓、菟丝子各10 g,薏苡仁15 g,甘草6 g,白果6枚。共服药12剂,带下已止,余症亦消失。

按 《素问·骨空论》:"任脉为病……女子带下瘕聚",《诸病源候论》则明确提出了"带下病"之病名,《傅青主女科》认为"带下俱是湿证"。本例患者诊断带下病,见带下清稀,伴头昏肢倦,纳差便溏、腰酸、小便清长,舌淡苔白腻,脉缓弱,谢老辨证乃脾虚失运,湿邪内蕴,注于下焦而致。故治当健脾祛湿止带,方选完带汤加减。完带汤方出《傅青主女科》,原方主治终年累月下流白物,如涕如唾,不能禁止,甚则臭秽者,所谓白带也。方中党参、白术、山药、茯苓、薏苡仁益气健脾;苍术、陈皮燥湿健脾、行气和胃;菟丝子、金樱子益肾固涩止带;白果收涩止带。全方相伍,共奏健脾益气、除湿止带之功,故能药至病所,带下自愈。

案❷

凌×,女,37岁,农民。1978年3月24日来诊。患者2个月来带下绵绵甚似小便,色白如涕,伴头昏神疲,面浮纳呆,面色无华,便稀乏力,苔薄腻,脉沉缓。治宜健脾止带。处方:党参、茯苓、白术、陈皮、山药、金樱子、芡实、车前子各10 g,薏苡仁15 g,甘草5 g,白果6枚。服药8剂,带下显减。继服6剂,带下止,余症亦除。

按 《素问·骨空论》:"任脉为病……女子带下瘕聚",《傅青主女科》认为"带下俱是湿证"。带下过多系湿邪为患,脾虚则是发病的内在因素。脾气虚弱,运化失司,湿邪下注,损伤任带,致任脉失固,带脉失约,故病带下之病。本例患者尚见头昏神疲乏力,面色无华而浮,纳呆便稀,苔薄腻,脉沉缓,辨证当属脾虚湿蕴,治宜健脾祛湿止带。方用异功散健脾益气,合陈皮补而不滞,山药、金樱子、芡实、薏苡仁健脾益肾;车前子利水渗湿;白果收涩止带。诸药相伍,使脾健湿祛,带下自止。

案❸

刘×,女,42岁,农民。1979年5月13日初诊。患者4个月来带下频多,色白质稀如米泔,终日绵绵不断,每日均需垫纸,曾服白带丸未效,伴头昏乏力,纳少眠差,面黄,下肢浮肿,大便溏,舌淡苔白腻,脉缓弱。妇科检查诊为慢性盆腔炎。此乃脾虚失运,久而为湿,下注为带。治以益气健脾,除湿止带。选六味异功煎加白果10个,芡实15 g,山药15 g,连服6剂带下减少,饮食增加,精神好转。又服8剂,带下告愈。

按 本例患者诊断带下过多,伴见头昏乏力,纳少眠差,面黄肢浮,大便溏薄,舌淡苔白腻,脉缓弱,脉症合参,证属脾气虚弱,运化失健,湿浊内蕴,下注成带。正如《沈氏女科辑要·带下》所说:"带下状如米泔,或臭水不黏者,乃脾家之物,气虚陷使然"。治当健脾益气,除湿止带。谢老方选六味异功煎加味。六味异功煎出自《景岳全书·新方八阵》,由人参、白术、茯苓、甘草、陈皮、干姜等组成,功能益气健脾。方中党参、白术、茯苓、甘草合山药、芡实健脾益气祛湿;白果固涩敛带。陈皮行气和胃,令补而不滞。诸药相参,令脾胃得健,湿浊得除,故带下自止。

案❹

张××,女,43岁,工人。带下增多1周。有慢性盆腔炎病史13余年,平时白带偏多,或因疲劳,或因受凉,或因房事,症状时有加重。近1周来,带下如淋,色黄,质稠黏滞,外阴瘙痒,伴头晕腰酸,身倦乏力,纳谷不香,舌淡、苔白,脉缓。辅助检查:白带常规(一),未见霉菌、滴虫。辨证:脾肾虚损,湿热内蕴,流注下焦,带脉失约。治法:健脾补肾,利湿止带。易黄汤合四妙丸加味。山药10 g,黄柏10 g,芡实20 g,车前子20 g(布包),白果10个(去壳),茯苓15 g,苡仁20 g,苍术15 g。5剂。另:黄柏10 g,槟榔10 g,苦参15 g,枯矾10 g,每日煎水熏洗2次。

服药后,带下减少,腰酸减轻,外阴瘙痒缓解。守方继进。6剂。三诊:药后带下已趋正常,纳可。随访半年,病未复发加重。

> **按** 谢老认为,带下的产生,多与肝、脾、肾三脏有关,关键是脾虚。脾虚生湿,湿郁化热,湿热累伤任带二脉,固约无权,成为本证。此例带下,系属本虚标实,其脾虚为本,湿热为标,故投用易黄汤标本同治,获其佳效。易黄汤出自《傅青主女科》,具有健脾除湿、清热止带之功。方中山药、芡实健脾益肾固本;黄柏、车前子清热化湿解毒;白果固任止带,补中寓通。合四妙丸旨在增加清热利湿之力。本方尤其适于虚多实少之错杂证。
>
> 谢老曾指出:带下的病因主要是湿,病位主要在脾,并与带脉有关。病变过程中,可以由实转虚。如湿热带下日久,可致脾虚,进而伤肾。临床常见的有白带、黄带、赤白带等三种。带下的辨证,重在颜色,色白者多属脾虚湿盛;色黄阴痒味臭,多属湿热或肝经郁热;带下质稀伴腰酸无力,多属肾虚。治疗白带以祛湿为主;肝经湿热,宜清热利湿;脾虚湿盛,宜健脾化湿;肾虚者宜温肾。

案❺

谢×,女,43岁。1976年9月14日初诊。患者3个月来带下如淋,色黄质黏稠,气味臭秽,阴部瘙痒,伴有心烦,口苦,精神不振,腰酸,溲赤,舌苔薄黄而腻,脉细滑。妇科检查:宫颈糜烂,滴虫性阴道炎。证属湿热下注。治当利湿清热止带。方用宣痹汤加味。防己、杏仁、滑石、连翘、山栀、半夏、晚蚕砂、黄柏各10 g,龙胆草6 g,薏苡仁、赤小豆各20 g g。另配外洗方:蛇床子、槟榔、黄柏、苦参、枯矾各 10 g,每日煎水熏洗 2 次。共服药 12 剂,带下已除。

> **按** 本例患者诊断为黄带,诊时症见带黄质黏,气味臭秽,阴部瘙痒,伴有心烦,口苦,舌苔薄黄而腻,脉细滑。证属湿热下注,损及冲带,故病黄带。治宜清热利湿止带,谢老习用宣痹汤加减。宣痹汤出自清代吴瑭《温病条辨·中焦篇》,由防己、杏仁、滑石、连翘、栀子、薏苡仁、半夏、晚蚕砂、赤小豆皮等药组成,功效为清热祛湿。合龙胆草、黄柏旨在增强清利下焦湿热之力,诸药相合,颇能切中病机,故收效满意。

案❻

唐×,女,45 岁。1978 年 7 月 24 日诊。患者带下如淋,色白灰黄,质稠黏滞,量多气腥,外阴瘙痒,经常头晕腰酸,身倦乏力,纳谷不香,舌淡苔白,诊脉缓弱。妇科检查诊为慢性盆腔炎。此乃脾肾虚损,湿热内蕴,流注下焦,带脉失约。治以健脾补肾,利湿止带。方用易黄汤。山药 10 g,黄柏 10 g,芡实 20 g,车前子 20 g(布包),白果 10 个(去壳)。另配外洗方:黄柏 10 g,槟榔 10 g,苦参 15 g,枯矾 10 g,每日煎水熏洗 2 次。服药 9 剂后病愈。

> **按** 中医学认为,带下过多系湿邪为患,而脾肾功能失常是发生的内在条件,感受湿热、湿毒之邪是重要的外在病因。正如《傅青主女科》所云:"带下俱是湿证"。本例患者带下如淋,色白灰黄,质稠气腥,伴腰酸身倦,舌淡苔白,脉缓弱。脉症合参,证属脾肾虚损,湿热下注。故治宜健脾补肾、清热利湿止带。谢老方选易黄汤加减。易黄汤方出《傅青主女科》,药由山药、芡实、黄柏、车前子、白果组成,具有健脾益肾、清热除湿止带之功。方中山药、芡实健脾益肾固本;黄柏、车前子清热化湿解毒;白果固任止带,补中寓通。谢老认为,易黄汤尤其适于虚多实少之错杂证。

◎ 子宫内膜异位症案 1 则

王×,女,36 岁,职工。2003 年 5 月 24 日初诊。主诉:痛经进行性加重 5 年,经期延长半年。5 年来痛经呈进行性加重,近半年经期下腹疼痛及肛门坠胀难忍,甚则伴大汗、恶心呕吐,常需口服止痛片;经量中,有血块,块下痛减;经期由原来的 5 天延长至 10 天以上。经净后仍有腰骶酸胀,白带量多,色白质稠。

舌淡红,苔白腻,脉弦细。妇科查体:子宫后位,略大,后壁可扪及数个大小不等的痛性结节。B超:子宫76 cm×45 cm×58 cm,肌壁间回声粗糙。西医诊断:子宫内膜异位症。中医辨证属痰瘀互结。经前以基本方加肉桂6 g,乌药10 g,花蕊石20 g,三七粉6 g(冲服)。经后以非经期基本方活血祛瘀、化痰散结。共治疗7个月,症状消失。妇科查体及B超未见异常,达到临床治愈。

按 子宫内膜异位症,是妇科临床常见病与多发病,是指具有生长功能的子宫内膜组织出现在子宫腔被覆黏膜以外的部位而引起的病症。现代医学对此病的发病机制至今仍未清晰了解。根据其临床表现,本病可属于痛经、月经不调、不孕和癥瘕范畴。《金匮要略·妇人杂病篇脉证并治》早有"经水不利,少腹满痛"的记载。《医学入门》也云:"血滞瘀积于中,与日生新血相结搏则为疼痛。"清代王清任著《医林改错》,言少腹逐瘀汤云:"此方治少腹积块疼痛,或有积块不疼痛,或疼痛而无积块或少腹胀满。"诸论述与子宫内膜异位症症状颇为相似。

中医学认为,本病多由情志抑郁、肝失条达、气机不利、冲任失调致胞宫瘀阻;或因经期、人流、产后调摄失宜、盆腔手术损伤等因素,导致血不归经,离经之血阻滞胞脉;或因肝郁脾虚,或脾肾素亏,清浊升降失司,痰浊水湿占据血室,痰瘀互结于冲任胞脉。血行受阻,不通则痛;瘀血停阻于经脉,新血不守则月经不调;病程日久,癥瘕渐成;冲任不畅,不能摄精成孕。其中,瘀血是其核心病机。

其临床治疗,谢老多以活血化瘀为基本原则,证属气滞血瘀者,治以理气活血止痛,方用血府逐瘀汤、四逆散、桃红四物汤加减;寒凝瘀阻者,治以温经散寒、活血祛瘀止痛,常用少腹逐瘀汤或《金匮》温经汤加减;气虚瘀阻者,治予益气行气、活血化瘀,常选用黄芪建中汤、当归建中汤、附子理中汤之类加入活血化瘀之品;热郁瘀阻者,治予和解泄热、祛瘀消积,方选小柴胡汤合桂枝汤加减。同时谢老亦非常重视阶段性用药。

经前及经期以行气活血、化瘀止痛为主,药用香附10 g,枳壳10 g,延胡索12 g,当归12 g,赤芍10 g,川芎6 g,牛膝10 g,蒲黄10 g,五灵脂10 g,血竭6 g,制没药6 g,三七粉3 g(吞服),姜黄10 g(基本方1)。若兼血崩有块者,加花蕊石20 g,煅牡蛎30 g(先煎),三七粉可加至6 g;兼气虚经漏者,加黄芪20 g,升麻10 g;腹痛重者,加肉桂6 g,乌药10 g,九香虫10 g。

非经期,待月经干净后,继以活血祛瘀散结,配以行气利湿化痰治疗,旨在促进内膜异位症的病理产物进一步消散吸收。药用桂枝10 g,茯苓15 g,桃仁10 g,赤芍10 g,牡丹皮10 g,木香10 g,莪术10 g,水蛭粉6 g(冲服),地鳖虫10 g,鳖甲、炮穿山甲各12 g(先煎),海藻15 g,牛膝10 g,胆南星10 g,芥子10 g,甘草6 g(基本方2)。有合并卵巢囊肿者,加威灵仙10 g,皂角刺20 g,黄药子10 g,鸡内金10 g。

本例患者谢老辨证为痰瘀互结,经前治疗以基本方1加肉桂6 g,乌药10 g,花蕊石20 g,三七粉6 g(冲服);经后径以基本方2活血祛瘀、化痰散结。方证颇为合拍,故服药7个月,诸症消失,B超复查亦示正常。

◎ 妊娠呕吐案2则

案❶

李××,女,25岁,农民。妊娠伴恶心呕吐6个月。患者自年初妊娠以来,一直恶心呕吐,起初症状尚轻,后渐加重,近1个月来食入即吐。伴头晕眼花,心悸气短,面白无华,周身轻度浮肿,遂由家人陪同前来就诊。诊见精神疲惫,舌淡苔白,脉细无力。血压:108/65 mmHg。血常规示轻度贫血,肝、肾功能正常。辨证:病由脾胃素虚,生化之源不足,孕后血盛于下,冲脉之气上逆,胃失和降,以致呕吐不止,头昏心悸等证。治法:健脾和胃,降逆止呕。选方:五味异功散加味。党参12 g,炒白术9 g,茯苓9 g,甘草6 g,陈皮9 g,藿香10 g,生姜五片,大枣10枚,黄芪10 g。3剂。

药后呕吐渐止,已能少量进食,自觉头晕、心悸,守原方减去藿香。3剂。药后吐止,进食正常,浮肿渐消,头晕心悸明显减轻,上方继进。5剂。随访得知,药后未再出现呕吐,并足月顺产一女婴,母婴正常。

按 妊娠恶阻,临床多见,多由胎气上逆,胃失和降所致。五味异功散出自《小儿药证直诀》,具有益气健脾、和胃止呕之效。谢老通过多年临床实践,灵活应用本方,对脾虚气滞所致诸疾每每用之,疗效卓著。方中党参为君,益气和中;白术苦温为臣,健脾燥湿,扶助运化,合党参以益气健脾;茯苓甘淡,渗湿健脾为佐;使以甘草和中,陈皮理气健脾和中。加入藿香、姜、枣,疏邪化浊,悦脾和胃止呕之力更彰。诸药合用,健脾胃,行其滞,

谢兆丰医案选按

化湿浊,调其气,平呕吐。药味虽少,但配合得法,药证相合,故多能获效。

谢老曾指出:妊娠恶阻,又称"妊娠阻病""子病"等。其病机,乃冲气上逆犯胃所致。妇女孕后,血聚胞宫,专以养胎,故胎气旺盛,往往循冲脉上逆而犯胃,遂发恶阻。治疗本病应以胃气和降为顺,胎元则以和为安,用调气和胃降逆止呕之法。本案恶阻,从脾胃虚弱辨证,用五味异功散而获效。《证治准绳》云:"妊娠呕吐恶食,体倦嗜卧,此胃气虚而恶阻也",方用六君子汤。本案用五味异功散加味,合乎《证治准绳》之精神。临床须注意,重坠下降之剂不可过用,以免犯胎。

案②

李×,女,23岁。1982年6月30日初诊。患者怀孕2个月,恶心呕吐,日渐加重,饮食不进,吐出稀水黏液,曾服西药未效,伴头昏眼花,胃脘不适,神疲肢倦,面色无华,形体渐瘦,舌苔白,脉细缓无力。证属脾胃虚弱,冲气上逆,胃失和降。治宜健脾和胃,降逆止呕。投六味异功煎去干姜,加藿香10 g,砂仁3 g,大枣6枚,连服5剂,呕吐即止。

按 本例妊娠呕吐,伴见头昏目花,面色无华,神疲肢倦,舌苔白,脉细缓无力,脉症合参,概由脾胃本虚,加之孕后经血停闭,血聚冲任养胎,冲脉气盛,复挟胃气上逆,胃失和降,而致恶心呕吐。治当健脾和胃,降逆止呕。谢老临床喜用六味异功煎加减。六味异功煎出自《景岳全书·新方八阵》,由人参、白术、茯苓、甘草、陈皮、干姜等组成,功能为益气健脾、温中和胃。方中党参、白术、茯苓、甘草健脾益气;陈皮、藿香、砂仁理气和中、安胎止呕。诸药相合,补脾胃之虚,降上逆之气,故能呕止。

◎ 异位妊娠案1则

陈×,女,38岁,农民。1978年7月11日入院,住院号781103。自诉:阴道不规则流血十余天,伴有下腹部疼痛逐渐加重四五天,曾在某医院治疗未效而转来我院。患者以往月经正常,末次月经1978年6月8日,无停经史,曾生育一胎,流产四胎,末次月经干净后十余天,阴道又出血,量少渐多,色呈暗红，下腹疼痛。近四五天来，下腹剧痛。查体：贫血貌，体温 37.4℃，血压 120/70 mmHg，下腹有压痛及反跳痛，未扪及明显包块，叩诊有移动性浊音。妇科检查：外阴已产式，阴道内有少量暗红色血液，宫颈抬举痛（＋），后穹隆饱满，子宫、附件因腹肌紧张触诊不满意，腹腔穿刺抽出约 3 ml 不凝固暗红色血液。血常规：血红蛋白 80 g/L，红细胞 $26×10^{12}$/L，白细胞 $89×10^9$/L，中性粒细胞 81%，尿妊娠试验（＋）。诊断：宫外孕破裂。邀中医会诊，决定在严密观察下用中药保守治疗。中医病案：患者阴道流血 2 周，量少或多，色红稍紫无块，小腹剧痛如针刺，腹部拒按，伴有头痛，头昏，面色苍白，饮食少量，精神不振，舌淡红，苔白有紫气，脉象弦细。辨证：此乃胞脉气血瘀阻，冲任不调，血不循经而外溢。根据"不通则痛，通则不痛"的理论，用行气活血、散瘀止痛的方法。仿活络效灵丹意加减。处方：制香附、台乌药、桃仁、赤芍、五灵脂、当归各 9 g，制乳没、红花、川芎各 6 g。进药 2 剂，腹痛减轻，阴道流血少量，精神转佳，食纳稍进。宗原方继进 2 剂，出血渐少，疼痛日减，仍守原方加减，每日 1 剂，共服药 14 剂，症状消失。尿妊娠试验（－）。于 7 月 25 日出院，给予八珍汤加减 3 剂带回煎服。1 年后随访，一切良好。

按 通过临床实践，对某些宫外孕病例用活血散瘀的方法治疗有其一定的疗效。本例患者临床表现与"癥瘕"的描述很相近。《妇人大全》云："妇人月经痞塞不通，或产后瘀秽未尽，为风凉所乘，则乘为血瘕也"。血瘀在内，则时时体热面黄，瘀久不清，孕卵运送受阻不能到达宫腔，而成异位妊娠。中医学认为，疼痛拒按，舌有紫气，均为血瘀内积之征，故选用活络效灵丹加减，散瘀活血，行气止痛。方中川芎为血之气药，配赤芍活血祛瘀止痛；当归活血通经，使破而不伤其正；香附、乌药行气止痛；桃、红、乳、没为活血散瘀止痛的常用药。诸药配伍，故对宫外孕有一定的作用。

◎ 产后大便难案 1 则

钱×，女，27 岁，农民。1983 年 8 月 24 日初诊。患妇剖腹产二十余天，恶露未净，大便干燥难出，脘腹发胀，饮食减少，曾服西药通便剂，大便未通，口干欲饮，脐下按之硬满，舌苔薄腻，脉细。辨证：此乃产后气血亏虚，津枯肠燥，以致腑气不通。给予养血润肠汤，加泽兰、玄参各 10 g，煎服 3 剂，大便通畅而愈。

按 产后大便难是新产妇常见疾病之一,《金匮要略·妇人产后病脉证并治》:"新产妇人有三病……三者大便难……亡津液,胃燥,故大便难",《诸病源候论》列有"产后大便不通候"。中医学认为,本病多由产后失血过多,营血暴伤,津液亏耗,肠道失于滋润,"无水行舟"而致大便难。谢老治予养血润肠通便,自拟养血润肠汤,药由当归10 g,生地黄15 g,桃仁10 g,枳实10 g,火麻仁10 g,肉苁蓉10 g,柏子仁10 g,何首乌10 g,槟榔8 g等组成。方中当归、生地黄滋阴养血;肉苁蓉、枸杞子滋肾益精;火麻仁、桃仁、柏子仁、何首乌润肠通便;配枳实、槟榔理气宽中,破滞荡积,疏通腑气。谢老临床运用常随症加减:若兼阴虚内热者,加玄参10 g,麦冬10 g,地骨皮10 g,以养阴清热,润燥通便;气血两虚者,宜用八珍汤加杏仁10 g,郁李仁10 g,以补气养血,润肠通便;嗳气不出加陈皮10 g,砂仁4 g(后下),以疏调气机;大便带血加槐花10 g,阿胶10 g,凉血止血。诸药合用,共奏益气养血、滋阴润燥通便之功。故药至病所,收效迅速。

◎ 产后小便不通案 1 则

李×,女,32岁。1982年4月7日入张甸医院,住院号82380。患者足月分娩,产程较长,2天后出现小便不通,非用导尿管不能排出,用抗生素、针灸等法未奏效,遂邀余会诊。患者小腹膨胀,欲溺不能,坐卧不安,汗出如淋,面色㿠白,神疲乏力,胃纳欠佳,舌红苔白,脉虚无力。证属产后用力伤正,中气不足,气不行水。治以益气化气行水。投升陷汤加味:黄芪20 g,升麻、柴胡各8 g,桔梗、香附、白术、乌药各10 g,肉桂5 g,甘草8 g,红枣10枚。服药4剂,出现尿意,尿时不畅。继用原方又进3剂,排尿恢复正常,痊愈出院。

按 此例患者由于产程延长,用力过度,正气虚耗,中阳鼓动无力,阳气下陷,膀胱气化不利,因而尿闭不通。投用升陷汤益气健脾,升阳举陷,加肉桂温肾阳,资助膀胱气化,使上焦得通,津液得下,小便自然畅利。

◎ 子宫下垂案 1 则

杨×,女,29岁,农民。1978年12月19日初诊。患者产后2个月,因挑重担而致子宫脱出阴道口外,约有鸡蛋大,卧则尚能收缩,站立行走则甚,妇科检查为子宫脱垂。患者体质较弱，头昏眼花，精神不振，四肢无力，舌淡苔薄白，脉细弱。该患者孕育第 2 胎，正气未复，用力过重，致中气下陷而成脱垂之证。宗《内经》"陷下则举之"之旨。处方：党参、黄芪各 20 g，升麻、柴胡、甘草各 6 g，炒白术 15 g，当归、枳壳各 10 g。服药 5 剂，患者自觉气力有所增长，精神转佳。继服 16 剂，子宫脱垂痊愈。后以补中益气丸善后调理。

按 本例患者诊断为子宫脱垂，缘由产后气血不足，复加劳作负重，致病阴挺，诊时症见精神不振，头昏眼花，四肢无力，舌淡苔薄白，脉细弱，脉证合参，显属中气不足之证。谢老临床予益气举陷之法，方用举元煎加味。举元煎方出明代张景岳《景岳全书》，药由黄芪、人参、白术、升麻、甘草等组成，功用为益气举陷。合柴胡以助升举之力，枳壳擅治脏器下垂，伍当归养血濡养胞宫。全方宗《内经》"陷下则举之"之旨，共奏健脾益气升陷之功。药证合拍，故获效满意。

◎ 更年期乳泣案 1 则

刘×，女，49 岁，工人。1985 年 11 月 6 日初诊。自诉有慢性胃病史，3 个月来自觉两乳发胀，见有乳汁自出，质稀薄，乳房平软，伴有带下头昏，神倦气短，面黄少华，四肢欠温，舌苔薄白，脉象细弱。证属脾虚气血不足，阳明胃气不固所致。治以益气健脾，养血回乳。用六味异功煎加黄芪 20 g，山药、当归各 10 g，红枣 10 枚，共服药 20 剂告愈。

按 更年期乳泣，临床偶见。中医学认为，"乳房属胃""妇人乳汁，乃冲任气血所化"（《景岳全书·妇人规》）。患者七七之年，正气渐虚，加之素患胃病，久则必虚，脾胃气虚，摄纳无权，乳汁失约，故见乳汁自出。神倦气短、面黄少华、舌苔薄白、脉象细弱均为脾胃虚弱之征。治当健脾益气，固摄回乳。谢老临床习用六味异功煎加味。六味异功煎出自《景岳全书·新方八阵》，由人参、白术、茯苓、甘草、陈皮、干姜等组成，功能为益气健脾。方中党参、白术、茯苓、甘草合黄芪、山药健脾益胃补气，以增固摄乳汁之力；当归、红枣养血；陈皮行气和胃，令补而不滞。诸药相合，补脾胃，益气血，摄乳汁，故病愈。

◎ 乳衄案 1 则

陈××,女,32 岁,工人。1987 年 4 月 3 日初诊。近 2 个月患者右侧乳房疼痛,连及腋下,不能触摸,经期尤甚,伴有灼热感,近时出现乳头渗出鲜血,心烦口干,月经超前量多,色红,舌红苔黄,脉弦。证属肝郁化火,血失统藏。治以疏肝解郁,清热凉血。处方:柴胡 8 g,金铃子 10 g,牡丹皮 10 g,栀子 10 g,赤白芍各 10 g,青皮 10 g,夏枯草 10 g,侧柏叶 10 g,蒲公英 15 g。5 剂药后,乳头渗血已止,乳房胀痛亦减轻。守原方继进 10 剂,诸症消失而愈。

> **按** 乳衄一证,据《疡医大全》载:多由忧思过度,肝脾受损,肝不藏血,脾不统血,或肝火炽盛,血失统藏所致。本例属情怀抑郁,郁久化热,灼伤血络而成,采用疏肝解郁、清热凉血之剂而愈。

◎ 滴虫性阴道炎 1 则

刘××,女,42 岁,农民。阴道脓性分泌物 3 个月。患者 3 个月来,带下如淋,色黄,质黏稠,气味臭秽,阴部瘙痒,伴有心烦,口苦,精神不振,腰酸、溲赤,舌苔薄黄而腻,脉细滑。在外院做妇科检查,见宫颈糜烂Ⅲ°,伴滴虫性阴道炎。辨证:湿热下注。治法:利湿清热止带。宣痹汤加味:防己 10 g,杏仁 10 g,滑石 10 g,连翘 10 g,山栀 10 g,半夏 10 g,晚蚕砂 10 g,黄柏 10 g,墓头回 10 g,龙胆草 6 g,苡仁 20 g,赤小豆 20 g。5 剂。另:蛇床子、槟榔、黄柏、苦参、枯矾各 10 g,煎水熏洗,每日 2 次。

药后症状减轻,阴道分泌物减少,瘙痒缓解,苔腻渐化。守方继进 7 剂。药后症状消失,妇科检查:白带常规正常,未见滴虫。

> **按** 宣痹汤出自清代吴瑭《温病条辨·中焦篇》,由防己、杏仁、滑石、连翘、山栀、薏苡仁、半夏、晚蚕砂、赤小豆皮九味药组成,原治湿聚热蒸、蕴于经络等症。谢老灵活加减运用,每每用于治疗黄带,收效甚佳。方中加龙胆草、黄柏以增强清利下焦湿热之力,药切病机,而收桴鼓之效。
>
> 谢老曾指出:带下以白带、黄带为常见,西医学中的阴道炎、宫颈炎、盆腔炎等,都可见到带下症状。带下的辨证,重在颜色、气味等,如带下

色白而稀属脾虚湿盛；带下色黄有臭味多属湿热或肝经郁热。此例带下色黄有臭味，乃湿热内蕴，郁而为黄，治疗以祛湿清热。本案用清化湿热的宣痹汤加龙胆草、黄柏增强清利下焦湿热之力。药切病机，而收速效。治疗黄带，总以清化湿热为主。俾湿去热除，黄带自愈。此外，还可用易黄汤。若热盛尿黄、涩痛、口苦者，则用龙胆泻肝汤为宜。

○ 阴吹案 2 则

案❶

李×，女，24 岁，社员。初诊：1978 年 8 月 8 日。自诉：近 10 天来，阴道中时而簌簌有声，声如后阴之转矢气状，坐立、行走皆有声，或连续不断，自觉苦闷，不易告人，伴有头昏、肢倦，胃脘发胀，小腹有下坠感。诊脉细迟，舌苔白。脉证合参，证属胃实肠虚，气不后行，逼走前阴。治以补气润便，以止阴吹。用参膏发煎，分 2 天 4 餐服之。2 天后复诊。主诉：服药后，便泻两次，阴道响声减少，响声亦轻微。5 天后来告，阴道之声已消除。1 年后随访，阴吹未发。

案❷

李×，女，34 岁，社员。初诊：1976 年 8 月 10 日。自诉：3 个月来，阴道有响声如矢气状，阵阵不断，自觉羞愧难言。现声音渐大，全身乏力，故前来就诊。面黄，苔白，脉象沉细。治用参膏发煎服之，服药 1/3，阴道响声即消除。后因生养，复发 1 次，较轻。嘱其再服参膏发煎而告愈，现随访未发。

按 阴吹之病，临床并不少见，诚如张璐所说"乃妇人恒有之疾"。首见于汉代张仲景《金匮要略·妇人杂病脉证并治》，"胃气下泄，阴吹而正喧，此谷气之实也，膏发煎导之"，认为阴吹之形成，乃胃中津液不足，肠道失润，以致大便干结，腑气不通，胃中下行之气不得循常道由后阴排出，而迫走前阴，以致阴道受压变窄，胃中下行之气通过狭窄之处，故发生出气声响，并连续不断。临床阴吹除见胃肠燥结外，尚可因气虚、饮停中焦所致者。如《妇科冰鉴》："妇人阴吹者，阴中时时气出有声，如谷道转矢气状。若气血大虚，中气下陷者，宜十全大补汤加升麻、柴胡，以升提之。"《温病条辨》云："饮家阴吹，脉弦而迟……橘半桂苓枳姜汤主之。"上二案均表现为阴中簌簌有声,如后阴之转矢气状,连续不断,谢老均从肠中津液不足,气不后行,逼走前阴立论,投以参膏发煎,益气润肠通便,收到较为满意的效果。方中参、枣益气补虚,油膏滋润肠道,全方相伍令肠中津液充足流行,从而使浊气仍循旧路排出,故能病愈。

附(谢老经验方)参膏发煎方:太子参15g,头发60g,猪板油150g,大枣30g。先把青年男(或女)头发用碱水洗净,将猪板油放入锅内煎熬去渣,人参、枣、头发与猪油入锅内,文火熬至头发融化,再捞出药渣和枣核,盛放碗内,成膏服用。用法:用油膏做饼吃,或放于其他食物内融化服之,分2天4次服完。

◎ 梦交案1则

高×,女,45岁。1990年12月29日就诊。患者有胃病及肾炎病史,近2个月来,每晚入寐之后即梦异性入床与之交媾,至吓醒为止,精神恍惚,胆怯心惊,常入幻境,如见鬼神,精神萎靡,身体日渐疲惫,白带增多,头晕眼花,食欲不振,记忆力下降,舌淡苔白,脉沉细。此乃阴阳俱虚,阳浮于上,精孤于下,而成梦交。治宜安神定志,调其阴阳。用孔圣枕中丹加桂枝6g,白芍10g,龙齿20g(先煎),五味子10g,夜交藤15g,每日1剂,早晚分服。服药5剂,症状减轻。继服12剂,梦交未作,胆怯、幻觉消失,后用归脾汤调理1周善后。

> **按** 《金匮要略·血痹虚劳病脉证并治第六》云:"……脉得诸芤动微紧,男子失精,女子梦交,桂枝加龙骨牡蛎汤主之",认为梦交之病,缘为阴阳两虚,故用桂枝汤调和阴阳,加龙骨牡蛎潜镇摄纳。本例患者病生梦交,尚伴精神恍惚,胆怯心惊,神萎身疲,头晕眼花,食欲不振,白带增多,舌淡苔白,脉沉细。谢老亦遵《金匮》之言,辨证阴阳俱虚,阳浮于上,精孤于下,而成梦交。治予调阴阳、安神志,方用桂枝加龙牡汤合孔圣枕中丹加减。方中桂枝、芍药调和阴阳;远志、菖蒲交通心肾;龟甲、龙骨、龙齿宁心益智;五味子补肾宁心;夜交藤养血安神。诸药配伍,使阳能固摄,阴能内守,神能归舍,则梦交乃愈。

案❶

袁×，男，3 岁。于 1978 年 11 月 23 日来诊。其母代诉：口舌生疮糜烂已日久，口颊、舌边、上腭等处均有白色溃烂的小疮，口角流涎，吮乳时啼哭不休，眼红眵多，间或发热，小便少，舌尖红。此系婴儿热毒素盛，内蕴心脾。舌乃心之苗，脾脉络于舌。感病之后，热毒循经上行，熏灼口舌，故出现上述症状。治疗：先用黄连、甘草各等分，煎汤拭口，再以珠黄散涂搽患处，以清热解毒，去腐生肌。内服泻心汤合清热泻脾散加减，以泄心脾积热。处方：黄连 1 g，黄芩 3 g，大黄 5 g（后入），生地黄 10 g，竹叶 20 片，玄参 5 g，生栀子 3 g，灯芯 2 尺，煎服。服药 5 剂，口疮基本消除。

> **按** 中医学认为，心为君主之官，藏神，开窍于舌，舌为心之苗。《灵枢·经脉》："手少阴之别……循经入于心中，系舌本"。心火上炎，则舌易生疮。脾为后天之本，其华在唇，开窍于口，脾经"连舌本、散舌下"，脾胃伏火，则唇口生疮。本例患儿，口舌生疮糜烂，眼红眵多，间或发热，小便少，舌尖红。谢老据症从心脾积热立论，内外兼治，清心泻脾，方用泻心汤与清热泻脾散合方治之。方中黄连、生地、竹叶、灯芯、玄参清心导赤，使热从小便而泄；配黄芩、大黄泻脾通腑，使火从大便而解。方证合拍，故收效明显。

案❷

刘××，男，2 岁，散童。其母代诉：口舌生疮反复发作 2 个月。近 2 个月来，患儿口唇、双颊、上颚、舌边及舌尖等处，反复潮红、溃破、糜烂，口角流涎，吸吮或进食时啼哭不休，眼红眵多，小便黄赤、量少。舌尖红，苔薄腻。辨证：热毒内盛，蕴于心脾，循经上行，熏灼口舌，故发口疮。治法：清心泻火。选方：泻心汤合清热泻脾散加减。黄连 1 g，黄芩 3 g，大黄 5 g（后入），生地 10 g，竹叶 20 片，玄参 5 g，生山栀 3 g，赤苓 10 g，灯芯 2 尺。2 剂。另，外治：先用黄连、甘草各等分，煎汤拭口，再以珠黄散适量涂搽患处。

用药 2 天，患儿进食时已不哭闹拒食，大便日行 2 次，守方继进。3 剂。药后，症状消失，进食正常。嘱时常以黄连、生甘草煎汤拭口。

按 谢老认为，舌乃心之苗，脾脉络于舌。小儿乃纯阳之体，加之喂养失宜，热毒内盛，积于心脾，循经上攻于口舌，故而发生口疮。治应清泻心脾之积热。以泻心汤与清热泻脾散合方加减，并结合外治，药证合拍，药后口疮基本消除。凡心火所致诸病，如心烦失眠，口舌生疮，或糜烂肿痛，目赤红肿、吐衄，甚则谵语神昏，喜笑无常，大便秘结，舌尖红苔黄，脉数等，均可选用泻心、导赤之类，以清心泻火解毒。药如大黄、黄连、黄芩、生地、竹叶心、灯芯等皆可随证伍用。临症当须注意，大苦大寒之辈，易伤脾胃，应中病即止。

谢老曾指出：口舌生疮一症，发于婴儿，称为"鹅口疮"，发于成人，则称"口疮"。临床特点，以火热最为多见，辨证时须区别实火与虚火。实火者，口腔黏膜红肿、灼热疼痛、口干口臭等，治当清热泻火；虚火者，黏膜淡红、疼痛轻微、易于复发，治当滋阴降火。本病与脾、胃、心、肾等脏腑密切相关，因心开窍于舌，脾开窍于口，心肾之火上炎，脾胃积热上蒸，或外感风热火毒，均可引起此病。

◎ 小儿腹胀案1则

林×，女，4岁。1978年8月11日初诊。其母代诉：小儿肝腹胀痛似鼓，饮食不思，泛吐酸馊，病已十余日，服干酵母药片，胀未减，身热37.8℃，粪便特臭，舌苔厚腻，脉数。辨证：乃饮食失当，停滞不化，脾胃失健，而成积滞腹胀等症。治拟行气导滞，泄热通便。处方：木香3 g，炒槟榔6 g，青陈皮各5 g，焦楂曲各5 g，大腹皮6 g，炒枳壳5 g，炒莱菔子9 g，鸡内金9 g，连翘9 g，大黄3 g（后入）。共服药6剂，腹胀基本消失，身热正常。

按 "饮食自倍，脾胃乃伤"。本例病患腹胀，缘由饮食失当，停滞不化，脾胃受损，运化失司，食郁化热而致，治宜行气导滞，泄热通便。谢老选方木香槟榔丸加减。方中木香辛行苦泄温通，能通理三焦，尤善行脾胃之气滞，且《日华子诸家本草》有谓："木香能健脾消食"，凡食积气滞者谢老多喜用之。方中合槟榔、青陈皮、大腹皮、枳壳顺气导滞；焦楂曲、莱菔子、鸡内金消食化积；大黄、连翘泄下清热。全方相伍，行气导滞消食而收桴鼓之效。

◎ 儿童多动症案 1 则

程×，男，12 岁。1991 年 4 月 6 日就诊。患儿平素好动，上课时思想不集中，小动作多，学习成绩差，作业不能完成。据家长主诉：患儿由早至晚整天无休息之时，起床后就不安宁，吃饭坐不住，外出活动任性，不避危险，多动妄为，家长屡次责罚训斥皆无效，食欲不减，舌苔白，脉弦滑，脑电图检查正常。证属肝阳旺盛，痰热扰心，心神失宁，阴阳失调。治以平肝潜阳，豁痰镇惊，宁心安神。孔圣枕中丹加入胆南星 10 g，磁石 30 g，石决明 20 g，柏子仁 10 g。服药 25 剂，效果显著，学习成绩提高，动作减少，能静坐上课，自控能力增强。

> **按** 本例患儿诊断为小儿多动症。中医学认为，小儿多动症多与肝火内炽，肝阳上亢，痰火扰乱心神所致。谢老治疗本病多予平肝潜阳，豁痰息风之法，临床多以孔圣枕中丹为基本方，配合胆南星、磁石、石决明、柏子仁旨在化痰镇惊、息风安神。考孔圣枕中丹方出《备要千金要方》，药由龟甲、龙骨、远志、菖蒲等组成，功用为补肾宁心、益智安神、化痰开窍。诸药相伍，肝阳得潜，痰浊得祛，内肝得息，故心宁所顺，症状得减。

◎ 小儿麻疹案 1 则

李×，男，6 岁。咳嗽高热 6 天，全身出现皮疹 1 天，于 1978 年 8 月 23 日急诊入院，住院号 781448。入院诊断：麻疹。给予对症处理。次日，患儿身热渐高，全身麻疹骤然隐退，邀中医会诊。症见高热烦渴，呼吸气粗，舌红苔燥，脉数。辨证：乃麻毒内侵阳明，气分热极，肺金受克。治以清泄阳明，解毒透疹。处方：生石膏 30 g（先煎），知母、金银花、连翘、南沙参、牛蒡子各 9 g，甘草 6 g。服药 2 剂，高热烦渴已减，疹点渐透，宗原方，石膏、知母减半。再服 2 剂，全身麻疹透齐，于 8 月 30 日出院。

> **按** 麻疹是由外感麻疹病毒引起的呼吸道传染病。多发生于冬春季节。麻毒时邪，从口鼻吸入，侵犯肺脾。一般以外透为顺，内传为逆。本例患儿全身麻疹骤然隐退，伴见高热烦渴，呼吸气粗，舌红苔燥，脉数。此乃麻毒内侵阳明，气分热极所致。故治宜清泄阳明、解毒透疹。方用白虎汤加味。方中石膏、知母相须为用，清泄肺胃气分实热、止渴除烦；银花、

连翘清热解毒；南沙参润肺生津；牛蒡子疏散风热、利咽透疹。诸药相伍，清热生津，解毒透疹，令麻疹透齐而病愈。

◎ 小儿蛔虫病案 1 则

患者，女，9岁，因上腹部阵发性疼痛2天，于1978年12月12日急诊入院，住院号782205。代诉：2天来上腹部阵发性疼痛，钻顶样疼痛，痛时翻滚啼哭，辗转呻吟，坐卧不安，大汗淋漓，每隔十多分钟或半小时即发作一次，疼痛间歇期如常人。检查：体温39℃；血常规：白细胞$17.8×10^9$/L，中性粒细胞92％，粪检有蛔虫卵，巩膜不黄染。诊断：胆道蛔虫症，胆道感染。西医给予吗啡等止痛药，疼痛不减。邀中医会诊，患儿胃脘偏右剧痛2天，时痛时止，痛时屈膝抱腹，剧痛不休，面容痛苦，饮食2天未进，尿黄便秘，苔腻脉弦。证属肝胃郁热，蛔虫上扰胆腑。处方：金铃子、延胡索、花椒各10 g，乌梅15 g，槟榔、木香、黄芩各5 g。共服药3剂，疼痛消除，于12月17日痊愈出院。

按 本例患儿诊断为胆道蛔虫症，症见阵发性钻顶样腹痛，伴身热、尿黄便秘，苔腻脉弦。中医辨证肝胃郁热，蛔虫袭扰胆腑。治当急则治其标，予安蛔定痛。谢老治用金铃子散疏肝泄热止痛，配伍黄芩以增加清泄胆热之力，又根据蛔虫之特性，予乌梅、花椒令蛔虫静伏，合木香、槟榔以行气导滞，诸药相合，清热通腑、安蛔止痛，故药后疼痛缓解。

三、外科及其他科病证

◎ 肠痈案 2 则

案❶

谢×，男，37岁。因患阑尾脓肿8天，于1978年6月7日入院。住院号78881。西医不予手术，邀中医会诊。症见右下腹肿痛，拒按，身热37.8℃，饮食不思，尿短赤，舌苔黄腻，脉象弦数。辨证：乃湿热蕴结大肠，气血瘀阻，日久血腐成脓。急拟排脓消肿。处方：薏苡仁、蒲公英、败酱草各12 g，大黄（后入）、玄明粉（冲服）、赤芍、连翘、枳实各10 g，红花6 g，共服药18剂，便泻脓血多次,热清肿消,于 6 月 26 日痊愈出院。

案 2

患者,女,33 岁。4 天前右侧下腹部疼痛,呈持续性,伴有发热,无呕吐。查体:体温 38.8℃;腹平坦,右下腹部有轻度压痛及反跳痛;血常规:白细胞 17.1×10⁹/L,中性粒细胞 92%,淋巴细胞 8%。诊断:急性阑尾炎。西医给予抗生素。邀中医会诊。症见右少腹疼痛,触之痛甚,腹部拒按,恶寒发热,饮食减少,尿赤,舌苔黄腻,脉弦数。证属湿热蕴结大肠,气血凝滞而成。处方:金银花、连翘、金铃子、延胡索、桃仁、赤芍各 10 g,木香、制乳没各 5 g,大黄 10 g(后入)。服药 8 剂,腹痛消除,体温正常,饮食日增,能下床缓步,于 1979 年 4 月 8 日痊愈出院。

◎ 急性阑尾脓肿案 1 则

蔡×,男,61 岁,商店职工。于 1978 年 7 月 4 日急诊入院。住院号 781505。患者于五六日前,右侧下腹疼痛,呈持续性,伴有发热,无呕吐,曾在某医院诊断为阑尾脓肿,治疗 3 天未效,转来谢老所在医院。查体:体温 38.3℃,腹平坦,右下腹部可扪及一约拳头大之包块,边界较清楚,压痛明显。血常规:白细胞 30.9×10⁹/L,中性粒细胞 91%,淋巴细胞 9%。诊断:急性阑

谢兆丰医案选按

尾脓肿。处理意见:给予青霉素、安乃近、输液等,并邀中医会诊。刻下症:患者右侧少腹疼痛已七八天,扪有包块约鹅蛋大小,触之痛甚,腹部拒按,体温38.5℃左右,饮食不思,小便短赤,大便2日一次,舌苔腻黄,脉象弦数。辨证:此乃湿热蕴结大肠,肠中气血瘀阻,久则血瘀肉腐,而成脓肿。治以清热化湿,散瘀排脓,通里攻下。处方:金银花、连翘、生薏苡仁、芒硝、败酱草、冬瓜仁各15g,桃仁、制乳香、制没药各9g,天花粉、大黄各12g,每日煎服2剂。

二诊:药后大便未通,疼痛加重,右少腹肿块增大,体温39.1℃,右腿屈伸欠利。此乃脓液波起,热毒炽盛。宗原方加玄明粉15g(冲服),一天煎服2剂。

三诊:昨日服药2剂,大便泻下数次,便呈脓血样,疼痛减轻,唯身热未减。仍守原方减去乳香、没药,加黄芩9g,蒲公英15g,煎服2剂,大便每日泻二三次,身热稍轻,体温38℃,少腹疼痛好转,精神渐佳。后又按原方随症加减,共服中药22剂,住院19天,肿痛消除,体温正常,饮食日增,能下地迈步,于1978年7月22日痊愈出院。

按 阑尾脓肿一症,属中医肠痈范围。肠痈是指发生于肠道的痈肿,该病可发生于任何年龄,其发病率居外科急腹症的首位。肠痈病名最早见于《素问·厥论》:"少阳厥逆……发肠不可治,惊者死"。《金匮要略》总结了肠痈辨证论治的基本规律,立大黄牡丹皮汤成为肠痈治疗的有效方剂。中医学认为,六腑"泻而不藏",以通为用,因此,通腑泻热是治疗肠痈的关键。本例患者诊断阑尾脓肿,右下腹疼痛,并有包块形成,大便2日一行,结合舌苔腻黄,脉象弦数,谢老认为,病乃湿热蕴结大肠,肠中气血瘀阻,久则血瘀肉腐,而成肿胀。治当予清热解毒、通里攻下,方用大黄牡丹皮汤加减。方中用薏苡仁、败酱草、冬瓜仁为渗湿排脓、清热除痈要药;桃仁、乳香、没药活血散瘀,金银花、连翘、蒲公英、天花粉清热解毒,消肿排脓;大黄、芒硝攻下。二诊因大便仍未排解,遂加玄明粉冲服,旨在通腑泄热,通则不痛,"痛随利减"。本例采用攻下排脓的方法,配合清热化湿、活血散瘀的药物组成有效方剂,治疗急性阑尾脓肿取得了较好的疗效,从而减少了手术的痛苦。本方服后,有效地排除了肠内脓液积秽,故而疾病获愈。

急性肠梗阻案 1 则

唐×,男,42岁,工人。1980年8月14日急诊入院,住院号801237。前日上午9时许,腹部开始不适,至下午腹部剧痛,呈阵发性,痛时辗转不安,呕吐数次,为胃纳物及胃液,无矢气,经某院治疗未效,转来张甸医院。查体:体温37.5℃,血压134/90 mmHg,精神萎靡,心肺(一),腹部轻度膨胀,无局限性压痛,可见肠型,肠鸣音活跃;X线腹部透视:膈下无游离气体,右下腹部小肠积气并有液平。诊断:不完全性肠梗阻。西医给予肥皂水灌肠3次,均未排气排便。邀中医会诊,症状如上所述,舌苔厚腻微黄,脉弦。辨证:此乃大肠气机阻滞,通降失司,上下不通。治以理气通腑。用大承气汤加味。处方:生大黄12 g(后下),芒硝15 g(冲服),炒枳实15 g,厚朴15 g,制半夏10 g,木香10 g。煎服1剂后,矢气连连,泻秽臭粪便数次,诸症顿消。观察2天,于8月16日出院。

> **按** 急性肠梗阻为常见外科急腹症,我国最早的医学著作《内经》中已有类似肠梗阻的描述:"饮食不下,膈塞不通,邪在胃脘"。本病一般多隶属于"关格""肠结""腹胀"等范畴。如明代《医贯》云:"关者不得出也,格者不得入也"。"关格者,忽然而来,乃暴病也,渴饮水浆,少倾即吐,又饮又吐,唇燥,眼珠微红……"《医学入门》指出可用大承气汤治疗,"关格死在旦夕,但治下焦可愈,大承气汤下之"。中医学认为,"小肠者,受盛之官,化物出焉","大肠者,传道之官,变化出焉",肠道实而不能满,当泻而不藏,以通为顺,若肠道功能失调、传输失司,致燥屎内结,湿阻瘀滞,气机痞塞,通降停止,而病肠道梗阻,痛呕胀闭皆见。故治疗当遵"六腑以通为用",予通里攻下,旨在腑通闭开,痛随利减,通则不痛。谢老常用大承气汤加减。大承气汤出自《伤寒论》,药由大黄、厚朴、枳实、芒硝组成,功用为峻下热结,主治阳明腑实证,症见痞满燥实。四者相伍,使塞者通、闭者畅,从而恢复肠道气机之通降功能,而梗阻自通。

胆道蛔虫症案 4 则

案❶

张×,女,10岁,学生,住院号79218。患者因右上腹阵发性疼痛3天,于

1979 年 2 月 17 日急诊入院。其父代诉:3 天来,上腹部及脐周阵发性绞痛,痛如锥刺,痛时翻滚,辗转不安,身出冷汗,呻吟不已,每隔 10 分钟或半小时即发作一次,疼痛间歇期,安如常人,伴有呕吐。查体:体温 37.6℃,巩膜无黄染,上腹部及脐周均有压痛,未扪及包块。血常规:白细胞 62×10⁹/L。诊断:胆道蛔虫症。邀中医会诊,症见胃脘偏右及脐周剧痛,时痛时止,阵阵而作,犹如刀割,痛时屈膝抱腹,号痛不休,不痛则如常,呕吐数次,饮食不进,痛苦病容,尿黄,苔白稍腻,脉弦。此为湿热内郁,蛔虫上扰胆腑,气机失疏。治以安蛔止痛。用胆蛔定痛汤。处方:乌梅 15 g,川楝子、川花椒、使君子各 10 g,细辛 1 g,木香 5 g,黄连 2 g。煎服 1 剂,剧痛显减。共服药 4 剂,疼痛已除,于2 月 21 日痊愈出院。

按 胆道蛔虫症是蛔虫窜入胆总管引起的一种外科急腹症,是蛔虫病的严重并发症之一。胆道蛔虫症当属于中医学之"蛔厥"范畴。汉代张仲景在《伤寒论》中对蛔厥的病因、症状作了较为详细的描述,"蛔厥者,其人当吐蛔。今病者静而复时烦者,此为藏寒,蛔上入其膈,故烦,须臾即止。得食而呕。又烦者,蛔闻食臭出,其人常自吐蛔。蛔厥者,乌梅丸主之"。其病因病机多因饮食不洁、素有食蛔,加之胃肠运化失司,肠寒胃热,致蛔虫乱动、窜入胆道,闭塞气机、不通则痛。病及于胃,胃气上逆,故见呕吐。临床治疗当安蛔定痛驱虫。谢老临床亦多用乌梅丸加减治疗。"蛔得酸则静,得辛则伏,得苦则下"(柯琴),故重用乌梅以安蛔,使蛔静痛止;方中蜀椒、细辛、附子、干姜、桂枝温脏驱蛔;黄连、黄柏清热下蛔;人参、当归益气养血扶助正气。诸药相伍,共奏安蛔定痛驱虫之功。

案❷

张×,男,14 岁,学生。患者上腹阵发性疼痛 3 天,于 1981 年 5 月 15 日急诊入院。3 天来,右上腹及脐周呈阵发性绞痛伴呕吐,钻顶样疼痛,坐卧不安,呻吟不已,每隔十多分钟发作一次。查体:体温 37.2℃;血常规:白细胞65×10⁹/L,中性粒细胞 68%;便常规:蛔虫卵 0~1 个,巩膜不黄染。诊断:胆道蛔虫症。邀中医会诊,症见胃脘偏右剧痛,痛如刀割,不痛则如常,呕吐数次,饮食不进,痛苦病容,溲赤,苔腻,脉弦。辨证:乃肝胃湿热内郁,蛔虫上扰胆腑,气滞不通。治以理气安蛔止痛。用木香顺气散加乌梅 15 g,花椒 10 g,黄连 2 g。服药 3 剂,疼痛消失,夜能入睡。

按 考蛔虫之性，素寄于肠内，常因肠寒胃热而扰动不安，逆行窜入胆道，使胆道气机郁滞，而生腹痛，蛔虫起伏无时，虫动则发，虫伏则止，故时发时止。且有"蛔得酸则静，得辛则伏，得苦则下"（柯琴语）之特点。本例患者诊断胆道蛔虫症，症见右上腹钻顶样疼痛，伴呕吐、苔腻、脉弦。谢老脉症合参，认为此乃肝胃湿热内郁，蛔虫上扰胆腑，气滞不通。治当理气安蛔止痛。故谢老予木香顺气散行气开郁止痛，并结合蛔虫致病之特点，仿乌梅丸法加乌梅、花椒、黄连，酸苦辛合用以冀安蛔、驱蛔。木香顺气散出自《证治准绳·类方》引《医学统旨》，药由木香、香附、槟榔、青陈皮、厚朴、苍术、枳壳、砂仁、甘草组成，诸药相伍，共奏行气开郁、安蛔止痛之功。故药至病所，疼痛消失。

案❸

仇×，男，28岁，供销员。1990年11月2日初诊。患者右上腹部钻顶样绞痛3天，呈阵发性加剧，坐立不安，大汗淋漓。在本院门诊做B超检查：发现胆囊颈部见有9 cm左右的蛔虫影，确诊为胆道蛔虫症。病发后曾服食醋数口及中药汤剂乌梅均未奏效。疼痛仍然，每隔半小时发作1次。伴有发热，目黄，口苦，大便3日未行，舌红苔黄厚腻，脉弦滑而数。证属肝胆湿热，胆道阻滞，不通则痛。治拟清热利湿，通腑止痛。处方：龙胆草10 g，栀子10 g，黄芩10 g，连翘10 g，川楝子10 g，生大黄10 g（后下），茵陈20 g，黄连4 g，柴胡6 g，甘草6 g。服药2剂泻下蛔虫3条，腹痛已减，目黄明显消退。宗原方去生大黄、黄连，加广木香10 g，使君子10 g，又服5剂，疼痛已除。数日后反复查B超，胆囊内未见蛔虫影。

按 本例患者诊断为胆道蛔虫症，腹痛阵作虽用乌梅剂而痛未止。症尚伴见发热、目黄、口苦、大便不通、舌红苔黄厚腻、脉弦滑而数。脉症合参，谢老从肝胆湿热入手，治用清热利湿、通腑泻下之法，方选龙胆泻肝汤加减。龙胆泻肝汤方出《医方集解》，具有清泻肝胆实火，清利肝经湿热之功效。因非大苦不能安其蛔，非大寒不能清其热，故谢老以苦寒清下并进，使肝胆得疏，腑气得畅。方中龙胆草泻肝胆实火，利肝胆湿热，泻火除湿，黄连、黄芩、栀子、连翘燥湿清热，助龙胆泻火除湿；茵陈为退黄之要药；柴胡、川楝子疏肝解热；甘草调和诸药。诸药相合，腑气得通，肝胆湿热得泄，故蛔下痛减，黄疸亦退，二诊加木香、使君子旨在行气驱蛔。药证颇符，故病愈。

案④

鲍×,女,47岁,农民。患者因上腹部阵发性疼痛2天,于1978年12月3日急诊入院。主诉:2天来上腹部阵发性绞痛,痛如钻顶样,痛时翻滚,起坐不安,汗出淋漓,呻吟不已。疼痛限于胃脘部及上腹部右侧,每隔十多分钟或半小时即发作一次。疼痛间歇期,安如常人,伴有恶心呕吐。检查:体温37.3℃;血常规:白细胞$56×10^9$/L,中性粒细胞69%;巩膜不黄染,上腹部轻度压痛。诊断:胆道蛔虫症。西医给予驱虫、止痛药,疼痛不减。邀中医会诊:患者胃脘偏右剧痛2天,时痛时止,不痛则如常,痛时屈膝抱腹,号痛不休,面容痛苦,恶心呕吐,饮食2天未进,便秘,溲赤,苔腻,脉弦,舌面有花斑点。辨证:肝胃郁热,蛔虫上扰胆腑,气机失疏。治拟安蛔定痛,佐以通腑。用胆蛔定痛汤加大黄9g(后入)。服药2剂,大便泻蛔虫3条,腹部剧痛已减,呕吐已止,夜能入睡,并进食两碗。宗原方去大黄、黄连,又服药4剂,疼痛已除,于12月10日痊愈出院。

> **按** 本例患者诊断为胆道蛔虫症,症见腹痛阵作,伴见恶心呕吐、便秘、苔腻、脉弦,当属中医"蛔厥"之范畴,多因胃肠运化失司,肠内虫体乘机扰动,蛔虫性喜钻窜,上窜钻入胆道而发病。胆道被虫阻塞,气机不利,不通则痛。中医认为,蛔虫得酸则静,得苦则泻,得辛则伏。谢老根据蛔虫之特性及临床症状,自创胆蛔定痛汤,药由乌梅15g,川楝子12g,川花椒10g,槟榔6g,广木香6g,细辛1g,黄连2g等组成,体虚者加党参10g;肢冷汗出者加制附片6g(先煎),桂枝6g;呕吐甚者加鲜生姜3片;大便干燥加生大黄10g(后入),具有安蛔、驱虫、定痛之功。方中乌梅之酸,酸能制蛔;黄连之苦,苦能下蛔;细辛、蜀椒之辛,辛能驱蛔;加木香理气止痛。诸药相合,安蛔止痛,故能药至病所,取效迅捷。

◎ 疝气案1则

高×,男,28岁,农民。1980年7月31日初诊。患者右侧睾丸肿胀疼痛,牵引少腹而痛,劳则加重,行走不便,病已五六日,形寒怕冷,苔白,脉沉弦。辨证:乃寒凝肝脉,肝脉络阴器,上抵少腹,阴寒内盛,入于厥阴之络,故睾丸肿痛。治疗:温肝散寒,理气止痛。处方:木香6g,乌药9g,青皮9g,肉桂5g,延胡索9g,小茴香9g,川楝子9g,炒枳壳9g,橘核9g,高良姜9g。服药3剂,睾丸肿痛已消。再以原方3剂巩固之。

> **按** 中医学认为,"肝足厥阴之脉……循股阴,入毛中,环阴器,抵小腹"。《骨空论篇》:"任脉为病,男子内结七疝"。清代陈修园说:"疝者,睾丸肿大,牵引少腹而痛"。张子和认为:"诸疝皆归肝经"。本例患者睾丸疼痛,牵及少腹,伴形寒怕冷,脉沉弦,应为睾丸之疝,与腹中之疝即现代医学所说之疝并非同病。本病多为寒凝气滞,寒积下焦,肝络失和,气滞不行,以致少腹控引睾丸而痛。谢老根据古人"治疝必先治气"之说,予温肝散寒,理气止痛,使气行寒散,肝脉和调,则疝痛可消。方常选天台乌药散加减。方中木香辛香能行,味苦能泄,行气止痛,可治睾丸偏坠疼痛;配乌药、小茴香、青皮、川楝子、延胡索、橘核、枳壳散寒行气;高良姜、肉桂温肝散寒。全方相伍共奏温肝行气止痛之功。药证相符,故药至病所,睾丸肿消痛止。

◎ 狐疝案1则

程×,男,51岁。1981年9月6日初诊。患者患疝气1年余,因挑重物而引起,左侧睾丸肿胀疼痛,平卧则入腹,立则下坠,行走不便,近因劳累加重,小腹沉痛,睾丸坠胀难忍,伴气短,身倦,舌质淡,脉沉细。证属气虚下陷,寒凝肝脉。治以益气升陷,暖肝散寒方用举元煎加味。黄芪、党参、白术、升麻、炙甘草、青皮、橘核、炒延胡索、小茴香各10g,肉桂5g。服药3剂,气短、坠胀均减轻,左侧睾丸较前缩小,守原方调治1个月病愈,追访1年未复发。

> **按** 疝是指有块冲击作痛的病证。《素问·长刺节论篇》云:"病在少腹,腹痛不得大小便,病名曰疝"。"任脉为病,男子内结七疝"(《骨空论篇》)。狐疝是七疝之一。张子和说:"诸疝皆归肝经。"本例患者诊断狐疝,左侧阴囊肿痛,且平卧可消,站立则现,类似于现代医学之腹股沟斜疝。脉证合参,谢老从气虚下陷、寒凝肝脉入手,治遵王旭高"大凡治疝……当先举其下陷之气,稍佐辛温,是亦标本兼治"之旨,予益气升陷,暖肝散寒之法,方用举元煎加味。举元煎方出明代张景岳《景岳全书》,药由黄芪、人参、白术、升麻、甘草等组成,功用为益气举陷。方中配伍青皮、橘核、炒延胡索、小茴香、肉桂暖肝散寒、行气止痛,诸药相伍,使肝寒得温,中气得升,故坠疝自复。

◎ 睾丸肿痛案 2 则

案①

林×,男,43 岁,农民。1980 年 7 月 14 日初诊。患者左侧睾丸肿痛十余天,痛引少腹,劳则加重,行走不便,阴囊发凉,自服止痛片,其痛不减,坠而且胀,恶心纳呆,舌淡苔白,诊脉沉弦。此系肾阳不足,厥阴中寒,寒凝经脉,阳气失运而成。治以温肝散寒,理气止痛。投正气天香散加橘核子、延胡索、小茴香各 10 g,肉桂 5 g。服药 3 剂,腹中觉热,矢气频频,睾丸肿痛减轻。继服 5 剂,肿痛消失。

> **按** 本例患者睾丸肿痛,且痛引少腹,伴见阴囊发凉,舌淡苔白,诊脉沉弦。中医学认为"足厥阴肝脉……绕阴器,抵少腹",寒侵厥阴,肝脉凝滞收引,不通则痛。脉因证治,谢老治予散寒暖肝、行气止痛之法,此乃古人之"治疝必先治气"之意。方用正气天香散加味。正气天香散方出《医学纲目》引河间方,药由香附、乌药、陈皮、苏叶、干姜组成,功效为行气温中、解郁止痛。方中香附、乌药、陈皮、苏叶、橘核、延胡索行气止痛;干姜、小茴香、肉桂温肝散寒止痛。诸药相合共奏温肝散寒、行气止痛之功,故使肝寒散,经气通,睾丸痛止。

案②

患者,男,6 岁。1982 年 9 月 9 日初诊。小儿左侧睾丸肿痛十余天,痛牵少腹,哭痛时加重,行走不便,饮食如常,苔白脉细。此乃寒凝肝脉,肝脉络阴器,上抵少腹,故睾丸肿痛。治以温肝散寒,理气止痛。处方:金铃子、延胡索、胡芦巴各 6 g,橘核 10 g,小茴香、乌药、青皮各 5 g,肉桂 2 g。服药 6 剂,睾丸肿痛全消。

> **按** 本例患儿睾丸疼痛,痛引少腹,苔白脉细,谢老据症认为,足厥阴肝脉络阴器、抵少腹,寒邪入侵肝脉,肝脉凝滞收引,不通则痛。故治当温肝散寒,行气止痛。方用暖肝煎合金铃子散加减。暖肝煎方出《景岳全书》,具有温补肝肾、行气止痛之功;金铃子散方出《太平圣惠方》,能疏肝

活血止痛。方中肉桂辛甘性热,温肾暖肝,祛寒止痛;小茴香暖肝散寒,理气止痛;胡芦巴温肾助阳,祛寒止痛;乌药辛温散寒,行气止痛;金铃子、延胡索疏肝行气止痛;橘核理气散结止痛。诸药相合,使寒邪散,肝脉通,故能药后睾丸痛止。

◎ 阴囊衄案 1 则

王×,男,44岁,农民。1979年8月4日就诊。患者见裤裆有殷红鲜血数日,来诊时,伴手心发热,舌红苔白,脉弦缓。此乃阴分本虚,又兼暑热内蕴,外逼成衄。治以滋阴清热、凉血止血。处方:青蒿15g,桑叶10g,白薇10g,女贞子10g,墨旱莲10g,牡丹皮10g,黄柏10g,仙鹤草10g,生地黄20g,煅龙牡各30g。5剂。

按 阴囊衄血属肌衄之一种,临床殊属罕见。此例仅诊治一次,后经随访并未复发。患者素体阴亏,时值炎暑,其阴囊渗血属虚中夹实之证。故采用青蒿、白薇、桑叶、牡丹皮以清暑热;生地黄、女贞、墨旱莲、黄柏以补肝阴;煅龙牡固涩和阳,标本兼顾,服药5剂而衄止。

◎ 髂窝脓肿案 1 则

谢×,男,21岁。因"发热、腹痛2天"于1979年9月17日入院。症见左侧腹股沟有一肿块,约有鸡蛋大小,按之疼痛,皮色未变。体温38.9℃,白细胞$14.2×10^9$/L,中性粒细胞80%。诊断:髂窝脓肿。西医给予抗生素治疗。邀中医会诊。症见左小腹近腹股沟处肿痛,触有硬块,大腿不能屈伸,恶寒发热,饮食减少,尿黄,舌苔白稍腻,脉弦数。辨证:由于劳累过度,筋脉受伤,时值夏末,又感暑湿,热毒流窜,致使经络阻隔,气血凝滞而成。治以活血散瘀,化湿通络。处方:川芎、当归尾、桃仁、川牛膝、赤芍各10g,荆芥5g,藿香、佩兰、大豆卷、桑枝、连翘、丝瓜络各10g,红花6g,外用麝香止痛膏贴敷。经治16天,服药15剂,热退肿消,疼痛解除,能下床缓步,于10月5日出院。

按 本例诊断为髂窝脓肿，属中医痈肿范畴。症见恶寒发热，左侧少腹肿块疼痛，舌苔白稍腻，脉弦数，谢老辨证认为，病因劳累过度，筋脉受伤，时值夏末，复感暑湿，热毒流窜，注于髂窝，致使经络阻隔，气血凝滞而成。故治予活血散瘀、化湿通络。方用桃红四物汤减去地黄以活血散瘀；方中川芎一药，谢师认为其应用范围较为广泛，除用于妇科病及风湿痹痛诸疾外，还可用于疮疡痈肿，只要配伍精当，每多获效。如《珍珠囊》谓"痈疽诸疮诸痛药中多用之者"，《医宗金鉴》之万灵丹、活血散瘀汤、托里消毒散、柴胡清肝汤及《外科正宗》之阳和解凝膏等方剂中，均多以川芎配伍治疗。谢老在临床亦常用之。方中藿香、佩兰、大豆卷芳香化湿，发表祛暑；连翘清热解毒；桑枝、丝瓜络通络解郁；配伍少量荆芥解表透邪，宣通壅结而达消疮之功。全方相伍，使瘀血消散，暑湿外解，经络舒通，故药后病愈。

○ 脱肛案 1 则

陈×，男，36 岁，木工。1979 年 8 月 7 日初诊。患者脱肛 3 个多月，曾在当地治疗未愈，每次大便时脱出 2 寸许，便后需用手托送，患者形瘦懒言，精神不振，食欲减少，舌苔白，脉细缓。证属脾虚中气下陷。投举元煎加味：党参、黄芪各 20 g，白术、茯苓、枳壳各 10 g，升麻、柴胡、甘草各 8 g，大枣 10 枚，水煎服。进 25 剂，脱肛乃愈。

按 患者诊断为脱肛，诊时症见形瘦懒言，精神不振，食欲减少，舌苔白，脉细缓。脉症合参，证属脾虚中气下陷，治当益气升提，方用举元煎加味。举元煎方出明代张景岳《景岳全书》，药由黄芪、人参、白术、升麻、甘草等组成，功用为益气举陷。临症合用茯苓、大枣助党参、黄芪、白术健脾益气；伍柴胡以助升麻举陷之力，枳壳擅治脏器下垂，诸药相合，使下陷之阳气得以升提，其患之脱肛则自得还纳。

○ 破伤风案 1 则

许×，男，36 岁，农民。1974 年 4 月 3 日因去田间劳动，被铁钉戳伤右脚后跟，当时出血约 3 ml，自用手巾包扎止血。5 天后自觉全身不适，形寒怕冷，伤口周围发麻,张口困难,经医疗站治疗未效,病情渐重,头向后仰,全身痉挛,于4月12日上午前来医院急诊入院。入院后检查:发育营养正常,意识清晰,颈部强直,口仅能张开1 cm,苦笑面容,呼吸浅表,心律整齐,两肺呼吸音清晰,未闻及啰音,腹直肌紧张,肝脾触不清,小腿肌肉有明显触痛;体温38.6℃;血常规:白细胞11.2×10^9/L,中性粒细胞76%,淋巴细胞24%;血压:120/80 mmHg;外科检查:右脚后跟戳破伤口一处,已闭合。诊断为破伤风。西医用破伤风抗毒素、镇静止痉、抗生素、激素及输液、灌肠等疗法,连续治疗5天,病情尚未控制。

5天后邀中医会诊。症见发热无汗,体温38.9℃,头项强直,四肢颤动,牙关紧闭,呼吸气粗,神清语謇,面呈苦笑,大便秘结,小溲短赤,舌苔薄黄腻,两脉弦数有力。辨证:伤口感受外邪,侵袭肌腠经脉,营卫不得宣通。急予祛风止痉。处方:羌活、防风各6 g,明天麻、蝉衣、僵蚕、白芷、白附子、大黄(后入)、制南星各10 g,炙全蝎3 g。

服药3剂,身热未退,症见烦躁不安,全身肌肉阵发性痉挛,四肢抽搐频繁,项背强急,神识模糊,喉间有痰鸣,两脉滑数。此乃邪传脏腑,毒气攻心,证属险候。治以祛风定痉,豁痰开窍,清热解毒。原方去羌活,加郁金10 g,鲜竹沥30 g(和服),炙蜈蚣2条,每日2剂,分4次水煎,鼻饲给药。另用抗热牛黄散(原安宫牛黄丸)1 g,每日2次,开水冲化鼻饲,并配合针刺百合、人中、颊车、风池、合谷、大椎、太冲等穴位,每日针1次,强刺激不留针。

连续服用8剂,大便通泻数次,身热退至37.6℃,烦躁转安,痉挛、抽搐减少,项强亦好转。再宗原方去大黄,进服3剂,每日1剂。服后神识清晰,抽搐控制,呼吸平稳,痰鸣亦除,并能张口两指大,苦笑面容消失,自能下床走动,血常规检查正常,舌红口干,脉沉弦。此乃病情向愈,余邪未净。改用益气养阴法调理。处方:太子参、黄芪、麦冬、白芍、北沙参、陈皮各10 g,蝉衣6 g,炙甘草6 g,生地黄15 g,连服4剂,诸症消失,观察1周,于5月11日痊愈出院,随访1年,一切正常,无后遗症。

> **按** 破伤风,是由破伤风杆菌侵入人体所致的一种病死率很高的急重病证,临床较为少见。本病古称"痉病"。巢元方《诸病源候论》称为"金疮痉"。宋代王怀隐《太平圣惠方》改称"破伤风"。病因多由皮肉破损,邪风侵袭肌腠经脉,营卫不得宣通。病初,邪在肌表经脉,临床多表现为头痛,恶寒发热,继则内传脏腑,邪毒攻心,可出现神志模糊,面苦笑,烦躁不安,四肢抽搐,口噤牙闭,项背强急等症,如治不及时,可致生命危险。

本例患者邪毒已内传心肝，出现痉挛、抽搐、口撮唇紧、身体强直等险候，故以祛风止痉之法，加入豁痰宣窍之品，服药18剂，使热退神清，痉挛、抽搐停止而病愈。方中以白附子、胆南星、僵蚕祛风痰，止痉搐；天麻息风止痉；羌活、防风、白芷疏散经络中之风邪，导邪外出；配全蝎、蜈蚣、蝉衣增强祛风解痉之力；郁金、鲜竹沥清热化痰宣窍。大黄通腑，导痰从大肠而出。诸药合用，相辅相成，可使风散搐定。最后以益气养阴以善其后。

◎ 须发全秃案1则

周×，男，48岁，干部。1983年8月16日初诊。患者1年前理发时发觉头枕部有铜钱大的两处脱发，头皮奇痒，后1个月内头发、眉毛、胡须全部脱光，阴毛亦变黄，呈焦黄色。患者既往无任何病史，曾服维生素E胶丸、胱氨酸片、维生素B₆、生发丸等未效。来诊见眉发全秃，鬓须皆无，皮屑不多，伴有头昏眼花，心悸气短，腰酸无力，面色萎黄，食纳一般，二便尚调，舌淡苔白，脉象沉细。辨证：肝肾不足，气血亏虚，血少不能上行，发失濡养。治以养肝肾，益气血。方用六味地黄丸合八珍汤加减：生熟地黄各20g，山萸肉、当归、茯苓、泽泻、枸杞子、川芎、党参各10g，白芍20g，桑椹子15g，制首乌20g，黑芝麻30g。每日煎服1剂。外用：羌活、防风、蝉衣、当归、川芎各10g，生地黄20g，生甘草6g。煎水，每日洗头1~2次。再用黑芝麻炒黄研末，红糖拌匀，每晚1匙，开水冲服。连续服用中药2个月，头痒已除，头昏好转。中药改隔日煎服1剂，治疗半年后，头部及眉处开始长出细小淡黑色毛发。经治1年，须发已长齐，全头黑色毛发满布，由细变粗，阴毛也转黑。1986年4月随访，未见复发。

按 本例患者须发全秃，当属中医之油风范畴，《诸病源候论》中指出："足少阴肾之经也，其华在发，冲任之脉，为十二经之海，谓之血海，其别络上唇口。若血盛则荣于须发，故须发美；若血气衰弱，经脉虚竭，不能荣润，故须秃发落。"本例患者诊时症见眉发全秃，鬓须皆无，皮屑不多，伴有头昏眼花，心悸气短，腰酸无力，面色萎黄，食纳一般，二便尚调，舌淡苔白，脉象沉细。脉症合参，谢老遵先贤之论，辨证认为系肝肾不足，气血亏虚，血少不能上行，发失濡养。故治当养肝肾，益气血。方投六味地黄丸合八珍汤加减，坚持治疗，病愈而发长。

○ 足跟痛案 2 则

案 1

李×,女,21岁,工人。1971年7月24日初诊。主诉:两足跟疼痛1个多月,痛势日渐加重,不能着地,行走不利。曾在某医院按外科痈疡施治,疼痛未减,前来就诊。查局部不红肿,压之则痛剧。透视检查:双足跟均未见骨刺形成,伴有腰酸、怕冷,舌淡苔白,脉象沉细,两尺脉弱。按脉测证,此属肾阳不足,寒邪乘袭足少阴经脉所致。少阴之脉循内踝之后,别入跟中,邪客少阴之脉,以致经脉痹阻,气血不畅,而足跟疼痛。治以温补肾阳,散寒通络。处方:熟地黄15g,肉桂5g,制附子5g(先煎),山药10g,茯苓10g,续断、淫羊藿各10g,桑寄生15g,独活5g,鸡血藤、当归、怀牛膝各10g。4剂煎服。7月28日复诊,自诉服药后,足跟痛减轻,迈步稍利,腰酸、怕冷亦有好转。药中病机,仍宗前法,原方加黄芪12g。继服4剂,于8月2日,患者特来告知足跟痛已愈,腰酸、怕冷亦除。后服金匮肾气丸1瓶,每日服3次,每次服6g,以巩固疗效。随访半年余,未再复发。

案 2

魏×,女,30岁。工人,1981年8月4日初诊。患者行人工流产术后23日,自手术后一直有头晕、目眩、腰酸、手足心热等症,近3天来,又出现两足跟疼痛,不能久立多走,多走则痛甚,局部不红肿,舌红苔少,脉沉细而数。辨证:此乃肝肾不足,精血亏虚,不能强骨荣筋,以致足跟疼痛不能久立。法从肝肾辨治,兼以强筋通络。用六味地黄汤加味。处方:生熟地黄各20g,山萸肉、山药、牡丹皮、泽泻、云茯苓、黄柏、枸杞子、怀牛膝、桑寄生各10g,川续断10g,杜仲10g。3剂煎服。服药后,足跟痛消除,余症亦减轻,继以六味地黄丸2瓶,巩固疗效,每日服2次,每次服9g。2个月后,前来告知足跟痛未发,头晕、腰酸、手足心热等症俱除。

> **按** 以上介绍的两例同是足跟疼痛,均用补肾法而愈,一为肾阳不足,阴寒内盛的足跟痛,用温阳补肾法获愈;一为肾阴不足,精血亏虚的足跟痛,用滋阴补肾法收效。说明足跟痛属肾,临床须从肾治,但治疗时肾阴、肾阳又不可不辨,如辨证精确,则效若桴鼓。

◎ 牙龈肿痛案 1 则

孙×,男,48岁,内蒙古人,因公出差住姜堰市张甸旅社。初诊日期:1978年11月13日。主诉:三四天前因右侧上齿作痛,牙龈红肿,下颌部亦肿痛,进食咀嚼不利,口渴而有臭气,大便秘结,尿赤,舌苔干黄,脉滑稍数。此系胃腑蕴热,循经上蒸牙龈,以致牙龈肿痛,口干而有臭气;阳明燥结,则大便秘。治拟清胃泻火。处方:黄连 2 g,生地黄 15 g,牡丹皮 10 g,升麻 3 g,生甘草 5 g,生石膏 30 g(先煎),赤芍 6 g,当归 10 g,黄芩 5 g,大黄 10 g(后入)。3 剂煎服。复诊 11 月 17 日。主诉:服药后,便泻 3 次,牙龈肿痛基本已消。治宗原方减去大黄,再服 2 剂,牙痛痊愈。

> **按** 中医学认为,胃为五脏六腑之海,又为水谷气血之海,主腐熟水谷。"胃足阳明之脉……入上齿中,还出挟口,环唇……"胃主通降,喜润恶燥。胃有积热,日久化火,循经上攻齿龈,气血壅滞,故见齿痛龈肿;胃火灼伤津液,故见口干口臭;胃热下移大肠,津伤肠燥,则见便秘。据证,本例患者系胃腑蕴热,循经上攻牙龈所致,谢老临床多予清泻胃火,方用清胃散加减。清胃散方出《脾胃论》,药由黄连、生地黄、牡丹皮、当归、升麻等组成,清胃凉血,方中黄连苦寒泻火,直折胃腑之热;配伍升麻,取"火郁发之"之意,清热解毒,宣达郁遏伏火;丹皮凉血清热,生地凉血滋阴,当归养血活血;配黄芩、石膏以助清胃之力;再伍大黄通腑泻火,全方共奏清胃凉血通腑泻火之功,二诊时腑通齿龈肿痛减轻,故去大黄治之。全方药证合拍,故取效更捷。

◎ 口腔溃疡案 1 则

患者,男,46岁。口腔溃疡反复发作已数月,舌尖破溃疼痛,伴耳鸣头晕,面赤如火烘,下肢欠温,舌红而胖,服过消炎药及维生素等,中药用过导赤散、泻心汤、黄连解毒汤等未效,近日又增腰酸腿软。细辨此证,非属实火,乃为浮火、戴阳之证,于是宗引火归原法,用桂附地黄汤加少许黄柏。服药 5 剂,口疮日渐好转。此后方药稍有增损,共服药 16 剂告愈。

按 口腔溃疡为临床常见口腔黏膜病证之一。其临床辨证当辨实火与虚火。本例患者口腔溃疡反复发作数月，虽见耳鸣头晕，面赤犹如火烘，但亦见下肢不温，腰酸膝软，舌象虽红但形胖。谢老辨证认为已非实热之证，乃因虚火上炎所致。张景岳曾谓"口疮连年不愈者，此虚火也"。故前医屡用导赤散、泻心汤、黄连解毒汤之类而未获效。谢老接诊，改弦易辙，予桂附地黄丸治之，旨在引火归原。

所谓"引火归原"，就是将火引归原位，不使其浮越于上。主要用于治疗阴寒内盛，逼阳外越之证（即内寒外热，下寒上热）。谢老认为，此类病患有如下特点：①面色浮红，面热如醉，伴头晕耳鸣，或口舌糜烂，但舌质淡白（张景岳称为无根虚火之证）；②咽喉痹痛而淡紫不赤（张景岳称为格阳喉痹"火不归原"）；③喘促烦躁，或吐血衄血，同时见下焦虚损，腰膝酸软，两足发冷，脉微弱或浮数无力。引火归原常重用肉桂或附子，填补真阳，引浮火以归原，配熟地黄、山药、山萸肉、五味子、女贞子等补肾补阴，从阴引阳，使阴平阳秘，虚阳不再飞越，方如都气丸加桂、都气丸加附、镇阴煎（方出《景岳全书》），药如熟地黄、牛膝、甘草、泽泻、肉桂、附子等。

◯ 鼻衄案3则

案❶

蒋×，男，25岁。患鼻出血十余天，近3日出血次数增多，每次出血量20～30 ml，用药棉堵鼻则血从口中溢出，血色深红，服过止血药等治疗。出血前先有鼻痒、头胀，继则心烦口渴，面红目赤，胁胀，纳减，尿黄，便秘，舌红苔黄，脉弦数。体温37.8℃。证属肝火亢盛，扰心动血，血热妄行而衄。用泻心汤加味，釜底抽薪法。大黄1 g，黄连5 g，黄芩10 g，牡丹皮10 g，栀子10 g，生地黄20 g，白茅根20 g，连服5剂，鼻衄未再犯。

按 本例患者以鼻出血为主要临床表现，尚伴心烦口渴，面红目赤，便秘，舌红苔黄，脉弦数。谢老辨证认为此乃心肝火亢，血随火升，上溢鼻窍而致衄。方用泻心汤加味，以釜底抽薪。泻心汤方出《金匮要略》，云："心气不足（'不足'当从《千金》改作'不定'，即心烦不安之意），吐血衄血，泻心汤主之。"泻心即泻火，泻火则血自止。方中取大黄、黄连、黄芩苦寒清泄、直折其热，使火降则血亦自止。方中再配山栀、生地黄、白茅根平血逆，凉血止血。"釜底抽薪"是用寒性而有泻下作用的药物通泄大便，从而泄出体内实热的治法。此法不但能清除肠内的宿食燥屎，还能荡涤实邪热毒从大便而出，故"釜底抽薪"多用于上、中二焦邪热炽盛，其热之盛，犹如釜中沸腾之势，通过泻下之法去其邪热，如釜底抽薪，则其热自退。

案❷

李×，男，33岁。1990年6月12日初诊。患者素患鼻衄，近来因吵架发为大衄，纯血鲜红，血涌量多，发作数次，曾采用止血剂及鼻腔填塞方法治疗，疗效不佳。诊时症见右侧鼻腔反复出血，伴头昏胀痛，右侧头部有跳痛感，口气臭秽，口干苦欲饮，舌质红，苔黄厚腻，脉弦滑数。证属肝火上炎，迫血妄行。治拟泻肝清热，凉血止血。方用龙胆泻肝汤加减：龙胆草、木通、泽泻、黄芩、栀子、生地黄、桑白皮各10 g，牡丹皮12 g，夏枯草、仙鹤草各15 g，柴胡5 g。服药3剂后，鼻衄已止，头胀痛缓解，仍口鼻干燥。复方再进5剂，诸症均除，后改用龙胆泻肝丸以巩固疗效。

按 中医学认为，肝体阴用阳，性喜条达，主疏泄。本例患者久患鼻衄，阴血渐虚，加之情志不遂，动怒伤肝，肝气郁而化火，灼伤血络，血从上溢，而致恙疾复作。诊时尚见头昏胀痛，口气臭秽，口干口苦，舌红苔黄厚腻，脉弦滑数。脉证合参，证属肝火上炎，迫血妄行，治当清肝泻火，凉血止痛。谢老方用龙胆泻肝汤加减。龙胆泻肝汤方出《医方集解》，具有清泻肝胆实火，清利肝经湿热之功效。方中龙胆草泻肝胆实火，利肝胆湿热，泻火除湿；黄芩、栀子燥湿清热，助龙胆泻火除湿；泽泻、木通渗湿清热；柴胡疏泄肝胆；配伍夏枯草泻肝清热，桑白皮泻肺清热，生地黄、牡丹皮、仙鹤草凉血止血。诸药相合，清肝泄胆、凉血止血，故收效满意。

案❸

赵×，男，35岁，农民。1983年8月10日诊。患者素有高血压病史，因与邻居吵架生气，双侧鼻孔流血，色淡量多，伴胸脘闷窒，头昏目花，食纳欠思，面色无华，小便赤少，大便调，舌胖苔腻，脉虚大。服止血西药未效，来院就诊。进凉血止血剂 3 天后,鼻衄依然,遂诊为虚寒衄血。改用干姜 5 g,当归 15 g,阿胶 15 g(烊化),白芍 10 g,黄芩 10 g,服 3 剂后,鼻衄减少,胸闷亦减轻。原方继服 3 剂后,鼻衄即止。

按 本例初诊时,拘泥于素体肝旺阳亢,用凉血止血法,然未见功效,后改用《备急千金要方》中的当归汤而治愈。

○ 舌衄案 1 则

刘×,男,45 岁,农民。1984 年 4 月 24 日诊。患者 3 个月前开始舌面持续渗出鲜血,经某医院诊为肺心性舌溢血,经口服维生素 C 未效。症见舌红无苔,舌面见有渗血,伴口干、咳嗽、大便干燥,脉弦数。此乃胃肠实热,熏蒸心肺而致。治以清心凉血。处方:生地黄 20 g,木通 6 g,竹叶 10 g,牡丹皮 10 g,栀子 10 g,黄连 5 g,生大黄 5 g(后下),当归 10 g,仙鹤草 10 g,升麻 3 g。服药 5 剂后,舌面渗血显减,仅在唾液中混有少量血液。再予原方 3 剂,舌衄告愈。

按 舌衄一症多由火热之邪上炎,灼伤阳经阴络,迫血妄行而成。故用清胃散、导赤散加减,服药 8 剂而获愈。

○ 唇衄案 1 则

崔×,男,59 岁,农民。1986 年 6 月 11 日诊。患者素有慢性咳嗽宿疾,3 天前因劳累后突然下口唇出血,自用止血粉不效。来诊时,见口唇渗出鲜血量多,伴有少量鼻衄,口干唇燥,食纳欠香,大便数日一次,小便短赤,舌苔黄腻,脉弦滑。证属肺病及脾,脾热内蕴,上冲口唇,迫血妄行,而致唇衄。治以清脾泄热。处方:防风 6 g,牡丹皮 10 g,栀子 10 g,黄芩 10 g,生石膏 40 g(先煎),生地黄 20 g,生大黄 8 g(后下),侧柏炭 10 g。5 剂药后,口唇出血已止,鼻衄已除。

按 口唇出血,临床较为罕见,本例患者素嗜酒食厚味,湿热蕴结,日久脾热熏蒸于上,灼伤血络而成,故采用清胃泻脾之法。服药 5 剂而衄止。

◎ 耳衄案 1 则

鲍×,男,55 岁。1981 年 2 月 14 日初诊。自诉:近 1 个月来,左侧耳内出血,点滴渗出,血色鲜红不紫,耳内不痛不痒,伴有头晕、腰酸、手心灼热,舌色淡红少苔,两尺脉数、有力,曾在医疗站服用抗生素未效。五官科检查:未见异常血肿等症。既往患甲状腺功能亢进,已手术 2 年余。辨证:属肾阴不足、虚火上冲所致。肾主水,开窍于耳,若肾水亏虚,相火旺盛,血为热逼,而见耳中出血。治以滋阴降火、凉血止血。处方:知母 10 g,黄柏 10 g,龟板 20 g,生熟地黄各 20 g,怀牛膝 10 g,牡丹皮 10 g,仙鹤草 10 g,女贞子 10 g,旱莲草 10 g,侧柏炭 10 g,泽泻 10 g。3 剂水煎服。服药后,耳中出血减少,每日仅出二三次,又宗原方继服 3 剂,尽剂后耳中出血已止,头晕、腰酸亦轻。停药观察 1 周,未见出血。半年后随访,耳衄未发。

> **按** 耳衄,为临床罕见之症。此病乃属肝肾阴亏,龙雷之火升腾,血随火动之耳衄,采用滋阴、凉血之法,获得良效。唐容川云:"血从耳出者……相火旺,挟肝气上逆,及小肠相火内动,因得挟血妄行"。《类证治裁》谓:"血出耳窍,属肝肾二经……若常有滴血,不肿痛,尺中沉数,多肾经阴虚火升,用六味丸加味。"

◎ 齿痛案 1 则

沈××,男,44 岁,公务员。右侧上齿龈疼痛 4 天。患者素嗜辛辣肥甘厚味。近 4 天来,右侧上齿作痛,牙龈红肿,进食咀嚼不利,伴口渴、口臭,大便秘结,尿赤,舌苔干黄,脉滑带数。血常规:WBC 8.8×10^9/L,N 0.71,L 0.27,M 0.02。辨证:胃腑蕴热,循经上蒸于牙龈。治法:清胃泻火。方用清胃散加减。黄连 3 g,生地 15 g,丹皮 10 g,升麻 6 g,生甘草 5 g,生石膏 30 g(先煎),赤芍 15 g,当归 15 g,黄芩 15 g,大黄 10 g(后入)。3 剂。

药后,大便泻下 3 次,牙龈肿痛显著减轻,治宗原方减去大黄,3 剂。三诊:药后,诸症皆退,牙痛痊愈。血常规:WBC 6.4×10^9/L,N 0.65,L 0.34,M 0.01。

按 胃为五脏六腑之海。胃有积热，日久化火，循经上炎，津液受灼，升降失和，故见胃脘灼痛，烦渴引饮，齿龈肿痛，或溃烂出血，呕吐嘈杂，舌红苔黄燥，脉数等。治当清泻胃火。谢老常用清胃散之类。药如黄连、生地、丹皮、当归、升麻、生石膏、知母等。若见出血者，可加白茅根；便秘者，加大黄以导热下行，则取效更捷。

谢老曾指出：齿痛为口腔科临床常见之症，其病因多由风寒、风热、胃火、虫等所致。本例牙痛乃胃火所致，牙龈为阳明经脉循行之地，阳明属胃，胃火炽盛，循经上攻，则口齿肿痛。案中用清胃散加减而获效。该方为治胃腑积热、火气上攻的首效方剂，方中首用黄连苦寒直折胃腑之火，火熄则齿痛自愈。

○ 悬雍垂下垂案 1 则

黄×，男，38 岁，农民，1984 年 8 月 20 日就诊。患者 2 周前因劳累受风，恶寒发热，头痛咽疼。喉科检查：咽部黏膜充血，悬雍垂充血水肿，右侧扁桃体肿大，喉科给予庆大霉素、卡那霉素、地塞米松等西药治疗 11 天，寒热已除，扁桃体肿大消失，唯感咽部不适，如异物悬挂，常有恶心，影响进餐，颇为痛苦，前来中医治疗。症见悬雍垂下垂过长，下端垂触于舌根，伴头昏，面黄，神疲乏力，少气懒言，舌淡苔薄白，脉细缓。此属悬雍垂下垂过长症。系由劳累过度，劳则气耗，中气不足，固摄乏权所致。治以益气固摄、升提举陷之法。处方：黄芪、党参各 15 g，升麻、柴胡、炙甘草各 6 g，白术、北沙参、桔梗、连翘、赤芍各 10 g。服药 5 剂，咽部舒适，精神渐爽，异物悬挂感好转，悬雍垂下垂程度减轻。治守原方 10 剂，服后精神已佳，咽部不适感全消，悬雍垂下垂逐渐恢复正常。为巩固疗效，原方再进 5 剂，诸症消失。

按 悬雍垂下垂过长，《诸病源候论》称为"垂倒"，并说："脏腑有风热，热气上冲咽喉则垂肿，故谓之垂倒。"本案因劳累受风，风邪热毒上攻于咽，而致咽痛，悬雍垂肿而垂下。经用西药炎症消退，但余邪未尽，病体虚弱，中气不足，故悬雍垂下垂。选用益气升陷之品，升举下陷之气，连翘、桔梗清解余邪，赤芍祛瘀。药切病机，而收效甚捷。

◎ 目赤肿痛案 1 则

唐×,女,27 岁。1978 年 7 月 16 日初诊。3 天来右眼突然畏光红痛,流泪刺痒。查体:右眼球结膜充血,眼睑肿甚,有黄白色分泌物,伴有头痛、口渴、尿赤、便秘、舌红苔黄、脉弦数。证属火邪疫毒,上冲于目。治宜平肝泻火、清热解毒。方用泻心汤加味:大黄 10 g(后入),黄连 5 g,黄芩、龙胆草各 6 g,夏枯草、菊花各 10 g,生地黄、生石决(先煎)各 20 g,水煎服。2 剂后,便泻稀粪数次,眼睑肿消,结膜充血好转,头痛亦解。原方继进 3 剂,诸症悉除。

> **按** 本例患者目赤肿痛,伴见头痛、口渴、尿赤、便秘、舌红苔黄、脉弦数,脉症合参,证当属心肝之火上冲于目所致。缘肝开窍于目,心五行在火,火性炎上。谢老临床治予清心泻肝,方用泻心汤加减。泻心汤方出《金匮要略》,药由大黄、黄连、黄芩组成,泻火解毒,主治积火上冲之目赤肿痛。方中大黄导热下行,使热从大便而去,"以泻代清",黄连、黄芩苦寒直折,泻火解毒;配伍龙胆草、菊花、夏枯草、石决明以增泻火解毒之力,配生地黄清热凉血。诸药相伍,共奏泻火解毒之效,故症随泻缓,肿痛消失。

◎ 急性扁桃体炎案 1 则

马×,男,8 岁。1984 年 5 月 6 日初诊。其母代诉:患儿发热 3 天,咽喉肿痛,服退热消炎等药,身热未退,烦渴欲饮。查体:体温 38.4℃,双侧扁桃体Ⅲ°肿大,有脓点,悬雍垂充血,小便黄赤,大便 3 日未解,唇干,舌红苔燥黄厚,脉滑数。证属热毒之邪达咽并搏结于喉。治宜泄热解毒、利咽消肿。处方:黄连 2 g,黄芩 5 g,生大黄 8 g(后入),玄参、连翘、板蓝根、牛蒡子各 10 g,薄荷 5 g,水煎服。服 2 剂后,大便已解,体温正常,咽喉肿痛减轻,效不更方。继进 3 剂,诸症悉平。

> **按** 本例患儿乳蛾肿大,伴见身热、唇干烦渴,尿赤便干,舌红苔燥黄厚,脉滑数,脉症合参,乃火热之邪袭于咽喉,气血壅滞而成。治当泄热解毒、利咽消肿。方用泻心汤加味。方中大黄导热下行,使热从大便而去,"以泻代清",黄连、黄芩苦寒直折,泻火解毒;配伍玄参、连翘、板蓝根、牛蒡子、薄荷疏散风热、解毒利咽、消肿。诸药相伍,共奏泻火解毒之效,药中肯綮,故获效迅捷,肿痛消失。

◎ 耳疖案 1 则

谢×，男，50 岁。1985 年 9 月 20 日初诊。3 天来，左侧耳窍烘热瘙痒，用火柴棒挖耳解痒，旋即暴肿，耳窍窒塞不通，起黄豆大疮肿，疼痛昼夜不宁，肿热延及耳根，说话、张口、咀嚼均痛剧。伴头痛、发热（体温 38℃）、口苦、口渴、食减、溲赤、便秘，舌红苔黄，脉弦有力。此乃肝胆火毒，上冲耳窍，血凝毒滞而成。治宜清热泻火、解毒消肿。处方：黄连 5 g，大黄 12 g（后入），黄芩 10 g，龙胆草、生栀子各 8 g，柴胡、木通各 6 g，蒲公英 15 g，水煎服。3 剂后，肿痛显减，大便泻稀 3 次。原方继进 3 剂，耳内肿痛全消。

> **按** 中医学认为"胆足少阳之脉……下耳后……其支者，从耳后入耳中，出走耳前"，且肝与胆相为表里，《素问》云："少阳热胜，耳痛溺赤。"本例患者左耳肿痛，伴见身热头痛，口苦口渴，溲赤便秘，舌红苔黄，脉弦有力，脉症合参，羌由耳伤染毒，滞于肝胆，上冲耳窍所致，治当清热泻火、解毒消肿。方用泻心汤加味。泻心汤方出《金匮要略》，药由大黄、黄连、黄芩组成，功用为泻火解毒。方中大黄导热下行，使热从大便而去，"以泻代清"，黄连、黄芩苦寒直折，泻火解毒；合龙胆草、生栀子泻胆火、清湿热；蒲公英清热解毒；木通渗湿泄热；柴胡疏畅肝胆，引药归于肝胆。诸药相合，清泻肝胆实火，解毒消肿，药证合柏，故能药至病所，肿消毒散，其疾自愈。

◎ 眼睑下垂案 1 则

郭×，女，22 岁，农民，姜堰市大泗乡人。1990 年 12 月 28 日就诊。患者生产后 1 月余，突感周身无力，舌不能伸出，双侧眼睑下垂，睁眼、视物困难，需仰头观望，曾去外地某医院检查，诊为重症肌无力，经服中西药未效，病情日重。症见头昏身倦，舌伸无力，两腿疲软，精神萎靡，午后嗜卧，食欲不振，苔白脉细。证属产后正气未复，脾胃虚弱，气血不足。治以益气健脾。处方：党参、山药各 15 g，黄芪、薏苡仁各 20 g，升麻 8 g，炒白术、茯苓、陈皮、炙甘草各 10 g，红枣 10 枚。另服成药补中益气丸，每次 8 颗，每日服 3 次。服药 6 剂后，精神转佳，两眼渐开。连服 16 剂，眼睑下垂恢复正常，舌伸自如。

按 中医学认为,脾主运化,脾气宜升,"脾主身之肌肉"(《素问·痿论》)。脾虚升举无力,运化失司,肌肉失养。本例患者病发于产后气血不足之际,诊时症见神萎头昏、身倦腿软,舌伸无力,午后嗜卧,食纳不振,苔白脉细。谢老从脾胃虚弱、气血不足立论,治予益气健脾。方用举元煎加味。举元煎方出明代张景岳《景岳全书》,药由黄芪、人参、白术、升麻、甘草等药组成,功用益气举陷。配伍山药、薏苡仁、茯苓、红枣健脾益气以助参芪升举之力;陈皮行气和胃,以补而不滞。全方共奏益气健脾、升提举陷之功,方证相符,故收效满意。

主要参考文献

[1] 谢兆丰. 参膏发煎治愈妇女阴吹二例[J]. 辽宁中医杂志,1980(9):47.

[2] 谢兆丰. 柴胡清肝汤加减治疗肝脓肿 2 例[J]. 四川中医,1993(12):31.

[3] 谢兆丰. 从脾论治蓝尿一例[J]. 四川中医,1986(5):48.

[4] 谢兆丰. 胆石冲剂治疗胆结石 66 例疗效观察[J]. 四川中医,1995(03):24.

[5] 谢兆丰. 呃逆从五脏辨治[J]. 湖南中医药导报,1995(2):49.

[6] 谢兆丰. 黑苔从肾论治验案二则[J]. 山西中医,1987(6):39.

[7] 谢兆丰. 黄汗一例治验[J]. 黑龙江中医药,1984(8):40.

[8] 谢兆丰. 金铃子散在痛证治疗中的运用[J]. 实用中医内科杂志,1988(3):103.

[9] 谢兆丰. 举元煎治疗脏器下垂验案举隅[J]. 黑龙江中医药,1989(4):28.

[10] 谢兆丰. 六味异功煎的临床新用[J]. 实用中医内科杂志,1989(3):6.

[11] 谢兆丰. 升陷汤治疗小便失常验案举隅[J]. 新疆中医药,1991(2):61.

[12] 谢兆丰. 胃关煎加减治疗慢性泄泻[J]. 四川中医,1994(09):24.

[13] 季炳琦. 谢兆丰老中医喘症治验举隅[J]. 黑龙江中医药,1985(6):8.

[14] 谢建华. 谢兆丰医师运用小柴胡汤的经验[J]. 南京中医药大学学报, 1996(5):38.

[15] 谢建华. 谢兆丰用平胃散举隅[J]. 南京中医药大学学报(自然科学版), 2001(2):120.

[16] 谢建华. 谢兆丰治疗衄证验案六则[J]. 江苏中医,1996(11):25.

[17] 谢兆丰. 易黄汤临床应用举隅[J]. 中医杂志,1989(2):19.

[18] 黄晨昕. 谢兆丰肝病学术思想与临床经验研究[D]. 南京:南京中医药大学,2011.

[19] 黄晨昕. 谢兆丰传承经验荟萃[M]. 南京:江苏凤凰科学技术出版社,2015.

[20] 钱永昌. 谢兆丰临证传薪录[M]. 北京:中国中医药出版社,2019.